セラピスト教育のための
クリニカル・クラークシップのすすめ 第3版

編集 中川 法一

Clinical Clerkship for Therapist

三輪書店

執筆者一覧 (執筆順)

編集 中川法一 　増原クリニック　副院長
　　　　　　　　　株式会社フルーション　代表取締役
　　　　　　　　　一般社団法人日本リハビリテーション臨床教育研究会　会長

執筆 中川法一 　前掲
　　　　潮見泰藏 　帝京科学大学　医療科学部　東京理学療法学科　教授
　　　　金澤壽久 　社会医療法人寿楽会　大野記念病院　リハビリテーション部　部長
　　　　松山太士 　社会医療法人財団新和会　介護事業部統括責任者／情報企画室長
　　　　　　　　　八千代病院　総合リハビリテーションセンター　技師長
　　　　舟川和孝 　医療法人同仁会　千歳第一病院　リハビリテーション科　科長
　　　　吉川法生 　仙台青葉学院短期大学　リハビリテーション学科　作業療法学専攻　教授
　　　　　　　　　一般社団法人日本リハビリテーション臨床教育研究会　副会長
　　　　日髙正巳 　兵庫医療大学　リハビリテーション学部　理学療法学科　教授
　　　　　　　　　一般社団法人日本リハビリテーション臨床教育研究会　副会長
　　　　小林隆司 　首都大学東京　健康福祉学部　作業療法学科　教授
　　　　山下昌彦 　社会医療法人全仁会　倉敷平成病院　リハビリテーション部
　　　　　　　　　理学療法科　科長
　　　　沖田一彦 　県立広島大学　保健福祉学部　理学療法学科　教授
　　　　山﨑裕司 　高知リハビリテーション学院　理学療法学科[※]　教授
　　　　大塚　圭 　藤田医科大学　医療科学部　リハビリテーション学科[※※]　准教授
　　　　酒井吉仁 　富山医療福祉専門学校　専門職大学開設準備室　室長
　　　　吉村政則 　医療法人芥子会　城本クリニック
　　　　砥上恵幸 　独立行政法人労働者健康安全機構　山口労災病院　中央リハビリテーション部　主任
　　　　長福武志 　社会医療法人潤心会　熊本セントラル病院　リハビリテーション科　主任
　　　　加納一則 　地方独立行政法人　市立吹田市民病院　リハビリテーション科　主任技師長
　　　　都留貴志 　地方独立行政法人　市立吹田市民病院　リハビリテーション科　主任
　　　　大工谷新一 エムスリードクターサポート株式会社　バリューアップ推進部　リハビリテーション担当部長
　　　　花房謙一 　地方独立行政法人　市立吹田市民病院　リハビリテーション科　参事
　　　　松川英一 　医療法人かなさん　かなさん内科クリニック
　　　　浦田健太郎 医療法人横ее会　向陽台病院　デイケアセンター　デイケアセンター長
　　　　神谷喜一 　社会医療法人友愛会　豊見城中央病院　リハビリテーション科　科長
　　　　玉城沙百合 社会医療法人友愛会　南部病院　リハビリテーション科
　　　　阪上高志 　株式会社フルーションリハビリ本舗　地域支援事業部訪問サービス課　部長
　　　　森實　徹 　株式会社フルーションリハビリ本舗　地域支援事業部訪問サービス課　副部長
　　　　河野健一郎 医療法人社団清和会　笹生病院　リハビリテーション室
　　　　阪本良太 　社会医療法人寿楽会　大野記念病院　リハビリテーション部
　　　　西川明子 　株式会社フルーションリハビリ本舗　企画秘書室　次長
　　　　村西壽祥 　大阪河﨑リハビリテーション大学　理学療法学専攻　准教授

(執筆時点)

[※] 2019年4月より高知リハビリテーション専門職大学リハビリテーション学科
[※※] 2019年4月より藤田医科大学保健衛生学部リハビリテーション学科

コラム　執筆者一覧（掲載順）

村松秀明	信州リハビリテーション専門学校　学校長
関　一彦	帝京平成大学　健康医療スポーツ学部　作業療法学科　学科長
森島　健	東京衛生学園専門学校　学校長
小島　悟	北海道医療大学　リハビリテーション科学部　理学療法学科　教授
宇都宮雅博	河原医療大学校　理学療法学科
山口雅之	鹿児島医療福祉専門学校　理学療法学科　副学科長
高森真須美	医療福祉専門学校　緑生館　理学療法学科　学科長
池田耕治	熊本総合医療リハビリテーション学院　教育部　理学療法学科　学科長
森田正治	国際医療福祉大学　福岡保健医療学部　理学療法学科　学科長
土井　篤	熊本保健科学大学　リハビリテーション学科　理学療法学　専攻長／教授
務台　均	信州大学　医学部　保健学科　作業療法学専攻　准教授
村上博子	山口　コ・メディカル学院　理学療法学科　学科長
宇戸友樹	麻生リハビリテーション大学校　教務部　理学療法学科
宮下正好	富士リハビリテーション専門学校　教務部長
岡　大樹	専門学校久留米リハビリテーション学院　作業療法学科
永野　忍	九州医療スポーツ専門学校　理学療法学科　学科長補佐
山本　悟	専門学校YICリハビリテーション大学校　副校長
井口　茂	長崎大学　医学部保健学科　保健学実践教育研究センター

（執筆時点）

第3版　序

　教育系のテキストでしかも臨床実習に特化した本書が改訂第3版の発行に至ったのは，業界常識から考えると椿事であろう．過去にとらわれることなく，後進育成に真摯に向き合える同輩が増えたことは非常に感慨深い．先般，改訂第3版の上梓に相応するように厚生労働省による理学療法士作業療法士養成課程の指定規則が改正され，臨床実習指導方法として診療参加型臨床実習（CCS）が明記されたことは宿願成就の思いであり，また本書の果たした役割が少なからずであったとの賛辞を頂戴できたことは，さらに感慨深いものである．

　30年近くもずっと逆風の中で歩いてきた者は疑い深く，果たして活動が正当に成就したのであろうか，手放しに喜んでよいのだろうかという不安が過ぎる．臨床実習の適正化を求める活動は，1990年に市立吹田市民病院にてCCSの導入を模索し始めたことが端緒であり，動機は臨床実習に対する様々かつ明らかな不信感であった．実践指導のためにチェックリストの必要性を実感し，作成に着手したのもこの頃である．学生の担当対象者をレポートで指導するスタイルになれ親しんだ当時のスタッフには大きな戸惑いがあったようだが，泥舟ではという不安を一切口にせず，視界不良なCCS号に乗船してくれた創始期のメンバーには心より感謝申し上げる．大阪の地から発信を続けながら活動を神戸に拡げ，一般社団法人日本リハビリテーション臨床教育研究会（旧セラピストのためのクリニカル・クラークシップ研究会）を設立し，メンバーは全国規模となった．ついには協会レベルでCCSを臨床実習の主軸に据えると言い出したときのメンバーのざわめきは，憂慮だったのか，それとも鼓舞だったのだろうか，いまでも推し量ることをためらう．

　このように活動を続ける中で，恐れていた臨床実習生の自死事件が起こった．正確には"起こった"ではなく，水面下で鬱積されてきた悲劇が表面化したのである．顧みれば，この事件を機に事態が大きく動いたことは間違いがない．臨床実習（生）に対して腫れ物に触るような誤反応をする動きがあらわれたり，いままで頑なにCCSを拒んでいた人たちの言動がにわかに変わったりしたのである．

　この豹変は宿願成就などと浮かれている場合ではない．わが国における臨床実習の社会的立場や教育学的目的やそれに対する学習理論や教育手法などをまったく理解せずに強引に「診療参加型臨床実習」という言葉のもとに平定された感が否めず，見学実習に後退する危機ではと長年連れ添った愚虫が騒ぐのである．

　われわれの活躍するフィールドが医療から地域へシフトしつつある中で，臨床実習の場も同様の動きを示しており，今回の指定規則の改正でも同調するように反映されている．生活でのリハ的支援を行う場は診療だろうか，そもそも理学療法士作業療法士法に規定されているわれわれの業務は診療補助行為である．診療参加型という言葉に誰も違和感すら感じず動き出している状況を見ても，浮かれている場合ではないと痛感させられるのであ

る．今回の指定規則の改正で，雲に隠れていた登るべき山の頂と超えるべき壁が見えたに過ぎない．

　本書の目的は，単に臨床実習を適正化することではなく，適切な後進育成を行い，優秀なセラピストを輩出することで社会に貢献することにある．学校教育での臨床実習の存在意義と目的を考え，学習理論を基盤にいままで培ってきたノウハウや実践経験には膨大なアドバンテージが本書には詰まっていると自負している．これからも本書がセラピストにおける臨床教育の水先案内書として活用いただくことを願ってやまない．

2018年12月

中川法一

第2版 序

　われわれの業界は，先輩医療職や医療先進国に追いつくために懸命に走り続けてきた．さすが日本人だと思うほどの勤勉さと真面目さでである．その反面で犠牲にされてきたモノがある．犠牲という言葉に語弊があるなら，余裕がなかったと言うべきかもしれないが，それは「臨床教育」である．ここ数年，臨床実習に対する問題意識の高まり，特に臨床実習施設側からの発信が強くなったように感じる．臨床側から問題提起がなされることは，旧態依然とした臨床教育を変容させるエネルギーになり，頼もしい限りである．

　しかし，力源が正しくなければ誤った方向へシフトする危惧がある．かつて筆者が臨床で学生教育を行っていたときに感じた問題とは，臨床実習の実施そのものが「Lose-Lose」の関係であり，教育としても医療としても多くの不利益があり，存在そのものへの抜本的な疑問であった．しかし今の問題意識は，医療保険制度の改定に伴う「実習生用の患者の不足」と「個別対応を迫られる臨床業務の中での指導の難しさ」が発端であり，決して教育学的憂慮や患者保護といった核心的な観点ではない場合が多い．

　医師教育も法の下で苦い経験をしている．最良だと思われていたインターンシップ制度が法的な壁により根底から覆され，そのあおりで卒前での臨床実習が見学主体の実習に退行した時期があった．新人医師の医療技術のレベル低下は著しく，国民の不利益と社会的影響は大きかった．その反省的見地から診療参加型と呼ばれるクリニカル・クラークシップ（CCS）が導入されるに至ったのである．CCSを心許ないとか，低レベルの学生対策であり苦肉の策などと揶揄する輩がいるようだが，彼らは医師教育がなめた苦渋を教訓として生かせないだけではなく，先進的にわが国の臨床教育を発展させようとしている医学教育界を否定していることに気がついていない．まさに愚行としか言えない有様が，セラピストの教育界にはいまだ残っている．

　本書の目的は，従来の臨床実習における重大な問題点を，われわれ自らが認めることから始めなければ未来は閉ざされるという警鐘であり，次代への水先案内をすることである．

　初版を発刊してから，早いもので6年が経過した．発刊当時，CCSを提案する筆者はまるで奇人扱いであった．当初の物珍しさは，次第に過去を否定されたことへの憤りと変わり，本質的な教育を考えない方々による"苦肉の策"などとCCS批判へ傾倒する空気すらあった．だが現場で教育と臨床の狭間で悩む，全国の臨床教育者らの理解を得ることができ，念願であった「セラピストのためのクリニカルクラークシップ研究会」を設立できた．これらの活動成果に連動するかのように，ついに日本理学療法士協会は「理学療法教育ガイドライン」に，今後の臨床実習はCCSを基軸に実施すると明記するに至ったのである．

　未来の創造のために大海原に飛び出したCCS号のクルーは真の臨床教育者らである．そして本書は海図である．混沌たる海原でのチャートとなる本書が果たす役割は，これからも少なくない．この第2版では，初版同様にCCSの教育概念的理解の啓発を核として，養

成校での取り組み,従来型では消化不良であった訪問事業や介護保険施設での実践報告,各場面におけるアドバイス,そして卒後教育への展開までをも網羅して,よりCCSが身近に感じられる内容へと大きく進化している.学生教育から新人教育まで,OJTを基盤とした臨床教育にぜひともお役立ていただきたい.

　筆者に教育の重要性を教示したのは学生時代からの恩師である.初版の上梓時には,やっと臨床実習を正しく考えるテキストが世に出たことをわが事のように喜んでいただき,身に余る賛辞も頂戴したが,改訂を待ってはいただけなかった.最期にゆっくりと臨床教育について談論できなかったことが心残りであるが,必ずや来世に届き,われわれセラピストの未来が正しく継承されるよう照覧くださるものと信じてやまない.頼もしいクルーが増え,内容がさらに充実した本書を,故嶋田智明先生に捧げ第2版の序とする.

　2013年10月

中川法一

序

「クリニカル・クラークシップ」という語を初めて知ったのは80年代の終わりであった．紙面上の医学教育変革期というタイトルに見え隠れするようにあった．ちょうど臨床実習に感じていた疑問が輪郭を表した頃であったので，強く惹かれ未知であった医学教育系の資料を集めることになった．ところが，日本ではこれから医学教育に導入と報道されていたにもかかわらず，欧米では理学療法系の雑誌ですらclinical clerkshipは稀有な語ではなかった．すでに欧米では具体的な実践方法に関する議論や紹介はされず，施設独自の取り組みや指導者の資質，実習生からの体験レポートなどが中心であった．

茫洋の地での臨床教育者会議にて再びこの語を耳にし，探求心が再燃したのが90年代初頭である．しかし，「助手として…」という曖昧な概念的記述はあるものの，日本の医療環境に即しセラピスト教育に流用できるシステムなど存在しないことがわかった．したがって本書で紹介する具体的な方法は，完全なオリジナルである．チェックリストとデイリーノートというツールを使用しながら，技術項目単位で診療参加させ，技術の指導を糸口に認知および情意の領域に教育を展開するものである．過去の徒弟制のように技術を盗ませるのではなく，意味を付加して学生に移し，内的変化を期待する教育学的手法である．

正直なところ，約半世紀にわたって行われてきた実習方法に批判的検証を加え変革することに躊躇いはあった．それは自らの過去を否定するからに他ならない．しかし悔恨の情にかられ脱却を決意した．意識改革の手始めとして，スーパーバイザー（supervisor：SV）と呼ばれていた臨床実習指導者の呼称を臨床教育者（clinical educator：CE）と改めた．実習指導者には，経験則だけでなく教育的視点を持っていただきたいと思うからである．本書でも臨床実習の指導者表記を臨床教育者（CE）としているので，あらかじめ了解し精読いただきたい．

セラピスト養成施設の増加は勤務機関での充足を促し，単にライセンスフォルダーだけではなく，高質なセラピストが求められる時代へと入った．その教育過程で臨床実習というカリキュラムはさらにその意義を求められるであろう．本書が質の高い医療人を育てる転機になれば幸甚の至りであり，過去へのはなむけとなる．

最後に，貴重な示唆と契機を与えていただいた高知医療学院 板場英行学院長ならびに宮本省三先生のご厚情に深謝し，システム創造にあたって献身的な協力者であった市立吹田市民病院リハビリテーション科スタッフ，そしてこのようなマイナーテーマに陽を差してくださった三輪書店 千葉育子氏にお礼を申し上げる．また，いつも良き理解者であり，次代の臨床実習システム構築を共に夢みた故河野通信先生に本書を捧げ序文とする．

2007年5月

中川法一

CONTENTS

第3版 序 iv
第2版 序 vi
初版 序 viii

第1章 臨床実習の転換期を迎えて　1

1 臨床実習教育環境の変化 .... 中川法一　2
2 臨床実習における諸問題とその対応 .... 潮見泰藏　4
3 新しい臨床実習モデルへの転換 .... 潮見泰藏　6
4 新しい臨床研修モデルならびにメンター制導入に関する提言 .... 潮見泰藏　7
5 生涯学習に関わるトピックスと今後の展望 .... 潮見泰藏　10

第2章 臨床実習の現状をみる　13

1 セラピスト教育における臨床実習の危機 .... 中川法一　14
　① 養成校増加による実習施設不足から始まったのだが 15
　② 学生の法的身分 16
　③ カリキュラムとしての存在意義の喪失 17
　④ リアリティの問題 20
2 臨床実習の検証―患者担当制実習の崩壊 .... 中川法一　22
　① 学生への教育効果 22
　② 臨床実習現場の問題 23
　　　1) 医療の高度化とリスク管理　24
　　　2) 診療の質量の担保　24
　　　3) 権利意識とインフォームド・コンセント　25
　　　4) 利潤性の低下がもたらす影響　26

第3章 クリニカル・クラークシップとは　29

1 臨床実習改革プログラム開発の基盤的視点 .... 中川法一　30
　① OJT（on the job training）という視点 30
　② システムという視点 31
　③ 経験値向上という視点 32

④ スキル修得という視点 ·· 32
　　　⑤ 臨床教育者（CE）は学習資源という視点 ································· 34
　2　日本の医師教育におけるクリニカル・クラークシップ ············ 中川法一　36
　　　① クリニカル・クラークシップとは「形態か理念か？」 ·················· 36
　　　② 医師教育でのクリニカル・クラークシップの実態 ······················· 37
　　　③ 医学生の臨床実習において，一定条件下で許容される基本的医行為 ······· 37
　3　セラピスト教育におけるクリニカル・クラークシップの創造 ·········· 中川法一　39
　　　① 技術単位診療参加システム ·· 39
　　　②「見学」「模倣」「実施」の原則 ··· 40
　　　③「できることから」実践する実習 ·· 42
　　　④「行動目標対象は患者」である実習環境 ································· 42

第4章　クリニカル・クラークシップの有益性と問題点　45

　1　クリニカル・クラークシップの有益性　46
　　　① 助手としての診療参加における有益性 ·················· 金澤壽久・中川法一　46
　　　② 技術項目を細分化する有益性 ····························· 松山太士・中川法一　49
　　　　1）臨床現場への道標を示すための細分化　49
　　　　2）繰り返し経験するための細分化　52
　　　　3）形成的評価のための細分化　55
　　　③ 経験値の向上が及ぼす有益性 ····························· 舟川和孝・中川法一　55
　　　④ 複数学生の指導 ·· 吉川法生　58
　2　臨床活動への効果・有益性 ··· 中川法一　61
　3　臨床実習形骸化の危惧 ··· 中川法一　64
　4　臨床実習評定の考え方 ··· 中川法一　68

第5章　従来型臨床実習からの脱却　71

　1　患者担当制から患者中心型実習へ ·· 中川法一　72
　2　脱・担当制 ·· 日髙正巳　76
　　　① 複数例を経験することで学び得るもの ···································· 76
　　　② 臨床実習における有効なフィードバックはどのように行われるべきか？ ········· 77
　　　③ 担当制を超えた担当制 ·· 78
　3　脱・学生評価（1）養成校の立場から ······································· 小林隆司　80
　　　① 教育評価の機能 ··· 80
　　　② 従来型実習評定の弊害 ··· 80
　　　③ 総括的評価から形成的評価へ ·· 81
　　　④ 養成校の責任 ·· 81

⑤ 養成校における総括的評価のあり方 82

4 脱・学生評価（2）実習施設・臨床教育者の立場から .... 山下昌彦 83
① 従来型学生評価からの脱却 83
② 教育評価の原則 83
③ 臨床実習教育で用いられる到達度評価の問題点 85
　1）明確に設定されていない到達目標（一般目標，行動目標）を評価しようとしている　85
　2）総括的評価（合否判定）が重要視され，学生の成長過程を評価する形成的評価が不十分である　86
　3）1期完結型の到達度評価であり，臨床実習全体を通じての学生の成長を捉えていない　87
　4）CEが行う学生評価はどうあるべきか　88

5 脱・レポート（1） .... 日髙正巳 89
① 症例レポートの目的と弊害 89
② 症例レポート自体の問題 89
　1）実習生として　90
　2）実習指導者として　90
　3）養成校の教員として　90
③ 症例レポートの内容的限界 90
　1）初期評価が終わらない　91
　2）教科書的な問題点の整理に留まる　92
　3）実習生独自の考えが書けない　92
　4）初期評価レポートの完成と症例の変化　93
④ bottom-up と top-down 93
⑤ プロダクト重視からプロセス重視へ 95

6 脱・レポート（2）認知スキルを高める .... 日髙正巳 96
① 認知スキル 96
　1）検査項目の決定　96
　2）問題点の整理と治療目標の設定　97
　3）治療プログラムの立案　98
　4）治療効果の検証　99
② 認知スキルの段階的指導 99
③ 症例報告の能力を育むために 100
　1）カンファレンスへの参加　100
　2）養成校での事後指導　101

7 改・デイリーノート .... 日髙正巳 102
① 意義の乏しいデイリーノートとは 102
② 意義深いデイリーノートにしていくための基本的な視点 103
　1）実習終了時の確認　103
　2）始業時の確認　104

3）効果的なフィードバック　104
　④ デイリーノートの改訂版（発展形）として 104
　　　1）チェックリスト　104
　　　2）ポートフォリオ　105
　　　3）学生版診療記録　106

第6章　クリニカル・クラークシップの妥当性　109

1　セラピストの臨床教育の構造—問題解決志向型教育の現状 .... 沖田一彦　110
2　問題の背景にあるもの—教育と学習の違い .... 沖田一彦　113
3　問題の解決に向けて—状況的学習という考え方 .... 沖田一彦　115
4　認知科学からみたCCSの妥当性—認知的徒弟制と正統的周辺参加 .... 沖田一彦　116
5　まとめ—CCSの妥当性の検証を目指して .... 沖田一彦　121
6　行動分析学的観点からのクリニカル・クラークシップの妥当性 .... 山﨑裕司　123
　① 行動の基本原理 123
　　　1）応用行動分析学　123
　　　2）行動の法則　124
　　　3）行動分析学の神経生理学的背景　126
　② 従来の臨床実習教育の問題点 127
　　　1）適切な行動を弱化　127
　　　2）レスポンデント行動の誘発　127
　　　3）回避行動の形成　127
　　　4）刺激般化　128
　　　5）失敗が道具的・認知的遂行能力に与える影響　128
　③ CCSによる臨床実習教育の妥当性 128
　　　1）行動目標の明確化　128
　　　2）無誤学習過程　129
　　　3）複雑な臨床的思考の発達　130
　④ おわりに 131

第7章　クリニカル・クラークシップの実際　135

1　クリニカル・クラークシップへの先駆的取り組み 136
　① 藤田医科大学医療科学部リハビリテーション学科概要 .... 大塚　圭　136
　　　1）COSPIREとは？　137
　　　2）教育病院と関連施設との連携　139
　　　3）CCSに基づいた臨床実習への転換　140
　　　4）現状と今後に向けた取り組み　149
　② 富山医療福祉専門学校での導入後の教育効果 .... 酒井吉仁　151

1）はじめに　151
　　　2）CCS 導入の取り組み　151
　　　3）臨床実習評価結果の比較　154
　　　4）CCS 導入後の教育効果　156
　　　5）新たな取り組みと今後の課題　156
 2　各場面における参加 ─────────────────────────── 158
　① 退院前訪問指導 ──────────────────────── 吉村政則　158
　　　1）intentional：意図的　158
　　　2）systematic：計画的　159
　　　3）ongoing：継続的　159
　　　4）interactive：双方向　159
　　　5）individuality：個別性　160
　　　6）on the job：業務内　160
　　　7）in process：過程指導　160
　　　おわりに　160
　② カンファレンスへの参加 ──────────────────── 吉村政則　160
　　　1）intentional：意図的　160
　　　2）systematic：計画的　161
　　　3）ongoing：継続的　162
　　　4）interactive：双方向　162
　　　5）individuality：個別性　162
　　　6）on the job：業務内　162
　　　7）in process：過程指導　162
　　　おわりに　162
　③ 情報収集 ────────────────────────── 砥上恵幸　162
　　　1）疾患についての知識を持つ　163
　　　2）疾患の自然経過を学習する　163
　　　3）収集する情報項目を選択する　163
　　　4）情報を収集する　164
　　　5）情報をもとに患者への治療的介入とリハビリテーションを考える　164
　　　おわりに　165
　④ 他動運動 ────────────────────────── 長福武志　165
　　　1）見学　165
　　　2）模倣　166
　　　3）実施　166
　⑤ 関節可動域計測 ─────────────────────── 金澤壽久　167
　　　1）見学の前に（provide）　167
　　　2）見学（modeling）　168
　　　3）模倣前期（coaching）　168
　　　4）模倣後期（scaffolding）および実施（fading）　168
　　　解説　169

CONTENTS

⑥ 徒手筋力検査 ───── 加納一則・都留貴志　169
 1）見学（modeling）　169
 2）模倣（coaching）　170
 3）実施（fading）　171

⑦ 動作観察 ───── 長福武志　171
 1）見学（modeling）　172
 2）模倣（coaching）　172
 3）実施（fading）　173

⑧ 動作介助 ───── 金澤壽久　173
 1）見学の前に（provide）　174
 2）見学（modeling）　174
 3）模倣前期（coaching）　174
 4）模倣後期（scaffolding）　175
 5）実施（fading）　175
 解説　175

⑨ 日常生活活動指導（入浴） ───── 日髙正巳　176
 1）事前確認　176
 2）入浴場面　176
 3）入浴動作練習の準備　177
 4）退院後に向けて　177

⑩ 他職種への介助指導 ───── 大工谷新一　177
 1）前段階　178
 2）参加手順　179

⑪ 歩行練習 ───── 長福武志　180
 1）見学（modeling）　180
 2）模倣（coaching）　180
 3）実施（fading）　181

⑫ 運動指導 ───── 大工谷新一　181
 1）個人への運動指導　182
 2）集団への運動指導　183

⑬ 急性期リスク管理 ───── 砥上恵幸　184
 1）実習生が臨床実習で学ぶべきリスク管理　184
 2）リスク管理をどのようにして指導するか　184
 おわりに　186

⑭ 物理療法 ───── 日髙正巳　186
 1）ホットパック　187
 2）超音波療法　187
 3）電気刺激療法　188
 4）水治療法（渦流浴）　188

⑮ 自助具作製における参加 ───── 花房謙一　188
 1）見学（modeling）　189

　　　　2）模倣（coaching）　189
　　　　3）実施（fading）　190
　　⑯ 問題点共有 ──────────────────────── 金澤壽久　191
　　　　1）見学（modeling）　191
　　　　2）模倣前期（coaching）　192
　　　　3）模倣後期（scaffolding）および実施（fading）　192
　　　解説　193
　　⑰ 症例研究 ──────────────────────── 大工谷新一　193
　　　　1）後向き研究の参加手順　194
　　　　2）前向き研究の参加手順　195
3　臨床思考図の導入 ──────────────────── 山下昌彦　196
　　① 臨床推論を指導することの難しさ　196
　　② レポートを用いた臨床推論指導の問題点　196
　　③ 臨床思考図の紹介と活用　197
　　④ 臨床思考図の有用性および課題　199
　　⑤ おわりに　201
4　介護老人保健施設での実践報告 ───────────── 日髙正巳　202
　　① 個別的介入への参加　202
　　② レクリエーションリーダーへの道　203
　　③ 見学に留まる可能性が高い経験項目　204
　　　　1）ケースカンファレンスへの参加　204
　　　　2）入所前面接への参加　204
　　④ 少数のセラピストが多数の対象者に対応する場合の注意点　205
　　⑤ まとめに代えて　206
5　訪問リハビリテーションでの実践報告 ────────── 松川英一　207
　　① 訪問リハビリテーションで行うCCS：初回　207
　　　　1）情報収集　207
　　　　2）バイタル測定　207
　　　　3）当日のリハビリテーション内容の説明　208
　　② 訪問リハビリテーションで行うCCS：別の日　211
　　　　1）バイタル測定　211
　　　　2）当日のリハビリテーション内容の説明　211
6　精神科作業療法領域における展開 ──────────── 浦田健太郎　214
　　① CCS導入の経緯　214
　　② CCSの基本原則　214
　　③ CCSの実践　215
　　　　1）実習の流れ　215
　　　　2）オリエンテーション　215
　　　　3）1日の流れ　215
　　　　4）精神科領域での見学・模倣・実施について　217

5）実践方法「見学」　218
　　　6）実践方法「模倣」　218
　　　7）実践方法「実施」　218
　④ 思考過程の確認方法 ……………………………………………………… 220
　　　1）ディスカッション　220
　　　2）チェックリスト　221
　⑤ その他のポイント ………………………………………………………… 221
　　　1）実習生と関わる際のポイント　221
　　　2）導入前の準備　222
　　　3）実施を禁止しているもの　222
　⑥ おわりに …………………………………………………………………… 223

7　卒後教育における展開 ……………………………… 神谷喜一・玉城沙百合　224
　① 現場で求める即戦力 ……………………………………………………… 224
　② 教育の重要性 ……………………………………………………………… 225
　③ 卒前・卒後教育の問題点 ………………………………………………… 226
　④ これまでの卒後教育 ……………………………………………………… 228
　⑤ CCSの利点 ………………………………………………………………… 229
　⑥ 認知的徒弟制・正統的周辺参加の定着 ………………………………… 232
　⑦ 指導者の養成 ……………………………………………………………… 238
　⑧ 卒前・卒後教育の一貫性 ………………………………………………… 240
　⑨ 生涯教育 …………………………………………………………………… 240

8　卒後教育における実践報告 ………………………… 玉城沙百合・神谷喜一　244
　① CCS導入経緯 ……………………………………………………………… 244
　② 運営体制 …………………………………………………………………… 249
　　　1）新人セラピストに対する指導方法　250
　　　2）CEに対する指導方法　250
　③ CCS結果（平成25年度〜平成28年度）………………………………… 251
　④ CCSとインシデント発生件数 …………………………………………… 253
　⑤ 導入後の問題点 …………………………………………………………… 254
　⑥ 導入後の問題点に対する取り組み ……………………………………… 255
　⑦ 卒後教育をCCSで行うには ……………………………………………… 255
　⑧ 卒後教育における問題点 ………………………………………………… 259
　　　1）臨床現場　259
　　　2）指導者育成　259
　　　3）新人セラピスト育成　260
　⑨ 卒前教育に求めること …………………………………………………… 260

9　卒後教育における展開―訪問リハビリテーション ……………… 阪上高志　261
　① 段階的訪問 ………………………………………………………………… 261
　② 各訪問段階での教育目標 ………………………………………………… 262
　③ 教育チェックリスト ……………………………………………………… 262

④ 指導の実際 ……………………………………………………………………………………… 264
⑤ 指導者への教育・研修 ………………………………………………………………………… 264

第8章　スタイル論の強化　267

1　システム論とスタイル論 ……………………………………………………中川法一　268
① 臨床実習の目的はクリニカルワークでしか達成できない ………………………………… 269
② CCSはシステムである ………………………………………………………………………… 270

2　双方向の関係性の構築のために ……………………………………………吉村政則　272
① 実習施設という環境因子 ………………………………………………………………………… 272
② 他者理解について ………………………………………………………………………………… 273
③ 臨床実習でどう活かすか ………………………………………………………………………… 274
　1）実習初日　275
　2）見学（modeling）　275
　3）模倣・実施（coaching・fading）　275
　4）記録　275
④ まとめ ……………………………………………………………………………………………… 276
⑤ おわりに …………………………………………………………………………………………… 277

3　学生個々の資質に応じた臨床実習の展開 …………………………………山下昌彦　278
① 臨床実習における学生の自己効力感 …………………………………………………………… 278
② 臨床実習における学生のストレス ……………………………………………………………… 280
③ 学生個々の資質に応じた臨床実習の実際 ……………………………………………………… 282
④ おわりに …………………………………………………………………………………………… 284

4　形成的評価の試み ……………………………………………………………山下昌彦　285
① 形成的評価の要点 ………………………………………………………………………………… 285
　1）When・Why：いつ・なぜ評価するのか　285
　2）What・How：何を・どのように評価するのか　285
　3）Whom・Who：誰を・誰が評価するのか　287
② 形成的評価の実際 ………………………………………………………………………………… 287
　1）「臨床実習を通しての学び」を評価する　287
　2）ポートフォリオを用いた形成的評価の実際　288
　3）実際にポートフォリオを使用した感想　290
③ おわりに …………………………………………………………………………………………… 290

第9章 クリニカル・クラークシップQ&A
森實 徹・河野健一郎・阪本良太・西川明子・村西壽祥　293

付録　Check List Guide／Check List／Check Note
森實 徹・阪本良太・西川明子　305

コラム

『CCSへの転換（導入）をした理由に関すること』　5, 27

『CCS導入時（後）の壁に関すること』　11, 150

『CCS導入時の学校としての工夫に関すること』　35, 44, 88, 157, 223, 243, 260, 265, 277

『CCS導入後の成果に関すること』　67, 95

『CCS導入後の臨床実習現場の変化など臨床実習指導サイドの変化に関すること』　122, 206, 271

第1章

臨床実習の転換期を迎えて

1 臨床実習教育環境の変化

　近年の医療制度の改革に伴い在院日数の短縮化が常識となり，理学療法や作業療法もまた，より効率的かつ効果的な介入が求められるようになっている．一方，社会の高齢化に伴う介護保険制度の導入など保健政策の拡充が進み，リハビリテーション医療の領域が専門施設から地域，在宅へと急速に広がっている．

　今日では，理学療法士（physical therapist：以下，PT）や作業療法士（occupational therapist：以下，OT）はこうした分野にあって欠くことのできない専門職として認識されるようになっており，その需要もますます大きくなってきている．これに相応してPTやOTの養成校の数は急増し，両者の総定員数は合計2万名を超える数にのぼっている（平成30年現在）．しかし，このように量的には確実に充足されてきているものの，肝心な教育の質については必ずしも向上しているとは言いがたい．

　事実，実習生の数が年々，増加の一途をたどっているにもかかわらず，これを受け入れる実習施設と臨床教育者（clinical educator，以下CE）の数が追いつかないのが現状である．しかも，養成校における教育目標や教育内容，卒業時における到達水準，臨床実習のあり方といった本質的な問題について十分議論されぬまま今日に至っている[1]．

　臨床実習の意義は，医療専門職として患者を理解する事とともに，必要な資質や技能を培うことにある．PT・OT教育における臨床実習の位置づけとその重要性については誰もが認識している．しかし，現実には養成校内の教育とは切り離されて臨床実習が行われており，学内教育から臨床教育に至る一貫した，しかも学生の能力に応じたきめ細かな指導を行うことを困難にしている．

　卒前後の臨床教育システムは同じシステムとフレームで実施されるべきであり，これについては議論の余地はない．しかし，臨床教育の助走期間にあたる臨床実習が非教育的な通過儀礼化しているため，肝心な卒後の臨床教育へ有効に接続されず，卒後教育の混乱と遅れをきたす原因となっている．この因果関係は重要であり，臨床教育の本体が卒後にあることを考えれば，臨床実習とは「臨床教育のシステムを前倒しに実施する」ことであり，本来は臨床教育の卒前後の未接続を臨床実習から論じるべきではない．しかし，卒後の臨床教育システムがまったく未整備な現状に鑑み，臨床実習システムの構築が卒後臨床教育システムのビルドアップの礎となると考えている．

　先進諸外国では，わが国に比べて臨床実習の教育全体に占める割合が大きく，臨床能力の養成に重点が置かれ，十分なトレーニングを受けた豊富なCEを擁していることが多い．これに対し，前述のように，わが国では近年の養成校の急増に伴って実習生の数が増加しているにもかかわらず，実習施設は微増しているに過ぎず，どの実習施設も複数の養成校の実習要請を受け入れざるを得ない状況となっている．その結果，CEの数もまた不足す

ることとなる．このため，こうした指導者の不足は，不適格な指導者による指導が行われることで臨床教育の質の低下を招くことになる．CEの資格要件や養成方法に関する諸問題については，これまでにも機会あるごとに指摘されてきたが，なんら抜本的な改善策が講じられることなく経過してきている[2,3]．

一方，保険診療点数が引き下げられ，在院日数の短縮化が求められている現状では，短期間に効率よく，しかも最大の効果が得られるよう療法を提供することが求められている．このような状況下では，当然のことながら患者の治療が優先され，学生の実習教育に比重を置くことはこれまで以上に困難となっている．患者の利益を最優先に考えるならば，学生が関わることによって，治療の量や質が低下することがあってはならない．

そのうえ，カリキュラムの大綱化によって各養成校の独自性が主張されることとなり，実習教育カリキュラムや実習目標はますます多様化してきている．その結果，実習施設は養成校ごとに学習内容と到達水準の異なった学生を受け入れなくてはならなくなった．

こうした臨床実習教育を取り巻く情勢を考えると，もはや従来の実習システムでは限界であると考えざるを得ない．その解決策の一つとして，現在，日本理学療法士協会および日本作業療法士協会内で作成されている教育ガイドラインに則った，PT・OT教育の内容について精選された基本的かつ標準的な内容を重点的に履修させるカリキュラムを確立することである．そのうえで，「基本的臨床能力水準」が具体的に提示され，さらに，このガイドラインに準拠した臨床実習システムを新たに構築することが必要である．

2 臨床実習における諸問題とその対応

　従来の実習形態では，学生は一人の患者に対する評価から治療に至る過程を担当する，いわゆる「患者担当制」が採用されてきた．この方法は，学生が一人の患者にじっくりと時間をかけて評価や治療を経験できるため，理想的な実習方法と考えられ，今日までその妥当性について，なんら検証が加えられることなく継承されてきた．そもそも，この実習形態が採用された経緯については，PT・OT教育の創始期には社会的要請によってPT・OT教育関連の法整備がなされたため，卒前・卒後教育が未整備であったことが背景にある．当時は，適切な教育を行える指導者が少なかったこともあり，必然的に現在の「患者担当制」の選択を余儀なくされたものと考えられる[2]．

　なお，実際の指導はその大半がレポート上で行われ，学生からの質問や報告に対して指導者からコメントが付される形で行われている．指導者が学生と一緒に患者をみる機会がきわめて少なく，時折，学生の様子を監視するだけにとどまっている場合が多い．①業務が多忙化し，学生の指導に割く時間を確保するのが困難なこと，②指導者の指導能力やセラピストとしての経験に乏しいこと，などがこの理由として挙げられる．

　CE（臨床教育者）が持っている臨床判断能力は，多くの患者を経験することによって培われたものであることを忘れてはならない．実際の患者を通した学習は臨床場面でしか経験できないことであり，断片的な知識を伝達したり，レポートを課したりすることが，精神運動領域や認知領域の臨床教育と考えるのは誤りであることを認識すべきである．

　養成校の数が急増し，どの実習施設でも学生が担当するのに適当な患者が不足しているために，現行の臨床実習では学生が担当する患者数は2〜3例という場合が多く，1例という施設も少なくない．最終学年次の臨床実習全体を通じても，せいぜい4〜5例程度のことが多い．したがって，このようにわずかな症例経験では，臨床思考過程を学ぶにはあまりにも不十分であると言わざるを得ない[3]．

　さらに，現行の臨床実習では，課題を一つひとつ消化しなければ次に進めない，いわゆる「積み上げ式教育」が行われている．この方法では，「評価」が完成する（つまり，CEの承認が得られる）までは，学生はいつまでも「評価」を繰り返さなくてはならない．

　このように現行の臨床実習システムでは，臨床体験度（患者数，疾患種類）が低いため，帰納的な問題解決のトレーニングとはなり得ず，問題解決能力を培うことも臨床思考過程を学ぶことも難しい．

　実習施設によって経験できる内容は異なるため，実習全体を通じて，内容の偏りや不足を修正する必要がある．そのためには修得すべき項目とその達成状況を明示することが不可欠であり，それをCEと学生が常に確認しながら実習を進めていくことが望まれる．しかも，CEの技量に影響されずに，どの学生にとっても，できるだけ均一な臨床実習を経

験させることが必要である．そのためには，共通したツールの使用と指導体制の整備が早急に行われなくてはならない．その意味で，クリニカル・クラークシップ（clinical clerkship，以下CCS）のように，臨床実習で修得すべき内容を明確にしたうえで，詳細なチェックリストを使用し，実習の達成度と経験内容の確認を行うことによって，効率よく，しかも幅広い実習内容を経験することが可能となる．

また，現実的な対応として，CE 1名に対し複数（2〜3名）の学生を指導することが検討されるべきである．一人の場合に比べて緊張感は少なくて済み，到達レベルの近い学生であれば，互いに競い合わせることで意欲を高めることもできる（第4章-1-[4]『複数学生の指導』58頁参照）．このシステムによる実習の成果については，マンツーマン（CE 1名に対し学生1名）の場合と遜色のないことが，英国における調査で明らかにされている[4〜6]．

COLUMN

【CCSへの転換（導入）をした理由に関すること】

　従来の実習形態は，学生評価の結果が実習施設により異なる場合が多く，帰校後の総合判定としてきた．中には「課題が進まない」と実習中止がちらつきながら，なんとか最終日を迎えた学生が，次期実習では高評価を得た例（逆もあり）も複数あった．

　また，学生にとって，解決困難な課題に取り組むことから睡眠不足を重ね，結果として思考や反応が乏しく，不十分な体調で日々を送る学生が後を絶たなかった．患者に触れる機会はレポートの進捗状況による施設もあり，学生の経験不足は帰校後のOSCEに反映されていた．指導者からは，指導時間を要し労力・ストレスも多いことや，患者の選定困難などが挙げられ，それぞれが抱える課題解消のため転換することとした．

　　　　　　　　　　　　　　　　　　　村松秀明（信州リハビリテーション専門学校　学校長）

3 新しい臨床実習モデルへの転換

　最終学年次における臨床実習に臨む学生は通常，カリキュラムのうち専門科目の大半についてすでに修了していることが前提となっている場合が多い．CE（臨床教育者）の中には，「学生は医療面接の方法も，レポートの書き方も，臨床で必要な知識・技術もすでに養成校で修得済みである」と考える者が少なくない．

　確かに，養成校で学ぶ内容は豊富であるが，患者の評価・治療を経験することによって修得する知識や技術の量もまた膨大である．臨床実習の目的は，知識や技術をどのように臨床に活用するかということ，つまり実際的な運用方法を学ぶことにある．その際，臨床実習に臨む学生には，講義や書物を通じた机上の受動的な学習から患者を通じた主体的な学習への転換が求められる．現実には学生にとって，この学習方法の転換は容易でなく，スムーズに移行できずにつまずくことが多い．特に，未経験あるいは経験不足の技術については，学生の主体性や積極性だけで解決できるものではないため，参照すべきモデルが提示されなくてはならない．

　ここで，臨床指導にあたる者は，「面接技能を含む臨床的技能は患者を通じてのみ熟達していくものである」ということを再認識する必要がある．そのために重要なことは，学生に技術を修得させるには，まずCEが普段の技術をみせるということである．実習にあたっては，臨床実習で修得すべき内容を明示し，CEと学生が実習目標を共有することが大切である．そして，学生は見学・模倣からスタートすべきであり，その後，学生による試行と適切な指導（助言・フィードバック）を適宜行っていく，一連の学習過程を経験することが最も成果の上がる方法と考えられる．

　最近，とみに問題となっている情意領域（主体性や意欲）に関しても，学内教育から一貫した指導がなされなくては意味がない．「医療専門職を目指す者として，何が求められるか」という行動目標を具体的に示すことが必要であり，医療職としての行動規範についても，CEがまず実際に示すことが最も説得力のある指導方法といえよう．

　臨床実習体験を通じて，学生の資質や人格を陶冶することはCEの責務であるが，何よりも学生とCEの双方にとって，満足のゆく臨床実習体験とすることが理想である．そのためには，従来の実習モデルから医療面接を含む臨床技能を高めるための，新たな臨床実習モデルへ，早急に転換することが必要である．

4 新しい臨床研修モデルならびにメンター制導入に関する提言

　昨今では，高等教育機関に進学する学生の基礎学力の低下が指摘されており，大学1年が実質的には高校の延長（高校4年）であり，基本的な読み書き（リテラシー）や学習方法の修得に時間を費やされることが多い．そのため，学生は専門科目の内容が十分に消化されぬまま，臨床実習に臨まざるを得ないのが現状である．これを単に学生の側に帰する問題として済ますわけにはいかない．今後もこのような状況はしばらく続くものと予想されることから，早急に抜本的な対応策を講じる必要があると考える．

　一般に，養成校では，最終学年次に行われる総合臨床実習を「理学療法・作業療法教育の集大成」と位置づけることが多い．臨床実習を受け入れる側もまた，3年ないし4年間の教育の総括（統合の場）として捉えている．しかし，筆者はこの考え方に与しない．なぜなら，教育の総括であるはずの臨床実習教育が全面的に外部の施設に委託され，学生一人ひとりが均一な臨床実習を体験できない以上，教育の集大成や総括と位置づけるのは誤りと考えるからである．施設ごとに指導方法にばらつきが多く，指導者の指導能力も不均等な状況で，この短期間に高い到達目標を設定し，過度の期待を持つこと自体に大きな問題がある．

　学生にとって，現行の卒前の臨床実習期間は，時間のうえでも，経験する患者数のうえでも，決して十分とはいえない．また，医療専門職としての基本的資質（**表1**）についても，在学中の短期間に獲得できるような性質のものではなく，卒後も含めて長い時間をかけて培われるべきものである．このように考えると，現行の教育年限は決して十分とはいえず，最終学年次における臨床実習をなんらかの形で補うことが必要となる．

　そこで，卒後3〜6カ月に行う卒後研修を義務づけ，卒前から卒後にわたる一貫した研修システムを構築することを提案したい．すなわち，養成校における最終学年次の総合臨床実習を「前期臨床研修」とし，卒後の初任者研修期間を「後期臨床研修」と位置づけ，卒後の臨床業務に円滑に従事していくための準備期間とするのである（**図1**）．この期間に，まずは専門職としての基本的な姿勢を学ぶことが肝要である．そして，前期臨床研修期間の研修内容（体験内容）に関する情報はすべて卒後の勤務先に伝達され，後期臨床研修の参考資料として活用される．これに対して，現行の臨床実習モデルでは，卒前に行われた総合臨床実習の内容（結果）が勤務先に伝えられることはない．

　新しい臨床研修モデルのように，卒前後の最大1年間を研修期間と考えれば，おのずと卒前の臨床実習（前期臨床研修）の到達目標は低くなり，達成すべき課題も変わってくる．また，現行の卒前における最終学年次の総合臨床実習に加えて就職後の6カ月間に初任者研修を行うことによって，卒前に不十分であった学生の課題を補うことも可能となる．

　さらに，この新しい臨床研修モデルでは，一貫してメンター制（メンタリング）を導入

表1　理学療法士・作業療法士の基本的資質

(資質1：理学療法士・作業療法士としての職責)
・豊かな人間性と生命の尊厳についての深い認識を有し，人の命と健康を守る理学療法士・作業療法士としての職責を自覚する．
(資質2：患者中心の視点)
・患者およびその家族の秘密を守り，理学療法士・作業療法士の義務や医療倫理を遵守するとともに，患者の安全を最優先し，常に患者中心の立場に立つ．
(資質3：コミュニケーション能力)
・医療情報を適切に収集し，提供することによって，良好な人間関係を築くためのコミュニケーション能力を有する．
(資質4：チーム医療)
・医療機関や地域における医療チームに積極的に参画し，相互の尊重のもとに理学療法士・作業療法士に求められる行動を適切にとる．
(資質5：理学療法・作業療法の実践能力)
・統合された知識，技能，態度に基づき，安全かつ有効な理学療法・作業療法の実践能力を有する．
(資質6：地域医療)
・医療を巡る社会経済的動向を把握し，地域医療の向上に貢献するとともに，地域の保健・医療・福祉・介護および行政等と連携協力する．さらにヘルスケアプロバイダー (health care provider) の一員として国民への医療および科学の普及に努力する．
(資質7：理学療法学・作業療法学研究への志向)
・医学および医療の進歩と改善に資するために研究を遂行する意欲と基礎的素養を有する．
(資質8：自己研鑽)
・男女を問わずキャリアを継続させて，生涯にわたり自己研鑽を続ける意欲と態度を有する．
(資質9：教育能力)
・次世代を担う人材を育成し，これを通して自らが成長する能力を有する．
(資質10：国際性)
・グローバルスタンダードに対応できる国際性ならびに国際的に通用する専門性，専門的知識・技術を世界に発信できる能力を有する．

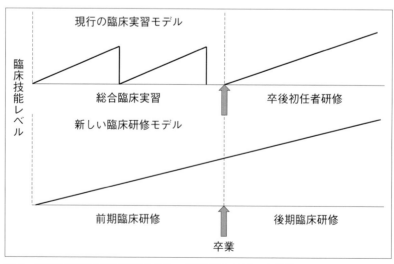

図1　現行の臨床実習モデルと新しい臨床研修モデルの比較
現行の臨床実習モデルは卒前の臨床実習と卒後の研修が独立して行われるのに対して，新しい臨床研修モデルでは同じスタイルで継続して研修が行われる．

し,従来の実習指導者(supervisor)からメンター(mentor)としての役割に移行する.メンターとなるべき人は,学生を仕事仲間として受け入れ,実務を教え,相談に乗り,手本となる行動を示すのである.このメンターのことを,卒前のCCSでは「臨床教育者(clinical educator,以下CE)」と称している.

メンターとは,「特定の領域において知識,スキル,経験,人脈などが豊富で成功体験を持ち,役割モデルを示しながら指導・助言などを行う人」を意味する.そして,その支援活動全体をメンタリングといい,指示や命令によらず,対話による気づきとメンターからの助言によるメンティー(mentee)またはプロテジェ(protégé,助言を受ける人)自身による自発的・自律的な成長を促すプロセスを指す[7].そして,メンタリングは,専門知識やスキルだけでなく,人生におけるさまざまな場面での考え方について助言を与えながら,「キャリア形成」をサポートする手法である.この手法は,相互の信頼関係に基づいて指導が行われる点が大きな特徴であり,人材育成の有効なツールであるとされている.キャリアとは長期的な視点からみた自分自身の仕事生活のパターンと,そこから得られた自己理解といえる.また,キャリアは過去だけでなく,将来へ伸びる道でもある.私はなぜ働くのか,仕事をする意味とは何か,自分の仕事と生活をどのように関わらせるのか,これらに対する答えともいえる.

今日,医療環境の急激な変化により,患者は安全で質の高い医療や理学療法・作業療法を求める傾向が強くなってきている.理学療法や作業療法は,PTあるいはOTという「人」が提供するものであり,質の高い治療(セラピー)を提供していくためには,セラピストの資質向上が重要となることは言うまでもない.しかし,ここ数年,臨床施設はさまざまな教育背景を持つPTやOTで構成され,臨床実践能力の向上を経験年数だけで測ることは困難になっている現状がある.そのため,従来行ってきた「卒後年数ごとの継続教育」は臨床におけるセラピストの育成にそぐわなくなっており,個々の臨床実践能力や意欲に焦点を当てた継続教育を構築する必要があると考えられる.メンター制度の導入にあたっても,個々のセラピストのキャリア形成,基本的資質,臨床実践能力および臨床教育に対する意欲に基づいた,計画的かつ継続的な人材育成を進めていくことが望まれる.

5 生涯学習に関わるトピックスと今後の展望

　生涯学習は医療プロフェッショナリズム概念の基本的要素であり，医療専門職の能動的な学習を基盤としており，すでに，学術団体，所属施設，教育機関などの多様な組織が，生涯学習を支援するさまざまなプログラムや取り組みを実施している．

　本書の第2版が出版されて以降，理学療法教育を取り巻く状況が大きく変わりつつある．すなわち，理学療法士の生涯学習（特に，卒後研修）に関わる新たな2つの制度の導入が検討されている[8]．

　その一つは，日本理学療法士協会による『新生涯学習制度』（**図2**）である．この制度では，現在の「新人教育プログラム」から前期研修（研修理学療法士）に移行し，理学療法実地研修（OJT）を義務づけている点である．その目標に，「基礎的な理学療法を行えるようになること」を掲げ，OJTの履修を義務づけている．さらに，「登録理学療法士」では，基本的理学療法の広い領域を実践する人材の養成を目的として，前期研修プログラム修了後，6,000時間の実地経験時間を課している．

　もう一つは，厚労省の『指定規則』の改正（平成32年施行予定）に伴う，臨床実習指導者の資格に関するものである．改正案では，臨床実習指導者の要件として，「卒業後5年以上の経験年数」が必要となり，なおかつ，「16時間の研修受講」が義務づけられることになっている．

　このように，理学療法士の卒後研修の機会が，今後ますます拡充していくことが予想される．このことは，量から質への転換をねらいとする意図が明確に打ち出されており，卒前教育実地はもとより，卒後教育のさらなる充実が広く認識されている証左でもある．

```
前期研修（研修理学療法士）（現新人教育プログラム）
※理学療法実地研修（OJT）
   目標：基礎的な理学療法を行えるようになること
   E-1  実地研修 step1   8時間（指導者の監督下）
   E-2  実地研修 step2  40時間（独力で実施）

後期研修（登録理学療法士）
   広い領域で標準的理学療法を実践する人材
   前期研修プログラム修了後，6,000時間の
   実地経験時間
   最短で卒後5年
```

図2　日本理学療法士協会新生涯学習制度

【第1章文献】

1) 潮見泰藏:理学療法士養成に関する変遷.日本理学療法士協会四十年史.社団法人日本理学療法士協会,2006,pp100-103
2) 潮見泰藏:理学療法士教育・養成の現状と在り方.理学療法白書2005.社団法人日本理学療法士協会,2006,pp201-205
3) 潮見泰藏:理学療法教育における臨床実習の現状と課題.リハビリテーションひろば **37**:19-22,2004
4) Moore A, Morris J, Crouch V, et al:Evaluation of physiotherapy clinical educational models:comparing 1:1, 2:1 and 3:1 placements. *Physiotherapy* **89**:489-501, 2003
5) Baldry Currens J:The 2:1 clinical placement model:review. *Physiotherapy* **89**:540-554, 2003
6) Baldry Currens J, Bithell CP:The 2:1 clinical placement model:perceptions of clinical educators and students. *Physiotherapy* **89**:204-218, 2003
7) 渡辺直登,久村恵子:メンター/メンタリング入門.プレスタイム,1999
8) 中川法一:生涯学習制度が変わります.JPTA NEWS No.310:10-11, 2017

COLUMN

【CCS導入時(後)の壁に関すること】

　CCS導入時の弊害(壁)は,養成校,臨床現場ともに存在する問題であり,程度の差はあるとしても,ほとんどの場合は,組織内の十分な結束感が得られにくいことである.要因としては,印象による先入観からの決めつけや食わず嫌いを十分解消できないこと.現状維持への安心や固執があり,時代を先取る変革・変化を好まない者もいること.無資格診療抵触のリスクを自分の経験値のみで推し量り,学生や患者,指導者自身の安全の部分が軽視されやすいこと.1〜2症例を担当し,そのレポート完成で実習完結という意識から解放されない者がいることなどである.ただし,こうしたあり方を長く放置させ,改革の停滞を生じさせた当事者の一人は,他でもなく私自身でもある.

関　一彦(帝京平成大学 健康医療スポーツ学部 作業療法学科 学科長)

第2章

臨床実習の現状をみる

1 セラピスト教育における臨床実習の危機

現在のセラピスト教育においては,「実習施設にて学生自身が患者を担当し,評価から治療までを独力で一貫して実施する」という形態が,臨床実習方法(指導の展開)の代表的な例である.また,その都度の指導は諸般の事情により困難なので,レポート作成とその指導が中心となる.言い換えれば,レポートの程度(文章力)が学生の臨床能力(技能)を推し量るツールとなっている.かつて筆者はこのプロセスを図示しようと試みたのだが,うまく描けなかった.その理由は,あまりにも指導過程が曖昧で,学生の学習プロセスがまったくみえなかったからである.あえて図にしてみると現状がよくわかる(**図1**).学生がどの過程で悩んだのか(あるいは誤り,失敗したのか),その結果(産物)としてのレポートからは本質がまったくみえないのである.したがって,レポート指導と称する時間の多くが「どこがどうなって,なぜにこうなるの?」という学生との確認作業や文脈解釈のための無駄な問答に費やされる.

どれだけ文章校正を指導しても,いかに文法を正しく使えても,患者の障害像はみえない.障害把握に対する経験がなく,知識技術に乏しい学生の書くレポートほど難解で現実離れしたものはない.その結果,指導者は行き詰まり(もともとレポート指導に路はない),場外乱闘へと場を変えるのである.すなわち,実在患者を棚上げして統合解釈と称す

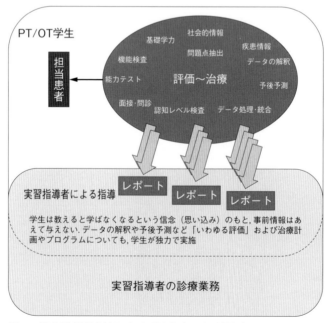

図1 従来型指導方法による「みえない」実習プロセス

表1 現状の臨床実習が抱える問題点

	問題・課題	
社会的側面	1) compliance	**学生の法的身分** 違法性阻却の4項目の遵守違反
	2) ethics	**患者保護**（医療の質の担保）・学用患者扱い 臨床実習を行える学生の能力担保 インフォームド・コンセント **学生保護**（student abuse） 人格否定，睡眠不足，権威主義
教育的側面	3) 学校教育・カリキュラム	**学校教育としての基本的枠組み**（学生の権利） カリキュラム構成への無理解 臨床実習科目としての教育目的
	4) 教育手法	**学習理論，教育学的根拠の欠落** 臨床教育手法の根本的誤りと診療参加型実習の未実施 経験則依存・レポート主体のデスクワーク型実習 卒前後の**未接続な臨床教育**
	5) 学生評定	**評定権限の所在**（急すぎる権威勾配） 総括的評価と形成的評価の役割分担

るフィクションの領域で持論を展開するのである．すでに学生には考える余地すら存在しない領域であり，その後は出口のない回廊を徹夜で徘徊することとなる．

図1をじっくりと見て，今の臨床実習が抱える問題点を考えていただきたい．まず，一般の方でも，明らかに不思議だとすぐにわかる点が2点ある．第一に，学生は何を学びにあえて臨床へ赴いたのかという抜本的な問題である．学生は先輩セラピストから臨床的スキルを教わりに来たのである．ここでのスキルとは，患者や家族との話し方や接し方，身体への触れ方や力の入れ方，動作の誘導の仕方や危険防止のポジション，個々の患者に応じたデータの統合や取捨選択など多岐にわたるが，face to faceでの伝授が必須であり，手段の代用が利かない技術教育の分野である．しかし，実態は直接現場での指導を受けていない学生が多い．第二は，この患者はまともな医療サービスを受けているのだろうか，さらには，患者は納得して学生の検査や治療を受けているのだろうかという問題であり，この点が一般社会の中で疑念として，浮かび上がることを想像するのは難しくない．このように，一般社会的視点からみても明らかに決定的な問題があり，そのほかにも，**表1**に示すような問題が山積されているのである．

1　養成校増加による実習施設不足から始まったのだが

養成校の増加に伴う学生の急増により，実習施設の不足が問題視されてきた．しかし，ここで問題となるのは単なる施設数不足ではない．今までは臨床実習とは無縁だと思えた（思っていた？），小規模の診療所や介護保険事業所や福祉施設にまで，臨床実習の場を求められる時代になってきたということである．この現象の発端は，言うまでもなく実習施

設の不足である.

この臨床実習対象施設の強制的増加は，まったく臨床実習を行った経験がなかったり実習に消極的であったセラピストを事もなげに実習指導者としてしまったのである．これらの指導者たちは，臨床教育の理念や手法に拠り所がない．必然的に自らが実習生として経験した過去の臨床実習方法を強引に現場へ持ち込み指導するほかないのである．もっとも，こういった事例に限らずセラピストには教育に関する拠り所が乏しく，何の疑問もなく過去の実習方法を継承する傾向がある.

このように，実習施設不足から端を発し問題視されるようになった臨床実習問題は，実際に多くの学生が臨床現場に登場することによって，さらに，いくつかの問題点を露呈することとなった.

2 学生の法的身分

臨床実習とは，いわゆる卒前実習のことであり学生という資格取得前の者による臨地修練のことである．このような実習形態はセラピストのみならず，医師をはじめ医療専門職では不可欠なカリキュラムとして認識されている.

過去の歴史を振り返ると，医師教育はインターンシップと呼ばれた卒前の臨床実習を行っていた．その実態は学生が受け持ち患者に対し，医師さながらの行為を，指導医のもとで実習と称して行っていた．セラピストの臨床実習もこれを模したがごとく，学生が受け持ち患者に対して，セラピストさながらの行為を施行するという方法をとっている．しかし，「医師法第17条　医師でなければ，医業をなしてはならない」との法規制下の行為に抵触するとして，医学生のインターンシップについては違法性を理由に1968年（昭和43年）に医師教育から消えていった．その後の卒前における実習は，外来実習（ポリクリ）と病棟実習（bed side teaching：BST）と呼ばれる見学主体の実習方法へと移っていった.

このような医師教育での実習方法の変遷を概観したときに，果たしてセラピスト教育の実習方法は大丈夫なのだろうか，という疑問が当然のように生じてくる．少々乱暴な方々は「PT，OTは名称独占であり業務独占ではないのだから誰が行っても構わないのだ」と言いながら，既存の臨床実習方法を正当化してきた．かなり観点がずれた，時代の洞察力が乏しい軽率な発言である．ありきたりの次のような場面をイメージしていただきたい．場所は病院のリハビリテーション室，KC型白衣を着用した青年がX線写真を確認しながら，ベッドに横たわる入院患者の股関節を慎重に動かしている．この光景の中で第三者的に，青年が医療行為を行っていると受け取るか否かは明白である．もう少し条件を付け加えるなら，この患者が青年（学生）の受け持ち患者だったらどうだろうか．まさに李下で冠を被り直すような実習方法ではないだろうか.

わが国のセラピスト教育の歴史を振り返ったときに，過去については，学生に患者を受け持たせる方法（以下，患者担当制）を決して社会のルールから逸脱した方法だとは思わない．その理由は，法的解釈やコンプライアンスはその時代によって微妙に変化するから

であり，現代感覚だけでは語れない．現時点では，先に述べた医師教育の変遷実例と比した場合には，非常に特異的な実習方法であると言わざるを得ず，また現代におけるさまざまな社会構造変化を考えれば，今後の臨床実習を創造するうえで，学生の法的身分という問題は避けては通れない大きな問題である．

　約20年ぶりに学校指定規則が改正になり，臨床実習についての議論がなされた．実に20年ぶりであれば，医学・医療の目覚ましい進歩，また少子高齢化に代表される社会構造の著しい変化があり，普通に考えればカリキュラム構成などの抜本的な部分にメスが入るはずである．しかし臨床実習が改正議論の中心として行われた背景には社会的な意味があった．議論の中で何度も話題になったのが，違法性の阻却に関する4項目（37頁参照）である．

　今回の改正において，臨床実習に対してわが国の法的解釈（違法性阻却であり決して合法ではない）を明確に示した点は意義深く，グレーゾーンで特異的展開をされてきた理学・作業療法士の臨床実習をクリアにしていくであろう．なお，この4項目は平成3年に厚生省（現厚労省）による医師法の解釈変更によるものであり，条文については第3章の表1（32頁）を参照されたし．

　蛇足ながら記さなければいけないのは，この問題は実質的に実習施設側が直面する問題であり，養成校側はその問題にあえて触れていない感があるということである．それは現存の養成校の多くが具体的にその解決方法を持たないからである．学生の法的身分が問題視された場合に，対象となるのは教育者であり実習施設であることを忘れてはいけない．セラピスト教育のためのCCSは，教育効果の有益性に加え，教育者や実習施設を保護しながらも，臨床実習を可能にするコンプライアンス遵守のためのシステムなのである．

3　カリキュラムとしての存在意義の喪失

　臨床実習は「理学療法士作業療法士学校養成施設指定規則」（昭和41年3月30日文部省・厚生省令第三号）に810時間と規定されたカリキュラムである．時間数は制定時に比べれば随分と減少したものの，全体に占める割合では約30％と大きなウエイトを占める．数字が示すように非常に重要なカリキュラムであることは疑う余地もない．では，なぜこのように特別に大きなウエイトを占めるカリキュラムが必要なのだろうか．この観点を無視すると臨床実習は勝手な方向に一人歩きをしてしまう．それはまさに養成校教育の集大成だと言わんばかりに，教育者はすべてを背負い込み，養成校はそれに甘えてしまう．学生にしてみると，誰が教員なのかわからなくなっても仕方がない状況である．大半の養成校は附属病院を持たないので，セラピスト教育はそのほとんどが外注（学校組織とはまったく関係のない施設へ依頼する）であるから，なおさら一人歩きの傾向は助長されやすい．このような状況を作り出すのは，なぜ臨床実習がカリキュラムとして必要なのか，換言すれば，臨床実習の存在意義が十分に確認されていないからなのである．

　表2は古典的な教育目標分類（taxonomy[*1]）である．この認知（知識）・精神運動（ス

表2 セラピストの教育目標分類(Bloomの分類,改変)

認知領域	精神運動領域	情意領域
思考の領域 知的能力(頭脳)	アートの領域 操作的能力(技術)	心の領域 人間性(心)
知識 理解力 判断力	コミュニケーション技術 検査測定技術 治療技術	主体的態度 探究心 思いやり
問題解決力 多くの情報からの問題点抽出能力(技術) プログラム立案能力(技術)		注意: いわゆる心の問題であり,教えられずにいる ルールやマナーに関する問題と混同しないこと

表3 理学療法学科のカリキュラム例

年次	科目
1年	生命倫理 統計と社会 健康科学論 情報リテラシー コンピュータシステム論 情報社会と倫理 生命と人間 物理学 環境問題基礎 生物学 キリスト教概論 哲学 北米社会文化論 日本と欧米 医学英語Ⅰ 医学英語Ⅱ 情報処理論 自然科学と社会 宇宙と地球 化学 生涯学習論 キリスト教史 日本とアジア 英語A 英語B 中国語Ⅰ 中国語Ⅱ 中国語会話Ⅰ 中国語会話Ⅱ ハングルⅠ ハングルⅡ リハビリテーション概論 リハビリテーション医学 人間発達学 身体の構造機能学 身体の生理機能学 理学療法概論 モチベーションアッププログラム 初期体験実習
2年	運動学 感覚器障害学 運動生理機能学 臨床心理学 小児疾病論 機能解剖学 公衆衛生学 病理学概論 精神医学 内部障害学 運動器障害学 臨床神経学 医療安全・感染予防学 理学療法リスクマネジメント論 理学療法評価学 臨床運動学 装具学 義肢学 理学療法基礎治療学 身体の構造機能学実習 身体の生理機能学実習 運動学実習 理学療法評価学実習 理学療法基礎治療学実習Ⅰ 臨床実習Ⅰ
3年	救急・災害医療 保健福祉入門 医療経済学 装具学実習 物理治療学 日常生活活動学 運動器障害理学療法学 スポーツ障害学 神経機能障害理学療法学 発達障害理学療法学 内部障害理学療法学 理学療法研究論 ユニバーサルデザイン論 リハビリテーション活動演習 健康増進・スポーツコンディショニング 高齢者理学療法学 トレーニング実践実習 生活環境学 地域理学療法学 運動器障害理学療法学実習 神経機能障害理学療法学実習 発達障害理学療法学実習 内部障害理学療法学実習 物理治療学実習 日常生活活動学実習 理学療法基礎治療学実習Ⅱ 臨床実習Ⅱ
4年	理学療法管理学 研究法セミナー 卒業研究 理学療法アップデート 国際援助論 地域理学療法学実習 臨床実習Ⅲ 臨床実習Ⅳ

キル)・情意(心)の3つの領域を,バランスよく教育することが教育の目標だとされ,社会が求める医療人育成には欠かせない.表3は某大学の必須科目のカリキュラム一覧である.カリキュラムの作成担当者は,従来の講義中心の構成ではなく問題解決型授業(prob-

---

[*1] 教育目標の分類体系のこと.Bloomら米国の教育心理学者たちが長い年月をかけてまとめあげたもの.教育活動を通じて追求されるべき目標の全体を3領域に分類している.

表4 カリキュラムの領域分類例

年次	科目
1年	生命倫理　統計と社会　健康科学論　情報リテラシー　コンピュータシステム論　情報社会と倫理　生命と人間　物理学　環境問題基礎　生物学　キリスト教概論　哲学　北米社会文化論　日本と欧米　医学英語Ⅰ　医学英語Ⅱ　情報処理論　自然科学と社会　宇宙と地球　化学　生涯学習論　キリスト教史　日本とアジア　英語A　英語B　中国語Ⅰ　中国語Ⅱ　中国語会話Ⅰ　中国語会話Ⅱ　ハングルⅠ　ハングルⅡ　リハビリテーション概論　リハビリテーション医学　人間発達学　身体の構造機能学　身体の生理機能学　理学療法概論　モチベーションアッププログラム　初期体験実習
2年	運動学　感覚器障害学　運動生理機能学　臨床心理学　小児疾病論　機能解剖学　公衆衛生学　病理学概論　精神医学　内部障害学　運動器障害学　臨床神経学　医療安全・感染予防学　理学療法リスクマネジメント論　理学療法評価学　臨床運動学　装具学　義肢学　理学療法基礎治療学　身体の構造機能学実習　身体の生理機能学実習　運動学実習　理学療法評価学実習　理学療法基礎治療学実習Ⅰ　臨床実習Ⅰ
3年	救急・災害医療　保健福祉入門　医療経済学　装具学実習　物理治療学　日常生活活動学　運動器障害理学療法学　スポーツ障害学　神経機能障害理学療法学　発達障害理学療法学　内部障害理学療法学　理学療法研究論　ユニバーサルデザイン論　リハビリテーション活動演習　健康増進・スポーツコンディショニング　高齢者理学療法学　トレーニング実践実習　生活環境学　地域理学療法学　運動器障害理学療法学実習　神経機能障害理学療法学実習　発達障害理学療法学実習　内部障害理学療法学実習　物理治療学実習　日常生活活動学実習　理学療法基礎治療学実習Ⅱ　臨床実習Ⅱ
4年	理学療法管理学　研究法セミナー　卒業研究　理学療法アップデート　国際援助論　地域理学療法学実習　臨床実習Ⅲ　臨床実習Ⅳ

精神運動（技術）領域であると思われる科目を■■で示した．演習や実習という名が付いても，内容的に認知領域である科目は含めていない．

lem based learning：PBL）や実技演習をできるだけ多く取り入れたと言っている．授業の進行方法で多少の変動はあるだろうが，一般的な判断として，このカリキュラム一覧をtaxonomyにより分類して表4に示す．ただし，情意領域に関しては，全般的に関わるもしくはカリキュラム以外の部分で教育される機会が多いので，分類からは除外している．表をみれば一目瞭然であるが，大半のカリキュラムが認知領域の範疇に位置している．精神運動領域のカリキュラムは，運動スキルと認知スキル（PBLなど）を合わせても25％程度にしか過ぎない．この数字は新設校であるために，認知スキル獲得のカリキュラムを意識的に配置しているからであるが，従来のカリキュラムでは20％を下回る可能性もある．認知スキルについては，別項（第3章-1-④「スキル修得という視点」，32頁参照）で解説する．精神運動領域中の時間配分でみた内訳は臨床実習が約60％と圧倒的に大きい．臨床実習が精神運動領域の修得に，非常に大きな比重をかけられているカリキュラムであるのがわかる．もちろん，医療人としてのルールやマナーを基盤とした，社会性を前提としたカリキュラムであることは言うまでもない．

　では，先ほどの問いに戻ってみよう．臨床実習の存在意義とは，臨床実習というカリキュラムが必要な理由とは何だろうか？　その答えは，主としてスキル修得のためであり，実用的スキルを獲得するカリキュラムがほかには存在しないからであり，「患者を取り

巻くリアルな環境が臨床にしか存在しない」ということである．臨床実習の存在意義は，実際の患者に適応できるスキルを修得できるのは，臨床実習でしかないからなのだ．したがって，臨床実習とは「実際の患者を通して基本的技術を修得し臨床的感性を育むカリキュラムである」と定義することができる．

　ここまで書くと臨床実習は精神運動領域だけで本当によいのかと，疑問を持たれる方も多いのではないだろうか．決してそういった意味ではなく，学内教育で臨床実習を履修できるための認知領域の教育（学習）は済んでいるという前提でなければ，臨床実習というカリキュラムは成立しないということである．臨床実習でしかできないことがあるのに，多くの時間を見学で過ごしたり，認知課題のレポートに追われたりすることは，セラピスト教育全体のバランスからみたら非常に大きな問題であり，被害者は学生であることをCEには知っておいてほしいのである．

4　リアリティの問題

　臨床実習の目的は，実際の患者を通して実用的なスキルを修得することが中心である．このように書くと，スキルは学内でも修得可能ではないかという反論の声が聞こえてくるのは当然である．この項では，この誤認識を「実際の患者」「リアリティ（reality）」「実用的スキル」をキーワードにして解説する．

　学内教育では専門分野の科目でも少ない時間だがスキル練習は行う．さらにスキル練習そのものは授業中でなくても友人同士や自宅で家人相手にでも可能である．だから，臨床実習にそれほど大きく依存せずともスキル修得は可能ではないのかと，実は筆者も以前はそう思っていた．学内でも基礎的なスキル練習は十分に行えるはずだと思い込んでいたのである．そのような誤認識があったので，CEとして，毎年やってくる多くの学生に会うたびに，養成校の教員というのはスキル修得に対する教育が，かなりいい加減なのだと思っていた．こう思うようになったのは，次に記すようなエピソードを繰り返し経験したからである．

　筆者は，実習初日に学生の緊張を緩和しできるだけスムーズに実習へ参加できるよう，なんらかのアプローチ（ice breaking）が必要であると考えていた．時にはアルコールの力を拝借するような荒技も取り入れたりの試行を繰り返しながら，些細なことでもよいので，実際の臨床場面で可能な限り早期に成功体験をさせることだという結論に至った．そこで考えたあげく「肘関節のROM（range of motion：関節可動域）テスト」が，最もシンプルで失敗も少ない行為であると想定し，初日から学生に実施させてみた．結果は予想外に悪く，ice breakingどころではなく失敗体験ばかりとなり驚愕したことを覚えている．角度計の裏表がわからなくなったり，目の前の角度がうまく読めなかったりと想定外の失敗ばかりであった．このエピソードを筆者は教員の怠慢だと思っていたのである．教員生活を送るまでは……．

　教員になって養成校へ赴任すると，肘関節のROMテストなどは少し教えて練習すれば

誰でもできることであり，そのほかの検査測定スキルをはじめとする基礎的なスキル項目は学生の個人差は多少あっても，総合臨床実習（最終学年次臨床実習）にいくまでには，ほぼ修得できているという事実に直面した．では，なぜ筆者は失敗エピソードを繰り返し経験したのだろうか？　答えはリアリティの欠如という問題であった．

　学校で友人相手に，自宅で家人相手に，どんなに練習を行っても対象は知人であり健常者である．少し怖い教員相手や，場面が実技試験になると，にわかにスキルのレベルが低下することを皆さんも経験したことがあると思う．この現象と同じであるが，この場面でもやはり相手は知人であり健常者であるので，実際の患者では比較にならないほどの大きなストレスが学生を襲う．このストレスをうまくコントロールしながら，学内で修得したスキルを実際の臨床の場面で行使できることが重要であり，最終的に修得すべきスキルなのである．筆者は，これを「実用的スキル」と呼び，実用的スキルに対して，学内で修得したものを「基本的スキル」と呼んでいる．

　基本的スキルと実用的スキルについて，スポーツ競技を例にもう少し解説を加える．皆さんはブルペンエースという言葉を聞かれたことがあるだろうか？　投球練習場ではすばらしいボールを投げるのに，いざ試合でマウンドに上がるとまったく成績を残せない投手のことである．解説者はこの投手をチキンハートだと片づける．全面的に否定はしないが，実は打者が立った場合の，ランナーがいるときの，観客がいるときの，勝っているときの，負けているときの，場面に応じた実践的な投球技術が身に付いていないのではないだろうか．投手として実用的スキル（投球術）が身に付いていないのである．スキルというものは本番で身に付き鍛えられるものなのだ．高校球児が甲子園で勝ち抜くごとに，格段に野球がうまくなっていく様を思い出せばよくわかるはずである．前項で，「臨床実習の存在意義は，実際の患者に適応できるスキルを修得できるのは臨床実習でしかないからだ」と記した．この文中の「実際の患者に適応できるスキル」が「実用的スキル」のことを指している．このスキルの内容については，後ほど（第3章-1-④「スキル修得という視点」）詳しく説明をする．

　学内教育の現場に欠落しているのはリアリティであり，実用的スキルの練習である．セラピスト養成校の大半が附属の診療施設を持たない．これは常に，実際の患者が時間共有をする空間（附属病院）を持つ医師教育とは隔世の差があり，この差を埋めるために臨床実習が貴重なのだ．ゆえに見学実習では意味がなく，時間外に回想しながら教育者相手に練習をしても実用的スキルは向上しない．少しでも多くの診療参加をし，できるだけ多く患者に触れ，リアリティを付加することが大切なのである．当然だが，スキルはレポート指導では何も身に付かない．「空手の通信教育」がお笑いのネタになるのは，そのことがわかっているからである．

2 臨床実習の検証―患者担当制実習の崩壊

　今後の臨床実習を創造するためには，先に述べた学生の法的身分以外にもさまざまな角度から既存の実習システムを検証しておく必要がある．一般的に既存の臨床実習は患者担当制と呼ばれるシステムで行われている．受け持ち患者ごとに教育者が違うなどのバリエーションはあるが，学生が患者を担当し評価治療を実施する形態のことである．患者担当制は学生が評価から治療までをじっくりと体験できる実習形態として，非常に優れていると思われてきた．この形態の始まりがいつなのかは定かではないが，「理学療法士及び作業療法士法」が制定され，学校教育が開始されたときに外国人講師らが持ち込んだともいわれている．いずれにしても，当時の時代背景や医療情勢では有効な手段であったことが想像できる．ここでは，既存の代表的な実習方法である患者担当制と呼ばれるシステムについて，現代の眼鏡で検証を加える．

1 学生への教育効果

　理学療法や作業療法は，①データ処理による評価（Assessment）→②治療計画立案（Program）→③治療や環境設定などの改革的介入（Intervention）→④介入結果の効果判定（Result）→⑤＆①再評価（Re-assessment）→②治療計画立案（Program）→③治療や環境設定などの改革的介入（Intervention）→④介入結果の効果判定（Result）を滞りなく実行しているセラピーサイクル[*2]である（図2）．したがって，評価（Assessment）だけを取り出しても，何ら根拠ある結果（＝正解）を導き出せない．しかし，実習生は担当患者を持たされ，いきなり「①評価」での正解を求められている．すなわち，仮説に対する介入結果という貴重な情報を得ずして，正解を導くように求められるのである．セラピストとして，一人前に業務に就いている者でも行わない愚行を求めているのである．しかも①②への指導は時間外のレポート指導というお決まりのパターンで，通常業務時間内のほとんどが見学時間に充てられる．これが従来の臨床実習である．

　学生は無理難題を押しつけられ，先には進めず実習は停滞する．こんな有様では，次の担当患者を許可されるのはかなり先のことで，約2カ月の実習期間中の経験患者数はごくわずかであり，われわれの調査でも8割以上の学生が4名以下であった．

　このような実習結果は，学生に経験値加重をほとんど与えていない．経験値加重による効果は第4章-1-③「経験値の向上が及ぼす有益性」（55頁）にて説明するが，経験値が低いと物事を相対的に判断する尺度が芽生えないのである．この患者だけにはなんとか対応

[*2] サイクルと表現しているが，評価と治療は表裏一体のものと考えるほうが理解がしやすい．

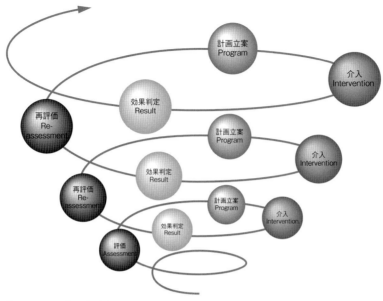

図2　セラピーサイクル

できるが，他の患者となればまったく話にならないといったように，経験値が低いと応用が利かず，次に生じる事象が，すべて初体験としての過緊張や気後れを生じさせるのである．最近の学生は問題解決能力が低下しているとか，臨床実習は問題解決能力を育成する場であるとしばしば耳にする．そのとおりなのだが，肝心な実習現場で経験値を抑制するような方法では，CEがいくら奮闘しても効果は期待できない．

　本項では学生の能力に起因しセラピーサイクルを進行できないために，経験値が向上しないという実態を例示したが，次項では実習施設側の問題として，既存の方法では経験値を抑制することでしか，実習が行えなくなっている現実を概説する．

2 臨床実習現場の問題

　現代では臨床実習を考えるときに，医療や経済といった社会構造の変化を無視することはできなくなった．臨床実習とは，日常の診療業務の中で人間性を育みスキルを修得することにほかならないのだが，養成校の附属病院のような特別な施設でない限り，日常の診療時間内において学生教育用の診療体制や時間は皆無といえる．したがって，臨床実習では，いかに患者や施設に不利益を与えることなく実施するかに細心の注意を払う必要がある．

　また，養成校の増加は直接的に学生の増加をも意味する．実習施設には複数の養成校から多くの学生の実習が依頼される時代になった．これは下記に示す（1）～（4）のような実習現場で起こっている問題と相まって，より事態を危機的状況へ変動させている．もはや臨床実習はマンツーマンで指導することが常識であるという枠組みを，抜本的に変革しなければならないのである．

1. 医療の高度化とリスク管理

近年，医療の進歩は目覚ましいものがある．加えて，以前では考えられなかった発症直後の循環器障害や呼吸器障害，臓器移植術後やICUやNICUというハイリスク下での治療，生活障害への支援など人間的な成熟度を要求される場面も増加し，セラピストの職域の拡大が逆に臨床実習の遂行を困難にしているのも事実である．

このような状況下にある施設へ配置された学生は，必然的に見学が主体の臨床実習とならざるを得ない．見学であってもリアリティのある場面共有のようにみえるが，診療チームの一員として参加していない（役割分担されていない）見学はモニターを通した体験と大差なく，リアリティ効果は希薄である．ましてや精神運動（技術）領域にはなんら教育的な効果は存在しない．もしこのようなICU治療の現場でも，学生に責任と役割がわずかでも分担されていたら，状況は一変し非常に効果的な臨床経験になるはずである．

このように，既存の考えのように患者を学生に任せることが今の臨床現場ではできなくなっているのである．既存の患者担当制では，カリキュラム上での意義や教育効果が低い見学実習となるしかない．

2. 診療の質量の担保

ここでは，学生は医学的リスクが比較的少なく，協力的である患者を受け持っている，という前提で考えてみる．実はこの前提のような設定は，現代では非常に困難であるのだが，この懸念については次項（3）にて説明する．

今ではさすがに学生だけが診療を実施するということはなくなっただろう．なんらかの方法でCEは当該患者へ診療を実施して，学生分の埋め合わせをしているはずである．おそらく「実習生が担当はしますがご心配無用です，後ほど私もちゃんと診ますから」という台詞を駆使しながらの，非常に苦しい実習設定であることも想像できる．しかし，この埋め合わせで，セラピストとしての責任を全うしていると勘違いをしてはいないだろうか？

一例として運動学習という観点から考えてみよう．運動学習にはさまざまな理論があるが，誤った運動刺激や未熟なハンドリング技能でも構わないとする理論は皆無のはずである．また，これらの負の刺激を患者が選択的に学習しないという理論も存在しない．ここまで書けばおわかりのように，いくらあとから正の運動学習をさせようと頑張っても効果が半減したり，理論体系によっては無効果もしくは不可逆的異常性の学習となる．このように結果として，まったく埋め合わせにはなっておらず，患者へ決定的な不利益を与えているのだ．

次に患者の立場で考えてみる．療法には痛みや疲労を伴うものも少なくない．治療効果としては埋め合わせでなんとか獲得できたと仮定しても，苦痛が増えるという事態が患者への不利益であることは否めない．人間は誰もが，短時間で痛みや疲労感が少ない療法を求めていることは間違いない．埋め合わせで帳尻を合わせたつもりでも，患者へ与える不利益は実はなんら変わらないのである．

患者担当制という実習形態は，患者にとって非常に不利益の多い方法であったことがわかったと思う．セラピストの良心の表れとして実施されているはずの埋め合わせは，第三者評価をされれば隠蔽工作と映っても仕方ないかもしれない．日頃はまったく気にもかけない部分であるが，真のセラピストとしての良心のもとで可及的早期の是正が必要な事項であることは言うまでもない．

3. 権利意識とインフォームド・コンセント

　前項にて「医学的リスクが比較的少なく，協力的である患者を受け持つ」という設定が非常に困難になってきていると記した．これは社会の成熟に伴って患者の権利意識が確立されたことにほかならない．われわれは過去の臨床実習を，日本人の国民性に依存して行ってきた歴史がある．筆者は，ヨチヨチ歩きの実習生として初めて病院で受け持ち患者にご挨拶をしたときに言われた言葉を今でも忘れていない．「こんな私の身体でよければしっかり勉強してください．そして立派な先生になってくだされば，私は本望です」とおっしゃってくださった．世界に誇れるとてもすばらしい心を持った国民性だと思っている．この素晴らしいマインドが日本人から消えていったというわけではないのだろうが，訴訟社会やIT化という外国文化の急激な流入は，利潤性だけが優先される無機質な社会を構築したように思える．誤解を受けないように申し添えるが，決して患者の献身力に依存した実習がよいと言っているのではない．もはや時代は変わったのだということを主張したいのだ．

　何度となく臨床実習指導者会議と称する会議に出席してきた．患者から実習を拒否されて困っているという話題が会議で聞かれるようになったのは，1980年代半ばくらいからだったと記憶している．1980年代初頭から半ば，第一次養成校開設ブームと呼べる，医療短期大学でのセラピストの養成教育が始まった時代である．（今とは比べものにならないほどだが）養成校の増加による学生の増加という事態が，患者の献身力を少しかげらせたと考えられる．しかし，この頃は学生個人の能力不足に負うところが多く，実習の途中で拒否されるという事例がほとんどだった．この拒否現象の内容が1990年代半ば以降から変化してきた．実習の途中ではなく，言い換えれば学生の能力による拒否ではなく，実習そのものを拒否する傾向が出てきたのである．

　この傾向は，個人主義の意識が高い米国で生まれ，1980年代半ばからわが国でも必要性が認識されてきたインフォームド・コンセントという考え方が，年月をかけて浸透してきた結果であると考えている．もちろん，インフォームド・コンセントの認識は勝手に患者層へ浸透したのではなく，手術などで限定的に使用されていた同意書が諸々の場面で使用されるようになるなど，説明と同意に関わる手続きが飛躍的に増えたことが大きく影響していると推測できる．それまでは口頭での担当セラピストからの説明と同意が，紙面上での署名捺印に変わったら，患者感情としてどうだろうか．違う見方をすれば，「貴殿は〇〇学校の実習生が担当します」と説明・同意書に記載できる病院が存在するのだろうか．

　患者の権利意識の確立そのものは至極当然の結果であり，決して否定されるものではな

い．患者の権利意識の高揚とインフォームド・コンセントにおける実習拒否は，現代社会において正常に帰結した結果だといえる．だから患者からの同意を得るためには，患者担当制を破棄しなければならないのである．

4. 利潤性の低下がもたらす影響

　2006年（平成18年）4月の保険診療報酬の改定は，わが国のセラピストが経験したことのない，まさに目を覆うばかりの減算という結果になった．臨床実習とは無関係にみえる診療報酬の改定だが，現場にはじわりじわりと影響が出てきている．筆者は臨床実習の依頼で施設を訪れ，（セラピストではない）部署の長や施設長と話をする機会が頻繁にある．以前の彼らには一様に，現場さえよければ喜んで受託するという姿勢で話を聞いてもらえていた．しかし，単位制の導入と減算により「現場にそんな時間や余裕があるのかな？」というニュアンスに変化しつつあることを身を持って感じている．その背景には，実習生の存在は診療にとってマイナスだとの思い込みと，まさに現場や患者に負担をかけているというマイナス要素が存在していたからである．

　今後はセラピストの後進育成にかける情熱だけに依存せず，施設管理者の理解を得るような努力が必要である．実習生の存在が現場にとって有利になるとまでは無理でも，せめてマイナスではないという実習方法を創造しなければダメなのだ．

　以上のように，臨床実習が抱える問題点を具体的に検証してきた．セラピスト教育が抱える現状の問題点は**表1**にまとめてあるので，各施設内での検証作業に役立てていただきたい．実習指導者にとって，日常の診療業務を抱えながらの学生指導は，熱意の有無を問わず，まさに片手間にならざるを得なかったはずである．しかも，患者には不利益を与えていたことは紛れもない事実であることも既述した．事故を起こしはしないか，患者から拒否をされないか，熱意はあっても臨床業務中に技能指導など多忙でできないなど，幾重もの精神的負荷を負わされた実習指導者と，患者を担当するという過度の課題を負わされた学生との間に望ましい教育環境があったとは思えない．

　いたずらに継承してきた患者担当制は種々のほころびを呈している．実習指導者は，切羽詰まった格好で対症療法的な対処を行ってきたのである．その産物が"経験値の抑制"であり，現状は"経験値の抑制"でしか実践できない，形骸化した臨床実習となっている危惧が大いにある．臨床実習において"経験値の抑制"は最も避けるべき事態なのである．

　現在の臨床実習が，いかに大きな問題を抱えているのかがおわかりいただけたと思う．これだけ多方面にわたって問題が多い臨床実習方法を，何の疑いもなく継承してきたわれわれセラピスト全体の問題でもあるのだ．自らが受けてきた臨床実習方法が現代に適合しているのか，専門性を増し，多様化してきたセラピストの臨床教育として適切に改良を加えられているのか，そして，カリキュラムとしての臨床実習の存在意義を確認しながら，次代の臨床実習システムを創造していく必要性をご理解いただけただろうか．

【第2章参考文献】

1) 中川法一，加納一則：クリニカル・クラークシップにおける学生評価．理学療法学 **28**：198-202，2001
2) 中川法一：医療施設での臨床実習．奈良 勲（編）：理学療法学教育論．医歯薬出版，2004，pp178-184
3) 中川法一：クリニカルクラークシップについて．日本理学療法士協会（編）：臨床実習教育の手引き 第5版．日本理学療法士協会，2007，pp54-60
4) 宮本省三：理学療法臨床実習指導の方法・患者担当制からクリニカルクラークシップへの試み．日本理学療法士協会（編）：理学療法白書．日本理学療法士協会，1997，pp121-125
5) 西川明子，中川法一，森實 徹，他：臨床実習における「見学・模倣・実施」の段階を経た診療参加の有効性．リハビリテーション教育研究 **18**：213-214，2013
6) 中川法一，西川明子，阪本良太，他：クリニカルクラークシップに関する調査研究 臨床教育者および学生へのアンケート調査．神戸国際大学リハビリテーション研究 **2**：31-45，2011
7) 濱田浩樹，橋元孝典，石塚隆二，他：学生が臨床実習直前に抱く不安要因 CSポートフォリオ分析の応用．理学療法科学 **28**：39-43，2013
8) Cross V：From clinical supervisor to clinical educator：too much to ask？ *Physiotherapy* **80**：609-611，1994
9) Davidson L：Supervision and mentorship：the use of the real in teaching. *J Am Acad Psychoanal Dyn Psychiatry* **34**：189-195，2006
10) Richardson J, Tate S, Leonard O, et al：Developing clinical supervision for complementary therapy educators. *J Altern Complement Med* **9**：783-787，2003

COLUMN

【CCSへの転換（導入）をした理由に関すること】

　理学療法教育が開始され，すでに半世紀以上の年月が経過しているが，臨床実習教育そのものに大きな変化があっただろうか．担当制をベースとして，ケースレポートを主とした指導のあり方は，ほぼ変わっていない気がしている．

　「動作分析ができない」「統合と解釈ができない」とケースレポートを通して指導を受けることが多いが，臨床実習として果たしてそれが良い教育になっているのだろうか？ もちろん，すべての臨床実習を否定しているわけではないが，CCSへパラダイムシフトを考えていく時期だと思う．患者の犠牲の上で成り立つ実習から，指導者・患者・学生の「三方よし」の実習のあり方へ考え直すことが急務である．

森島 健（東京衛生学園専門学校 学校長）

第3章 クリニカル・クラークシップとは

# 1 臨床実習改革プログラム開発の基盤的視点

　第2章ではセラピスト教育における臨床実習の危機的状況とその原因を，患者担当制という既存の実習方法を検証することによって解説した．臨床実習教育に関する理論的考察は第6章で行うこととし，本章では，次代の臨床実習システムを創造していくうえで骨格となる要素を考えることとする．

1 OJT（on the job training）という視点

　臨床教育者（clinical educator，以下CE）は，日常的に患者診療に多忙であり，学生指導は時間外とならざるを得ないという嘆きを耳にする．現実的には，確かにこのような時間外指導が中心となっているのだが，業務時間中に学生教育を行うという根本的な考え方が欠如している結果である．現場教育は時間的概念としてOJTとOff-JT（off the job training）に分けることができ，実務を通して勤務時間中に教育することをOJTと呼び，通常業務を外れた教育をOff-JTと呼ぶ．通常では学会活動，研修会参加や時間外の勉強会などがOff-JTに該当するが，実習生の存在に起因する通常業務外の指導時間や行事もOff-JTである．

　Off-JTは非常に有益な教育時間ではあるが，比率が増すと疲弊するという特性がある．経験的に10％程度に抑えておかねば疲弊感は蓄積し継続不能になるといわれており，厚生労働省も1カ月80時間の時間外労働を過労死ラインとして公表している．臨床業務での時間外業務があるうえ，学生指導に2時間も3時間もかけている現状は，教育学的なこと以前の問題として健全とはいえない．

　臨床実習の現状は「日常業務多忙」という理由でOff-JTが中心である．学生が担当する患者を設定すること自体，この時点ですでに非日常でありOff-JTであることに気づいていない．臨床実習において，学生だけでなくCEまでもが疲弊している状況がOff-JT中心型の教育システムにあることを認識する必要がある．

　実はOJTへの転換は決して難しくない．各職場で実施されている新人教育に鑑みると，まさにOJT中心に実践されていることに気づくはずである．新人職員へレポートを使用して遅くまで職場で指導をすることはない．リスクが伴う臨床活動を独力で実施させることはなく，先輩とのバディシステム（常に互いを確認しながら実践する行動様式）が基本である．想像してみてほしい，Off-JT中心型の新人教育を．新人の視点からすると，日中の大半を不安な独力の臨床活動と見学に終始し，時間外にはレポートや口頭報告をもとに，理論的指導やシミュレーション実技指導が繰り返される．その成果は症例報告会という場での発表を求められ，個人の仮説や観念（実際の患者と乖離している可能性が高い）に基

づいた，非臨床的な指導を受けるわけである．週末には，研修会など行事参加も求められる．これではモチベーション低下は否めず，心身ともに疲弊していくことは容易に想像できる．この新人に付き合う先輩指導者もまた同様である．

　セラピストの臨床教育がOJTに転換できないのは，学生が単独行動をする実習形態やレポートに代表される，プロダクトに対する指導方針が基軸に存在するからである．CCSはこれらの点を解消し，可能な限りOJTに転換できる実習システムである．始業とともに学生教育が始まり，終業とともに実習も終わるということが理想ではなかろうか．誰にも時間は有限であり貴重である．せっかくの努力や熱意が負の結果を生じているとしたら，再考するしか選択肢はない．

　OJTとは，職場の上司や先輩が部下や後輩に対し，具体的な仕事を通じて仕事に必要な知識・技術・技能・態度などを意図的・計画的・継続的に指導し，修得させることによって全体的な業務処理能力や力量を育成する教育活動であり，セラピストの職場での新人教育に自然と取り入れられ，世界中のあらゆる業種の現場で採用されている教育手法である．しかし，OJTに対する批判もある．これらは，学習者をただ現場に置いてさえおけばよいとする放任型への批判である．OJTを教育プログラムとして成立させるためには，学習者の強み・弱みを熟知して，指導ポイントを押さえて，「育てる意志」を持って臨む（意図的），どの時期に，どういう業務を通じて，どの部分を伸ばすのか，指導計画をきちんと持って取り組む（計画的），曖昧にせず，意志を持ってやり続け，計画どおりの取り組みができているか定期的に見直しをする（継続的）ことが重要である．

2 システムという視点

　臨床実習のシステムを考える場合に，忘れてはならない事例がある．それは医師教育における臨床実習の変遷である．変遷というより，時代への適応と言ったほうが当を得ていそうである．

　第2章-1-②「学生の法的身分」（16頁）で記したが，医師教育では臨床実習での診療体験を，一時期ではあるが完全に消滅させた．一切の技能教育を卒後教育にシフトさせたのである．それが旧研修医制度であるが，医師育成のプログラムとして機能せず，認定医資格取得のためのストレート研修となってしまった．その結果，新人医師たちのレベルは極端に低下し，「病を診て病人を診ない」と揶揄されるに至ったわけである．

　この原因は卒前に「単位取得のための見学ではなく，本当の意味で患者に接していない」からであり，技能および情意の両面にて未熟であったといわれている．この問題を打開するには，医学生に実際の患者での診療参加型実習を行わせるしかないのだが，法規制でどうすることもできなかった．この問題を解決したのが1991年（平成3年）に旧厚生省が行った医師法の解釈の変更で，条件付きかつ部分的ではあるが，学生による診療行為を認めたのである（**表1**）．この結果として，医師教育にCCSの導入が可能となった．

　ここで重要であり難題であるのが，CEが「裁量のもとで適当と信ずるある程度の医療

表1　厚生省における法解釈の変更

> すでに十分な基礎教育を終えた学生に，教員がその裁量のもとで適当と信ずる「ある程度の医行為」を，自分の直接監督下で，患者の許可を得て実習させても，違法性を阻却する．

行為」を，どのように確認し証明すればよいのかという問題を，システムとしてクリアしておく必要性である．本書で提唱しているCCSは，この問題に対しチェックリストを使用するという方法でクリアしている（**付録**参照）．

以上のように，セラピスト教育においても，先の厚生省（現厚生労働省）による法解釈の変更を遵守した形で臨床実習システムを考えることは，将来的な展望を考えても不可避である．学生が評価から治療を一貫して行う患者担当制と呼ばれた過去の実習システムについては，曖昧な部分的修正ではなく，抜本的な変更が必要不可欠である．

3　経験値向上という視点

臨床実習が不可欠なものとして，カリキュラム上でスキル修得のために大きなウエイトを占める時間であり，その存在意義は学内教育の環境的限界を補うリアリティのある環境下でのスキル修得にあることは，第2章においてすでに説明した．したがって，学生がいかに多くの患者に対し，いかに多くの多様なスキルを修得できるかが，重要な要素となる．要するに経験値をいかに上げるかという視点が必要となる．

現状の臨床実習の反省を踏まえて経験値を向上させるためには，以下のような構想が，おぼろげながら浮かんでくるだろう．丸投げ状態に近い患者担当制から脱却し，リスクが少ない患者に限り部分的に受け持たせ，さらに運動学習など不可逆的効果を与えてしまうような項目については，未熟な学生に関与させない方針で行えばよい．ここまで考えれば，クラークシップの入り口に立ったも同然である．しかし，このおぼろげな想いとクラークシップが根本的に違うところは，基本的にCCSでは技能の難易度を問わない．規定の臨床体験（見学，模倣）を繰り返す中で「学生ができること」を実施させ，その項目に限って受け持たせるのだ．学生ができることには，かなりの個人差があることを覚えておいてほしい．この点については，CCSの核となる部分なので，第4章でさらに詳しく解説する．

4　スキル修得という視点

臨床実習とはスキル修得[*1]を中心とした，療法士技術修得の場である．スキルを**図1**の体系にて整理し，理解しておく必要がある．まずセラピスト教育の過程において，修得すべきスキルは社会的スキルと臨床的スキルに大別することができる．

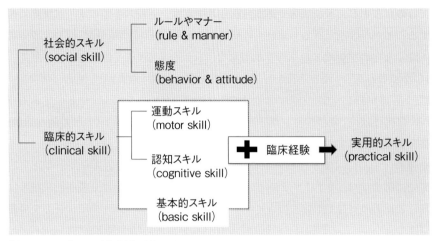

図1 セラピストが修得すべきスキル

　社会的スキルとは，ルールやマナーといった社会人としての基盤を指し，患者や職場のスタッフとのコミュニケーション能力に代表される，対人能力をも含むスキルである．この領域は情意領域であると誤解されやすいが，「その気はあっても仕方がわからない」というスキルの問題と捉えるほうが正しい．ただし「その気もない」「反抗的な言動をする」といった，情意領域の問題との鑑別には慎重な観察と評価が必要である．現場では，ともすれば社会的スキルの問題を情意領域の問題だと誤解されている場合が多いので注意を要する．社会的スキルの欠如に対しては，まず適切な指導が必要なのである．

　臨床的スキルとは，運動スキルと認知スキルに分けることができる．一般的に運動スキルだけがスキルの領域だと思われているが間違いである．スキルと言われて誰もが頭に浮かぶのが運動スキルのことであり，セラピストにおいて代表的なのは検査測定や治療の技術ということになる．この運動スキルは，「スキル修得者のスキル使用過程を観察し，それを模倣し，試行する過程を通じて修得する」ことができる．簡単に言うと「見せてやらせてみると内部モデルが形成される」のである．CCSでは，この内部モデル形成の過程を「見学」「模倣」「実施」と段階づけて，チェックリストにて確認している．

　もう一つの認知スキルとは，多くの情報から短時間に要点を整理し問題点を抽出できるなど，知識の使い方のことである．また，状況に応じた臨機応変な態度などの，問題解決能力や「臨床の知[*2]」による行動・判断のことである．これらは経験としてしか学べない．

[*1] skillの同意語としてart, science, techniqueなどがあるが，概念の整理と定義だけで哲学や心理，生理学者が論文を何百と書けるほど複雑でややこしい問題である．看護の教育系教科書には，skill（技能）とtechnique（技術）を明確に段階づけているものもあるが，本書ではこの語の概念的議論が本題ではないので，以下のように使用する．技能（skill）とは操作性技術のことを意味し，筋力強化および可動域拡大の練習やトランスファー，コミュニケーションなどのことである．一方，ここでいう技術とは療法士技術のことを意味している．技術（therapeutic technique）とは理学療法学・作業療法学を基盤にしておのおのの知識と技能を修得した療法士としての行動力である．本書では，混乱を避けるために技能を表す場合には「スキル」を使用する．また，特に（理学・作業）療法士技術としない限り，「技術」は一般的用法として使用する．

臨床実習の存在する大きな意味である．認知スキルは，運動スキルのように実際に肉眼で観察することが不可能である．観察不可能であるから，CE は問題解釈，プログラム作成，ゴール設定などのプロセスや意味を解説しなければならない．CE が自分の言葉で「話す（実施しながらの解説：現在進行形），聞かせる（事後解説：過去形），語る（体験談：過去完了形）」必要がある．なぜなら，学生は CE の知識の使い方を学んでいるのである．認知スキルの修得には，文献抄読やレポート指導ではまったく効果がなく，普遍的な知識に CE の経験を重ねて指導することが必要である．

　話を運動スキルに戻す．運動スキルには基本的スキルと実用的スキルが存在することは，すでに第 2 章-1-④「リアリティの問題」にて概略を説明した．基本的スキルは学内での健常者相手の実習で十分に修得可能であるが，基本的スキルだけでは肝心な場面で実力を発揮できない．この理由は，経験でしか学べない臨床の知が欠落しているからである．リアリティのある経験から育成された臨床の知が養分となり，基本的スキルと認知スキルを統合させる．「臨床的感性」に裏づけられ成長した，このスキルを実用的スキルという．

　臨床実習では，実用的スキルを修得することが最大の目的であり，そのために CE が果たす役割は大きい．学生に多くの経験をさせることは重要であるが，CE が，自らの体験や考えを学生に聞かせることが，とても大事なエッセンスなのである．

5　臨床教育者（CE）は学習資源という視点

　日本人は教えられることに慣れ過ぎた．日本人では，一般的には「子ども教育（pedagogy）」の範疇とされる，知識伝達型講義や機械的暗記が当たり前のようになっている．だからせっかく実習へやってきたのに，学生は教えてもらうことを待っている．CE は教える（教え過ぎる）ことに，同じように慣れてしまっている．だから，しっかり教え込まないと不安で仕方がないのだ．昨今，頻繁に紹介され比較される欧米での教育は，幼児レベルから学ぶ学習形態が取り入れられている．Passive learning から active learning へと，方法論以前に意識改革が必要なのである．教えなければという強迫観念に近いモチベーションでの教え過ぎは，多大な負担を CE にかけていたのである．CE は，学習の支援者であり学習資源であるとの概念に立脚すれば，複数の学生を指導することも可能となる．

　CE の役割は学生に何を教えるかではなく，学生の内面で何が起こっているのかを的確に判断し，学習の進行を支援することである．基礎的な知識を教える（求める）のではなく，問題探求や問題解決能力の育成を支援し，そのための学習資源として学生に接する必要がある．この学習資源という視点からも，CE は自らの体験や考えを学生に聞かせることがとても重要となる．

　知識が直接的に人を動かすことはない．喫煙の害を知らぬ大人はいないが，喫煙人口がい

[*2] 臨床知とは学内での講義や演習では学習できないもので，経験としてしか学べない，科学的に説明できない知の概念のこと．臨床の知を育成するためには，普遍的でなく固有のものとしてみること，論理的ではなく直感的に，科学のように突き放してではなく身体的相互作用として感じることが必要である．

まだゼロにはならない例を考えれば明白である．行動を起こすためには感情への働きかけが必要であり，実習不合格という罰則ではなく，患者のためだという心の動きが必要なのだ．CE は，学習資源としての役割をどのようにしたら果たせるのか，学生というマンパワーを活用して，患者をいかに良くするのかを考えることへエネルギーを割いてみてはどうだろうか．

COLUMN

【CCS 導入時の学校としての工夫に関すること】
　本学では CCS 導入にあたり，まず大学および実習施設双方において CCS に対する理解を深める必要があると考えた．そこで，学科内に CCS 導入ワーキンググループを組成し，一部の実習施設の協力のもと，連携を取りながら CCS での臨床実習を試行することにした．
　この取り組みの中では，①CCS に関する事前勉強会の実施，②ワーキング教員による週1回の実習訪問を通した指導場面の見学や指導の調整，③実習後の意見交換会の開催を行った．また，得られた成果や課題は学科内ならびに臨床実習指導者会議で報告をし，共有を図った．本学の臨床実習における CCS 導入の取り組みは，緒についたばかりである．今後は大学主催の臨床実習に関する研修会などを開催し，さらなる浸透を進めていく予定である．
　　　　　　　小島　悟（北海道医療大学 リハビリテーション科学部 理学療法学科 教授）

2 日本の医師教育における クリニカル・クラークシップ

1 クリニカル・クラークシップとは「形態か理念か？」

　CCSとは，19世紀末にジョンズ・ホプキンス大学の内科教授だったウイリアム・オスラーが，知識偏重の教育ではなく患者を診ることの重要性を説いて始めた教育法のことである．クラークとは，書記，事務官という意味で，学生が臨床教育者のもとで，実際の医療の基本を体験学習する方法である．学生は，医療チームの一員として患者の医療に携わる形で実習を行い，医療の現場で，真に求められているものは何かを体得することが目的であるとされ，米国の臨床実習では主流の方法である．

　CCSとは教育形態のことであるが，臨床教育における理念として捉えてセラピスト教育に展開すべきである．国や職種の違いで，制度や文化の違いで，大学や教室の違いで手法はさまざまである．ゆえに米国のシステムを直輸入しても，わが国に適合した実習システムにはならない．同様に医師教育のCCSを，そのままセラピスト教育に持ち込むことも可能ではない．教育年限の違いや卒後研修制度の違いなど，セラピスト教育と医師教育とでは抜本的に大きく違う部分が存在している．また，医師教育では臨床実習を臨床見学型，模擬診療型，診療参加型と3つに分けた臨床実習形態（**表2**）の診療参加型にCCSが相当している．したがって，医師教育におけるCCSとは，まったく別物として創造していかなければならない．教育目的や手法を，わが国のセラピスト教育事情に合致させた形態が必要なのである．

　教育形態として認識されているCCSであるが，オスラー教授が言う「認知偏重ではなく実際の患者から学ぶことが多くあり大切なのだ」という言葉を理念として，学生がチームの一員として，診療参加することができる形態を考案する必要がある．

表2　医師教育における臨床実習の3つの形態

臨床見学型臨床実習
医師が行う医療行為を見学するだけで，直接患者とは関わらない
模擬診療型臨床実習
実際に患者と接して医療行為を行うが，これは実際の医療行為の枠外で患者の協力のもとに特別に設定されたもの．その行為はカルテに記載されない
診療参加型臨床実習
学生は実際に患者の診療チームの一員として，指導医のもとで許容された一定の範囲の医療行為を行う．その行為は正式のカルテに記載される

2 医師教育でのクリニカル・クラークシップの実態

インターンシップの廃止による研修医制度は認定医資格取得に向けたストレート研修であり，病を診て，人を診られない疾病中心主義となっていた．そのため情意教育が不十分であり，技術レベルが未熟な医師が育成される結果となった．これらの反省的見地から卒後研修制度と臨床実習の見直しが図られ，CCSは近年になり，わが国の医師教育にも広く取り入れられてきた方法である．

第2章-1-② 「学生の法的身分」ですでに述べたように，従来，医師の臨床実習は法的規制のもと，見学実習がその根幹をなしていた．これらの実習では，医学生はただの傍観者であり，情意面や技術面での教育を十分に行うことはできなかった．しかし，法的に困難とされてきた医学生による医療行為は，1991（平成3）年の旧厚生省による報告（健康政策局臨床実習検討委員会：委員長・前川正群馬大学元学長）によって医師法への違法性が阻却され，臨床実習へのCCSの導入が可能となった．具体的には，①侵襲性のそれほど高くない一定のもの，②一定の要件を満たす指導医による指導と監督，③学生に対する事前評価，さらに④患者の同意を得る[*3]という条件下で，学生が医療行為を行っても，医師が医療行為を行う場合と同程度に安全性が確保できるとされている．

①については，学生に許容される医療行為の水準を実習施設ごとに認定することが求められている．③については，客観的臨床能力試験（objective structured clinical examination：OSCE）を積極的に取り入れるなど努力がなされており，④については同意書の文案も示されている．以上のように，学生による医療行為について寛容になった状況でも，（当然のことであるが）安全性の確保や法の遵守という基本姿勢は堅持されている．クラークシップの実際の方法は，先にも述べたように大学間でもかなりの違いがあり，大学内でも診療科によって方法や期間にバリエーションがある．

医師教育におけるCCSは，病棟をはじめ医療関連職種のクラークとなり，臨床業務を補助する情意領域育成型形態と，指導医のもとで医療行為を行い技術の向上を図る実習形態を備えている場合が多い．しかし，就学年限と実習期間が短いことを考えれば，医師教育のような形態ではどちらも不十分となる．卒業時点で医師としての基本的臨床能力を修得すべく，6年間という（セラピスト教育と対比すれば）長い教育期間の中で，臨床実習を臨床見学型・模擬診療型・診療参加型とその目的に応じて配されたCCSを，マイナーチェンジだけで，セラピスト教育に持ち込むことは妥当ではない．

3 医学生の臨床実習において，一定条件下で許容される基本的医行為

表3は医学部教育における臨床実習で経験できる医行為の許可水準である．CCSでの実習下でも，たとえ非常に成績の良い学生であっても許容できる（できない）範囲が，水準

[*3] 臨床実習検討委員会：臨床実習検討委員会最終報告．日本医学教育学会監修：臨床教育マニュアル．篠原出版，1994，pp367-377

表3 臨床実習における許容水準例

水準Ⅰ	**指導医の指導・監視のもとに実施が許容されるもの**
	・全身の視診，打診，触診 ・簡単な器具（聴診器，打腱器，血圧計など）を用いる全身の診察 ・単純X線撮影（介助） ・耳朶・指先など毛細血管，静脈（末梢） ・ギプス巻き ・カルテ記載（症状経過のみ学生のサインとともに書き入れ，主治医のサインを受ける） ・健康教育（一般的内容に限る）など
水準Ⅱ	**状況によって指導医の指導・監視のもとに実施が許容されるもの**
	・胃腸管透視 ・創傷処置 ・膿瘍切開，排膿 ・気管内挿管 ・患者への病状説明など
水準Ⅲ	**原則として指導医の実施の介助または見学にとどめるもの**
	・食道，胃，大腸，気管，気管支などの内視鏡検査 ・小児からの採血 ・眼球に直接触れる治療 ・家族への病状説明など

Ⅰ～Ⅲとして明確に設定がされている．水準はスキルの高度さや侵襲性に考慮した危険度が基となっている．

しかし，セラピスト教育には，これらの実習許容水準の設定が喫緊の課題であると考えている者が少ない．**表3**を注意深く見ていただきたい．医師が患者や家族に対して実施する医療説明（ムンテラ）については，水準Ⅱ以上に設定されている．病状や予後および治療方針の説明は，非常に重要であり慎重を要する医行為であり，考えれば当然のことである．患者・家族への医療説明は医療職として最も重要な事項の1つであり，たとえ内容が簡単であっても，学生に任せるわけにはいかないというプロ意識の表現でもある．看護教育においても，特にリスク管理を重点化した水準が設定されており，改定を続けている（第4章-1-②「技術項目を細分化する有益性」，49頁参照）．

しかし，セラピスト教育において，学生に安易に行わせていないだろうか．学生に評価から治療を単独で任せるという包括的実習システムでは，学生に指示をしなくても説明を実施していることは，容易に想像がつくことである．患者への物理的な直接接触がないことを，安全な行為として，誤解釈をしていることがないだろうか．患者本位ではなく，プロ意識の欠如というべき行為に，襟を正すべき時期がきている．

3 セラピスト教育における クリニカル・クラークシップの創造

　見学後にレポート提出を行う見学実習というものがある．見学実習では，基本的スキルはまったく修得できない．見学した患者を通して学生が主体的に学習しなければ，知識も増えない．それぐらいなら，教育者のもとで，原因や現症を理解できなくても麻痺手に触れるほうが印象深いし意義深い．非効率的な見学実習は概ね無駄である．

　評価（evaluation）は非常に難しい．その理由は，見よう見まねでできないからである．先輩の指導を仰ぎながらであっても，卒業して間もないセラピストにまともな評価ができる者は皆無と言ってよい．しかし，まともな治療をしているようにみえる者はいる．評価には，より高度な知識とスキルが要求されるし評価だけを取り出せないのである．セラピストによる治療的介入と，その反応への結果としての解釈が評価の本質だからである．この評価という「ことば」が，どれほど学生と教育者を苦しめてきたことであろうか．評価実習という実習の存在自体が無謀である．

　「1年生だから見学させる」ではなく，「1年生から体験させる」のである．「1年生にわかるように」ではなく，「1年生なりにわかる」のである．早期からの診療参加型実習は，情意領域への効果的なアプローチとなるし，社会的スキルの必要性を実感させてくれる．810時間（平成11年カリキュラム改正）という限られた時間の中で，効率よく教育効果を得るためには，実習創造の視点（第3章-1参照）を基盤とした発想が必要である．加えて，危機的現状（第2章-1参照），既存の臨床実習の問題点（第2章-2-②参照）を踏まえ，次代の臨床実習を構築しなければ，有益な臨床実習システムとはならない．

　セラピスト教育におけるCCSとは，「**助手として診療チームに参加し，実体験を通して，セラピストとして修得すべきスキルと**professionalism（**態度，倫理観**）**を育成していく臨床実習形態**」のことである．

1 技術単位診療参加システム

　CCSでは，学生は技術項目を単位として診療参加する．筆者がCCSを開発する段階において，諸問題を解決するために最も工夫を講じたところである．既存の実習システムには，学生におのおのの「受け持ち患者」が存在した．CCSには，この受け持ち患者が存在しない．患者に関わるのは技術項目ごとであり，技術単位で受け持つのである．この技術単位診療参加システムが，CCSを実践するうえでの核となるシステムである．

　図2は患者担当制での実習システムである．CEは自らの受け持ち患者の中から，学生に適当だと思われる患者（患者CVA）を選択して学生の担当患者とする．学生は，受け持ち患者に対してセラピーサイクルの展開を要求される．この患者を担当するというシステ

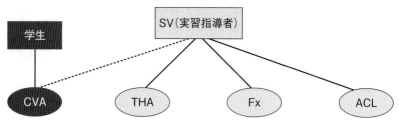

図2 従来型実習の診療参加形態
CVA：脳卒中，THA：人工股関節置換術，Fx：骨折，ACL：前十字靱帯損傷．

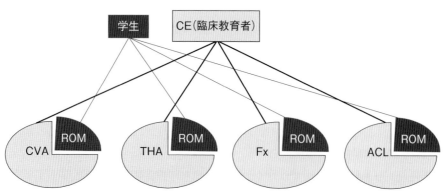

図3 CCSによる診療参加形態
ROM：関節可動域訓練．

ムの弊害についてはすでに説明をした．CCSでは，CEが受け持つ患者に対して助手として診療に加わり，安全に自立して可能であると判断された技術項目について受け持つのである．この技術項目を担当する対象者は，患者CVAだけではなく，患者THA，LBP（腰痛），ACL，Fx……と，原則的にCEの受け持ち患者全員が対象[*4]である．図3はCCSの特徴的なシステムである，技術項目単位での受け持ちの模式図である．セラピストの実施技術は，疾患が違っても大差がないことが多く，むしろ，障害像や部位の差異によって左右される．したがって，複数の患者を対象に，横断的に技術項目単位で診療参加することは妥当性のある方法である．ただし，同じ技術項目であっても，その内容が著しく異なる場合には同一項目として扱うべきではない．

2 「見学」「模倣」「実施」の原則

技術単位診療参加システムにて，ある技術項目を担当できるまでの過程は「見学」「模倣」「実施」として段階づけている（図4）．

[*4] リスクが刻々と変動するなど，そのコントロールが学生レベルでは非常に困難であると予測される患者はあらかじめ除外しておく．また，学生の能力容量として処理しきれない事態が生じた場合も対象者を減じることがある．

```
1) スキル修得者のスキル使用過程を観察し，
    見学：CEから解説を受けながら（もしくは事後に受けた）CE
          の行う診療等の行為を見学すること

2) それを模倣し，
    模倣：見学を数回行った後にCEの監督・指導のもと，
          実際に当該行為を行うこと

3) 試行する過程を通じてスキルを修得する
    実施：当該行為についてリスクが概ね説明でき，
          単独で実施できるレベル
```

図4　運動スキルの修得プロセス

「見学」は漠然とした見学では意味がない．学生には，目の前で何が行われているのかを理解しようとする姿勢が必要であり，観察学習である．そのためには，CEは可能な限り「いかなる障害に，どのような手段で，何をしている」を解説しながら，診療にあたる必要がある．見学後の学生とのディスカッションは決して一般論のやり取りではなく，見学した"患者"というフィルターを通すことが重要である．ディスカッション中での，実際の患者を想定した実技指導（シミュレーション）は，学内教育のそれに比べ格段に有効である．このディスカッションにて見学の意義が完了する．

「模倣」は，最も重要なプロセスである．人間だけができる言語が介在する模倣は非常に効果的な学習手段である．模倣による学習の成立には，認知過程におけるミラーニューロン[*5]の介在効果が大きいとされている．技術指導での微妙な身体の使い方や"コツ"は言語的手段では伝えられないので，大いにミラーニューロンを利用することが効率的である．だから，必ず手本を見せるという「模倣」の段階が不可欠なのである．聞かせて見せて行わせてみるのである．指導を受けながら，まねを何度も繰り返し，CEとの違いに直面しながら何度も繰り返す行為を通じて，実用的なスキルを身に付けていく．学生は，初めての体験をCEの監視下で安心して実施できる．患者もCEが傍らにいることで安心できる．CEは，これまで困難だとされていた実地場面での実技指導ができるのである．これらは，すべて技術項目を細分化しているからこそ，短時間に低リスクで実施できるのだ．模倣後のディスカッションも重要であることは，お察しのとおりである．

さらに模倣の繰り返しは自己効力感[*6]をも高める．模擬練習でしか成功体験がない学生にとって患者への直接関与は貴重であり，繰り返し指導と激励を受けると「できるかもし

[*5] ミラーニューロン（mirror neuron）は，他者の行為を自分自身の内的な運動表象に対応づけることで，自分の行為と他者の行為を結び付ける役目を果たし，進化の過程において，心の理論や言語の使用など高次な認知スキルの基礎となったとされる（Rizzolatti and Arbib, 1998；Rizzolatti et al, 2001；Fadiga et al, 2000；Rizzolatti et al, 2000）．

[*6] 自己効力感（self-efficacy）とは，自分が行動することに対する「結果予測」と，それがうまくできるかどうかという「効力予期」との関係性のうえで，「自分にもできる」とどれだけ思っているかということ．

れない」と思い出す．これは，言語的説得によって自己効力感が高められたということである．そして，自己効力感の高揚は学生を主体的学習者へと変容させる．

模倣指導を幾度も経験すると，項目ごとであるが学生を独り立ちさせる時期となる．この最終過程を「実施」と呼んでいる．技術項目により差が大きいので，このタイミングの判断基準については詳細な記述は困難だが，臨床経験のあるセラピストなら，項目単位での熟達度合いの判断は容易である．専門家が行う主観的判断には客観性が担保されているからである．実施許可項目にも順序はない．まさに「できることから」の実習スタイルである．実習において技術領域に関する目標は，この「実施」項目を増やしていくことである．

このように，「見学」「模倣」「実施」と段階づけする有益性は大きいが，どの項目が未体験なのか，模倣を繰り返すが実施に至らないのかなどの状況整理が大変である．CCSでは，「チェックリスト」の使用が不可欠である．

3 「できることから」実践する実習

「評価レポートが完成しないから，本来の実習がいつまでたっても開始できない」というフレーズを，耳や口にした人は少なくないと思う．極端な言い方に換えれば，「歩行分析ができないなら，ストレッチングもしてはいけない」ということだ．馬鹿げていると思われるかもしれないが，実際に指導者会議や，実習訪問で病院に出向いたときに聞いた話である．これでは，せっかくの実習時間が無駄になってしまう．段階的に教育すべきであるという旧態依然とした教育観や，「評価に始まり評価に終わる」というドグマに翻弄された結果である．

CCSでの診療参加はまず技術項目単位であり，参加するための原則は「できることから」である．すなわち，技術項目の難易度などによって順位性を設けない．人間には得手不得手が存在するものであり，当然のように学生にも存在する．特に操作性を要求される運動スキルでは個人差は顕著である．また，セラピストには侵襲性を問題視するような行為はほとんどないので，学生にさまざまな経験をさせることができる場面は，医師教育のそれに比べはるかに多い．これができなければ次のこれができないといった先入観を捨てて，学生がうまく模倣できる技術項目から実施項目を増やし，技術項目単位での受け持ちを促進する必要がある．

4 「行動目標対象は患者」である実習環境

今までの臨床実習は，ともすれば学生の欠点を探し指摘することに終始してきたきらいがある．この傾向は，学生の能力や課題の程度によって，突破できない問題を終始抱えながらの実習であったことに起因する．未解決問題の蓄積は指導者の焦燥感を増強させ，学生の積極性を減退させる．CCSは，前項で述べたように「できることから」のルールに

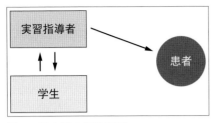
図5　従来型の行動目標

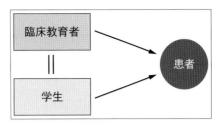
図6　CCSによる行動目標の変化

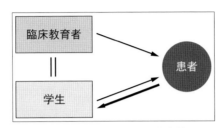
図7　行動目標の変化による教育効果

則っているため，これらの精神的ストレスを軽減することができる．また，指導者が実習評定者である場合も多い．この場合も指導者の焦燥感は増強され，さらに学生の欠点の指摘へと言動変化が起こる．学生は診療チームから外れ，「実習合格」という超近視的な方向へ行動目標を変化させる（**図5**）．欠点探しの臨床実習は，主体性の芽を摘むだけでなく，情意領域へも負の影響を与える．

このように臨床実習においては，学生に対して批判的にならず支持的な環境を作る必要がある．症例検討会は症例の治療方針などを検討する場であり，決して学生を評価する場ではない．担当のCEまでもが，学生批判の輪に加わっている状況に遭遇することがあるがきわめて論外である．したがって，症例検討会における資料作成やプレゼンテーションの一部を助手として受け持たせることが，診療チームの一員として参加させるということである．症例検討会における資料作成やプレゼンテーションも経験の場として利用すべき機会なのだ．診療参加をしているという実感は，学生の行動目標対象が患者になるとともに，学生を主体的学習者に変容させる（**図6**）．

「見学，模倣，実施」を原則とし，学生の「できることから」技術単位で診療に参加させるシステムであるCCSは，今までCEと学生の双方が抱えていた負のイメージとしての精神的ストレスを激減させる方法であり，学習者（学生）を主体的行動者に変容させることは，徒弟制度から臨床教育への進化である．学生の主体的アプローチは，患者をも教育者へと変容させる．すなわち，"生き，悩み，痛む" 人々が，真摯に学生のほうを向いてくれるのである．この「患者」という環境因子は，非常に大きな影響力を持っている．患者の笑顔や涙は，教員やCEのいかなる指導よりも示唆深く，学生を医療人へと成長させてくれる．まさに「患者は教科書に勝る」ことを実感できる臨床実習である（**図7**）．

【第3章参考文献】

1) 中川法一,加納一則:クリニカル・クラークシップにおける学生評価.理学療法学 **28**:198-202, 2001
2) 中川法一:医療施設での臨床実習.奈良 勲(編):理学療法学教育論.医歯薬出版,2004,pp178-184
3) 中川法一:クリニカルクラークシップについて.日本理学療法士協会(編):臨床実習教育の手引き 第5版.日本理学療法士協会,2007,pp54-60
4) 宮本省三:理学療法臨床実習指導の方法・患者担当制からクリニカルクラークシップへの試み.日本理学療法士協会(編):理学療法白書.日本理学療法士協会,1997,pp121-125
5) Payton OD:Clinical reasoning process in physical therapy. *Phys Ther* **65**:924-928,1985
6) di Pellegrino G, Fadiga L, Fogassi L, et al:Understanding motor events:a neurophysiological study. *Exp Brain Res* **91**:176-180,1992
7) Rizzolatti G, Craighero L:The mirror-neuron system. *Annu Rev Neurosci* **27**:169-192,2004
8) Cross V:From clinical supervisor to clinical educator:too much to ask? *Physiotherapy* **80**:609-611,1994
9) Davidson L:Supervision and mentorship:the use of the real in teaching. *J Am Acad Psychoanal Dyn Psychiatry* **34**:189-195,2006
10) Richardson J, Tate S, Leonard O, et al:Developing clinical supervision for complementary therapy educators. *J Altern Complement Med* **9**:783-787,2003
11) Dally P, Ewan C, Pitney WR:Assessment of an Australian medical internship. *Med Educ* **18**:181-186,1984
12) Bicknell DJ:Current arrangements for teaching medical ethics to undergraduate medical students. *J Med Ethics* **11**:25-26, 1985
13) Cleminson A, Bradford S:Professional education the relationship between 'academic' and experiential learning. *Vocational Education & Training* **48**:249-259, 1996

COLUMN

【CCS導入時の学校としての工夫に関すること】

　本校におけるCCSの導入に際し,まず本方法がどのようなものであるかを知る必要があった.これは教員を含めた実習に関わるセラピストのほとんどが,CCSを経験していないためであった.そこで,私たちは臨床実習も教育としての公平性を担保すること,知識の統一が不可欠であると考えた.そのため毎年行われる実習指導者会議の場を利用し,CCSの有識者である先生方に講演を行っていただいた.さらに,CCS開始年より,各実習施設へアンケートを行い,結果を実習指導者会議で報告することでスムーズな導入を図った.現在のところ道半ばであり,実習施設での実習方法は統一できていないままであり,これからの課題となっている.

　　　　　　　　　　　　　　　　　　　　　　　宇都宮雅博(河原医療大学校 理学療法学科)

第4章

クリニカル・クラークシップの有益性と問題点

1 クリニカル・クラークシップの有益性

1 助手としての診療参加における有益性

　教育とは，学習者の能力を向上させる働きかけであり，通常はなんらかの意図を持って行われる．また，教育における評価は，学習者の学習の成果を確認するために不可欠なものである．しかし，評価すること自体は，教育の目標ではなく教育を行ううえでの一つの手段である．その手段である評価を行ううえでは，評価される側もする側も大きな負担を伴うことが多い[1]．評価には大きく分けて，総括的評価（summative assessment）と形成的評価（formative assessment）が存在する．

　総括的評価とは，学習過程が終了した段階で合否や進級判定のために行う評価のことである．形成的評価とは，学習過程の途中でその学習の目標がどの程度達成されているのかについて測定し，その後の学習に役立たせるための評価である．セラピスト教育における臨床実習は，養成校での学内教育や評価では得られない医療専門職としての実用的スキルの修得を目的として実施される．臨床実習における学生にとっての有益性について述べる前に，まず，学生にとっての臨床の場とは，いったいどのようなところであるのかについて考えていくことにする．

　そもそも，臨床実習で学ぶべき大きな柱は3つあり，その一つが知識である．図1[2]の上の矢印がBloomの教育目標分類（taxonomy）で，下の表はさらにセラピスト教育から

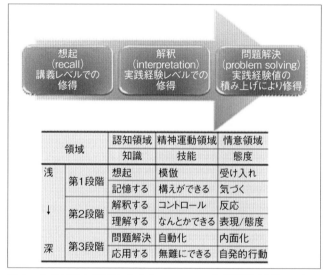

図1　セラピスト教育からみたtaxonomyの細分類（文献2より一部引用）

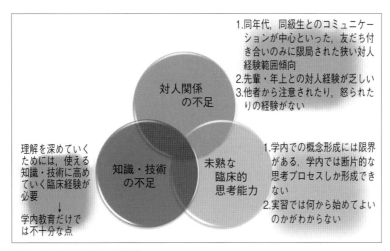

図2 学生の共通した特性

みた細分類を示している．これは，学内学習では知識の修得も想起レベルまでが関の山であり，得た知識の解釈や問題解決までの修得を望むのであれば経験値の蓄積が必要で，臨床経験が進むにつれ，知識レベルが深まっていくことを表している．約30週間（規定800時間以上）程度の臨床実習では，とてもそこまで修得できないことが理解できる．臨床実習では知識レベルを深めることよりも，体験・模倣に重点を置き，今後のセラピストとして，患者治療にあたるうえでの思考や評価の仕方を学ぶことが必要である．

あとの2つは，技能と態度であるが，これは学内の講義のみでは絶対に獲得できない．技能面としてはコミュニケーション技能，理学療法評価技能，運動療法手技，機器操作技能などに分類できるが，特にコミュニケーション技能については，セラピストとしてのチーム医療のあり方について学ぶものであるため，現場でなくては到底修得できない．態度面でも，患者の家族に対する配慮，自分の能力とその限界に注意を払うこと，さまざまな人間関係の中で，効果的な関係性を意欲的に築き確立していくことなどが挙げられ，学生独力では到達困難であると思われる．これらのことは，体験・経験値の積み上げの結果としてもたらされるものであると思われ，もはや卒後教育で修得すべきレベルである．では，どうすれば，学生の技術および知識の修得が限られた臨床実習の場面で，スムーズに実践できるようになるのだろうか．

まず，現在の学生の気質について考えてみることにする．実際に臨床実習を受けた学生32名にエゴグラム（egogram：性格診断法），アパシースケール（apathy scale：やる気スコア），POMS（profile of mood states：気分プロフィール検査）を実施し，臨床心理士とともに分析した結果からは，大きく①対人関係の不足，②知識・技術の不足，③未熟な臨床的思考能力，の3つの特性が挙げられた（**図2**）[3~5]．

対人関係の不足で，特徴的なのは他者から注意されたり怒られたりの経験がないというものであった．また，友だち付き合いのみといった狭い対人関係しか経験していなかったため，相対的にコミュニケーションに苦手意識を持っている者が多いのも特徴であった．

続いて，知識・技術不足については，知識として頭に入っているものの，それをどのようにして活用すればいいのかがわからないといった意見が多くみられ，やはり点の知識を線でつないでいく作業として，臨床経験が必要であるということがわかった．そして，臨床実習では何から始めてよいかがわからず，断片的な思考プロセスしか持っていないといったように，非常に思考能力が未熟なことも特徴として認められた．

　以上のことから学生に共通する特性をまとめると，「対人関係の不足，知識・技術の不足に起因する未熟な臨床的思考能力」であると考えられる．対人関係の不足については，①同年代や同級生とのコミュニケーションが中心である，②友だち付き合いのみに限局された狭い対人経験範囲傾向を持つ，③先輩・年上との対人経験が乏しい，④他者から注意されたり，怒られたりの経験がない，の4つが特徴として挙げられる．未熟な臨床的思考能力について，障害像の理解を深めていくためには，使える知識として技術に高めていく臨床経験が必要であるが，学内では断片的な思考プロセスしか形成できない．そのため，臨床実習では，何から始めてよいのかがわからないということとなり，学内教育だけでは，この点を補完するには不十分であることを認めざるを得ない．つまり，学内での概念形成には限界があるといえる．

　学内教育と臨床実習は，対極に位置している．学内学習は，机上における知識や技術の修得が主体の学習方法であり，小中高を通じ，今まで経験してきた学びのスタイルを継続させた形をとる．しかし，臨床実習では，今まで修得した知識や技術を臨床場面で整理し，取り出して表現し，行動することが学習方法の主体となるため，今までの学習スタイルとは異なった，未経験で，未知のスタイルとなる．そのため，臨床実習において学生は，自己の知識や技術をどのように整理し，取り出し，表現できるか，または行動できるかといった，今までの学内での学習スタイルとは異なった観点からの学習が求められる．人間は，未体験で未知のスタイルを要求され続けることで，非常にストレスが大きくなる生き物である．この意味でも，学生にとって，臨床実習の場はストレスフルな場であるともいえるのである．あまりストレスフルな状況が続くと，心的余裕がなくなっていくことにつながり，意見を控え，行動や言動が消極的となる．こうなると，臨床実習で指導にあたるセラピストから「実習に対する意欲がない」とみなされてしまう．ここまでいくと，悪循環以外の何物でもない．この悪循環を断ち切り，臨床実習実施側（実習施設）と養成校の意図を合致させ，学生に心的ストレスを与えずに，効率的かつ能率性を良くしていくために，最も適した実習を実施するにはどうしたらよいのだろうか．

　従来実践されている実習形態で最も多い形態は，学生が患者を受け持ち，情報収集および問診→検査測定→統合と解釈→問題点の抽出→プログラム立案→ゴール設定の順に，実際の患者に治療行為を実践していく形式である．養成人数も少なく，学生に手間暇をかけることができた30年前であればともかく，養成校の急増による学生総数の増加，診療報酬内容の改正に伴う日常業務の多忙化と，利潤性の低下や患者の権利意識の成熟化など，現在の臨床実習教育環境において臨床現場は変化を余儀なくされている．

　養成校の急増がもたらす意味を考えていくと，まず単純に実習生が増加する．実習生が

増加することにより，実習施設は微増することになり，一施設が受け入れる養成校の数も増えることにつながっていく．また，このことから，実習を指導するセラピストも当然不足する．以上より，臨床経験も少なく，自分自身のことだけで精いっぱいのセラピストが，結果として実習生を指導しなければならない状況になり（虚弱指導者の発生），教育の質の低下を招くことにつながる．さらに，カリキュラムの大綱化による独自性の主張が強まったことで，実習教育カリキュラムに掲げる臨床実習教育目標が多様化したことも，教育の質の低下を招いたと考えられる．以上のように変化している臨床実習教育環境であるが，そこに，四半世紀前の教育方法があてはまらないことは，小学生でも理解できることである．

それゆえに，これからの臨床実習を考えるうえで，新たな臨床実習システムが現在望まれており，この問題を解決してくれるシステムとして，唯一 CCS が挙げられるのである[6,7]．

CCS による技術単位診療参加システムでは，実習開始日から助手としてチームに参加することが可能である．臨床教育者（clinical educator，以下 CE）の助手であるということは，常に CE の意向（指示・指導）を受けて行動しているということを，患者は身をもって理解する．解説を受けながらの見学，そして指導を受けながらの模倣を，患者も立場を変えて経験するのである．しかも，その内容が，非常に部分的であるという点についても安堵感を増幅させる．この段階を経ることで，学生が実施に移行する段階での患者の受け入れは非常に良好となり，インフォームド・コンセントは容易に成立する．この結果は，単純接触効果について唱えた「ザイアンスの法則」[*1]によっても支持されるものである．

システムがもたらす学生への教育効果は，すでに解説したようにチームの一員として，思考が患者へ向くため，やりがいや責任感の出現といった心理的変化が奏功し，情意領域に大きな教育効果をもたらすのである．

2 技術項目を細分化する有益性

1. 臨床現場への道標を示すための細分化

臨床実習の目的は，「臨床現場で求められること」を修得することである．では，「臨床現場で求められること」とは何か？　その答えが，学生にとって一人前のセラピストになるための道標となるため，CE はきちんとした道標を持って臨床実習教育にあたることが必要である．この「臨床現場で求められること」を一言で表すことは困難を極めるが，技術項目に細分化することで，その答えを説明することができる．例を挙げると，大腿骨近位部骨折患者の理学療法を実施する場合，臨床で求められる技術項目は簡単に書き出しても下記のように多岐にわたる．

・患者のカルテなどから必要な情報を把握する技術

[*1] ザイアンスの法則とは：1. 人は知らない人には，攻撃的，批判的，冷淡に対応する　2. 人は会えば会うほど好意を持つ　3. 人は相手の人間的側面を知ったときに好意を持つ，というもの．簡単に言うと，「人は，会えば会うほどその人に好意を持つ」ということである．

- X線写真などから骨折の状況を把握する技術
- 初対面の際に適切に振る舞う接遇の技術
- 患者をベッドから起こし，端座位をとらせ，車いすに移乗させる技術
- 動作，日常生活動作（activities of daily living：ADL），痛み，関節可動域，筋力などの評価技術
- 評価結果から問題点を抽出し，適切なプログラムを立案する技術
- 骨折部位に配慮し関節を動かす技術
- 転倒リスクに配慮し歩行を介助する技術
- 荷重制限に配慮しながら早期から起立・歩行を開始することができる介助技術
- 適切な歩行補助具を選定する技術
- 日々の診療記録を簡潔に要点をまとめ記載する技術
- カンファレンスなどで他職種に対して現状の要点をまとめて伝える技術

　何も経験したことのない学生として臨床実習が始まり，臨床現場でセラピストとして独り立ちできるまでには，大腿骨近位部骨折患者を担当するだけでも，これだけの技術項目の修得が必要となるわけである．これらの技術項目を学生ができるようになるまでには，長い道のりが必要であるということは想像に難くないが，翻って，現状の臨床実習はどうであろうか．

　「今日からあなたが担当する○○さんです．まずは1週間ほどかけて評価してみてください」．そう言われて，学生は戸惑いと不安を感じながら一人で評価を始める．しかし，何から手をつけてよいのかわからず，何もできずに終わってしまう．

　このような臨床実習がなされている状況をよく見聞きしないだろうか．「習うより慣れろ」は大切な場合もあるが，学生が今までにどのような経験をしてきたのかにかかわらず，とりあえずやらせてみるというやり方は教育的効果が高いとは考えにくい．学生が何もできずにいるということは，与える課題が大きすぎるから生じるのである．多くの技術項目を組み合わせて実践する評価を「まずはやってみて」というのではなく，一つひとつの技術項目に細分化し示すことで，学生は評価というものの構造を理解しやすくなり，まず何からやったらよいのかを自らの力で考えることができるのである．

　CEは自らの経験をもとに，どのような技術項目が必要とされるのかを理解できているが，経験の乏しい学生が，はじめからこのような技術項目があることを理解しているわけではない．CEが自身の臨床で実施している「評価」という技術項目を細分化し，これを道標として学生に提示する必要がある．そして，学生がどこまでできて何ができていないのか，つまずいているのはどの部分なのかを把握し，教育することが必要となる．さらには，卒業までにどのような技術項目を修得する必要があるのかを，標準化された到達目標として提示することも，技術項目を細分化することで可能となる．このように，技術項目に細分化することは，学生にとって道標となるだけではなく，CEにとって，ひいてはセラピスト教育全体にとって，有益であることがわかる．

　看護師の教育の中では，2003年（平成15年）に厚生労働省より出された「看護基礎教

表1 臨地実習において看護学生が行う基本的な看護技術の水準（文献8より引用）

水準 / 項目	1 教員や看護師の助言・指導により学生が単独で実施できるもの	2 教員や看護師の指導・監視のもとで学生が実施できるもの	3 学生は原則として看護師・医師の実施を見学する
環境調整技術	療養生活環境調整（温・湿度，換気，採光，臭気，騒音，病室整備），ベッドメーキング，リネン交換		
食事援助技術	食事介助，栄養状態・体液・電解質バランスの査定，食生活支援	経管栄養法（経鼻胃チューブの挿入） 経管栄養法（流動食の注入）	
排泄援助技術	自然排尿・排便援助，便器・尿器の使い方，オムツ交換，失禁ケア，排尿困難時の援助 膀胱内留置カテーテル法（管理）	浣腸，導尿，摘便，ストーマ造設者のケア，膀胱内留置カテーテル法（カテーテル挿入）	
活動・休息援助技術	体位変換，移送（車いす），歩行・移動の介助，廃用症候群予防，入眠・睡眠の援助，安静	移送（ストレッチャー），関節可動域訓練	
清潔・衣生活援助技術	入浴介助，部分浴・陰部ケア，清拭，洗髪，口腔ケア，整容 寝衣交換など衣生活援助（臥床患者）	沐浴 寝衣交換など衣生活援助（輸液ライン等が入っている患者）	
呼吸・循環を整える技術	酸素吸入療法，気道内加湿法，体温調整，吸引（口腔，鼻腔）	吸引（気管内），体位ドレナージ，酸素ボンベの操作，低圧胸腔内持続吸引中の患者のケア 人工呼吸器装着中の患者のケア	人工呼吸器の操作 低圧胸腔内持続吸引器の操作
創傷管理技術	褥瘡の予防ケア	包帯法，創傷処置	
与薬の技術	経口・経皮・外用薬の与薬方法	直腸内与薬方法，点滴静脈内注射・中心静脈栄養の管理 皮内・皮下・筋肉内・静脈内注射の方法 輸液ポンプの操作	輸血の管理
救命救急処置技術	意識レベル把握		救急法，気道確保，気管挿管，人工呼吸，閉鎖式心マッサージ，除細動，止血
症状・生体機能管理技術	バイタルサイン（体温，脈拍，呼吸，血圧）の観察，身体計測，症状・病態の観察，検体の採取と扱い方（採尿，尿検査），検査時の援助（心電図モニター，パルスオキシメータの使用，スパイロメータの使用）	検体の採取と扱い方（採血，血糖測定） 検査時の援助（胃カメラ，気管支鏡，腰椎穿刺，12誘導心電図など）	
感染予防の技術	スタンダードプリコーション 感染性廃棄物の取り扱い	無菌操作	
安全管理の技術	療養生活の安全確保，転倒・転落・外傷予防，医療事故予防，リスクマネジメント		
安楽確保の技術	体位保持，罨法等身体安楽促進ケア，リラクセーション		

表2　看護基礎教育における技術教育の現状と課題（文献8より引用）

1. 近年の臨床看護の場では，医療の高度化，患者の高齢化・重症化，平均在院日数の短縮などにより，看護業務が多様化・複雑化し，密度が高くなってきている．また，患者の人権への配慮や，医療安全確保のための取り組みが強化される中で，看護師になるための学習途上にある学生が行う看護技術実習の範囲や機会が限定されてきている．
2. 特に，採血など患者の身体への侵襲性の高い看護技術については，臨地実習の際に，学生が実施できる機会が少なくなってきている．
3. このような状況の中，看護師学校養成所における看護技術に関する教育の内容や卒業時点での到達目標は，個々の看護師学校養成所ごとにかなり異なってきており，卒業直後の看護師の技術能力にも格差が生じている実情にある．
4. さらに，卒業直後の看護師の技術能力と臨床現場が期待している能力との間の乖離が大きくなってきており，安全で適切な看護・医療の提供への影響も懸念されてきている．

育における技術教育のあり方に関する検討会報告書」[8]という通達にて，臨地実習において，看護学生が最終学年までに行う基本的な看護技術項目が示されており，この技術項目は，患者への身体侵襲の程度や教育的観点を考慮し，3つの水準に分類されている（**表1**）．

また，この通知が出された背景として，看護基礎教育における技術教育の現状と課題が挙げられている（**表2**）．このような問題に対して，看護師になるために必要な技術項目を細分化し示すことで，看護師として臨床現場に立つための標準化された道標あるいは到達目標を具体化したと捉えることもできる．これらの指摘は，現在のセラピストにおける臨床実習教育が抱えている問題と類似している．

一方，セラピスト教育においても，「理学療法士・作業療法士学校養成施設カリキュラム等改善検討会」において，日本理学療法士協会より同様の提言がなされた（**表3**）．2018年1月現在では素案が作成された段階ではあるが，こうして技術項目に細分化された指針が示されることにより，臨床実習施設に一任せざるを得ない状況から脱却し，経験すべき技術項目の標準化が加速することを期待したい．また，地域包括ケアシステム時代となり，セラピストの職域拡大が著しい状況を考えると，医療施設・介護施設・訪問リハビリテーションなど各職域に合わせた水準作りを進めることも必要ではないかと思われる．これらを踏まえたOSCE（objective structured clinical examination；客観的臨床能力試験）の実践など，学内教育と臨床実習との不整合の解消にも役立つであろう．

2. 繰り返し経験するための細分化

国家資格を持つセラピストが臨床現場で実践している技術は，学生にいきなりやらせてできるような簡単な技術項目ばかりではない．有資格者のセラピストは，その技術の対価として診療報酬をいただいていることを考えれば当然であり，多くの経験を繰り返しながら徐々に修得していくことが必要な項目ばかりである．歩行介助一つをとってみても，経験の乏しい新人では歩かせることのできない重症患者でも，経験値豊かな熟練者であれば比較的容易に歩かせることができるということはよく経験する．転倒転落のヒヤリハット件数なども経験者と新人とでは雲泥の差である．そう考えると，学生には卒業までに技術

表 3 臨床実習における学生が実施可能な基本技術の水準（案）

日本理学療法士協会

項目	水準Ⅰ 指導者の直接監視下で学生により実施されるべき項目	水準Ⅱ 指導者の補助として実施されるべき項目および状態	水準Ⅲ 見学にとどめておくべき項目および状態
動作介助（誘導補助）技術	基本動作・移動動作・移送介助，体位変換	急性期やリスクを伴う状態の水準Ⅰの項目	
リスク管理技術	スタンダードプリコーション，症状・病態の観察，バイタルサインの測定，意識レベルの評価，症状・病態の観察，各種モニターの使用（心電図，パルスオキシメータ，筋電図），褥瘡の予防，転倒予防，酸素吸入療法中の患者の管理	創部管理，廃用性症候群予防，酸素ボンベの操作，ドレーン・カテーテル留置中の患者の管理，生命維持装置装着中の患者の管理，点滴静脈内注射・中心静脈栄養中・経管栄養中の患者の管理	
理学療法評価技術	情報収集技術，診療録記載（学生が行った内容），臨床推論	診療録記載（指導者が行った内容）	
	問診・視診・触診・聴診，形態測定，感覚検査，反射検査，筋緊張検査，関節可動域検査，筋力検査，協調運動機能検査，高次神経機能検査，脳神経検査，姿勢観察・基本動作能力・移動動作能力・作業工程分析（運動学的分析含む），バランス検査，日常生活活動評価，手段的日常生活活動評価，疼痛，整形外科学的テスト，脳卒中運動機能検査，脊髄損傷の評価，神経・筋疾患の評価（Hoehn & Yahr の重症度分類など），活動性，運動耐容能検査，各種発達評価	急性期やリスクを伴う状態の水準Ⅰの項目 生理・運動機能検査の援助：心肺運動負荷検査，12 誘導心電図，スパイロメーター，超音波，表面筋電図を用いた検査，動作解析装置，重心動揺計	障害像・プログラム・予後の対象者・家族への説明，精神・心理検査
理学療法治療技術 運動療法	関節可動域運動，筋力増強運動，全身持久力トレーニング，運動学習，バランス練習，基本動作練習，移動動作練習（歩行動作，応用歩行動作，階段昇降，プール練習を含む），日常生活活動練習，手段的日常生活活動練習	急性期やリスクを伴う状態の水準Ⅰの項目 治療体操，離床練習，発達を促通する手技，排痰法，	吸引法，人工呼吸器の操作，生活指導，患者教育

(つづき)

項目	水準Ⅰ 指導者の直接監視下で学生により実施されるべき項目	水準Ⅱ 指導者の補助として実施されるべき項目および状態	水準Ⅲ 見学にとどめておくべき項目および状態
物療療法	ホットパック療法,パラフィン療法,アイスパック療法,渦流浴療法(褥瘡・創傷治療を除く),低出力レーザー光線療法,EMGバイオフィードバック療法	超音波療法,電気刺激療法(褥瘡・創傷治療,がん治療を除く),近赤外線療法,紫外線療法,脊椎牽引療法,CPM:持続的他動運動,マッサージ療法,極超短波療法・超短波療法(電磁両立性に留意),骨髄抑制中の電気刺激療法(TENSなど)	褥瘡・創傷治癒に用いて感染のリスクがある場合の治療:水治療法(渦流浴),電気刺激療法(直流微弱電流,高電圧パルス電気刺激),近赤外線療法,パルス超音波療法,非温熱パルス電磁波療法 がん治療:がん性疼痛・がん治療有害事象等に対する電気刺激療法(TENS:経皮的電気刺激)
義肢・装具・福祉用具・環境整備	義肢・装具(長・短下肢装具,SHBなど)・福祉用具(車いす,歩行補助具,姿勢保持具を含めて)の使用と使用方法の指導	リスクを伴う状態の水準Ⅰの項目 義肢・装具(長・短下肢装具,SHBなど)福祉用具(車いす,歩行補助具,姿勢保持装具を含めて)の調節	義肢・装具・福祉用具の選定,住環境改善指導,家族教育・支援
救命救急処置技術			救急法,気道確保,気管挿管,人工呼吸,閉鎖式心マッサージ,除細動,止血
地域・産業・学校保健		介護予防,訪問理学療法,通所・入所リハビリテーション	産業理学療法(腰痛予防など) 学校保健(姿勢指導・発達支援など)

　修得のための経験をいかに多く重ねるかが重要であるといえる.しかし,患者担当制の臨床実習では,1～2名程度の担当患者のみを包括的に経験するのみである.技術項目に細分化したCCSによる臨床実習では,同じ技術項目であっても,複数の患者を対象に繰り返し経験することができる.これにより,卒業時点での技術項目修得度の向上が期待され,臨床現場に経験値豊かな新人が輩出されることにつながる.これについては,看護教育の領域においても,受け持ちを通して学ぶ学習方法について改善が必要との指摘[9]もされている.

　また,技術というのは,他との差異を感じることで初めて自らの内的基準ができ上がるものである.1～2名程度の患者を対象とした技術項目の経験のみであれば,筋緊張が高いのか低いのかを判断する精度を養うことはできないし,移乗動作の介助一つとっても,対象者の重症度や疾患特性などにより,介助方法を使い分けるようになることもできない.このように,経験値の向上は技術教育において非常に重要であり,これらを狙った臨床実習教育体制には,技術項目の細分化が必須であると筆者は考えている.

3. 形成的評価のための細分化

　繰り返しとなるが，臨床実習の目的は，「臨床現場で求められること」を修得することである．そうであれば，臨床実習の成果を評価する方法としては，臨床現場で求められることのうち，何が修得できていて何がまだ修得できていないのかを評価し，学生と共有することが重要となる．このような評価を形成的評価というが（第5章-3，4参照），形成的評価は卒後の臨床実践に向けての道標を示すこととなる．技術項目の細分化は，CEが学生を真の臨床家へと導くツールとして重要な役割を担う，と筆者は考えている．

3 経験値の向上が及ぼす有益性

　わが国のPT・OTは医師の指示のもと，基本的・応用的動作能力の回復を目的として障害に対する医行為を行う．"輸入元"のアメリカでは，物理医学とリハビリテーション（PM＆R）と明らかに区別されているが，当時の厚生省解釈によればPT・OTの資格制度により普及・向上されるべき医療は医療一般ではなく，医学的リハビリテーションであるとされた．特に近年のわが国におけるセラピスト業務は専門知識をどのように活用して，いかに治療するかばかりでなく，福祉や介護の面でも制度を上手に利用できるか，どのような支援ができるかという"スキル"も求められるのである．

　スキル，すなわち技術の向上には訓練や練習，経験を積み重ねることが必要であり，机上の学びでは起こり得ない．「これまでの経験から推測して得られる値」が経験値（『広辞苑』）であるが，これはスポーツ選手や芸術家をみても明らかである．

　この言葉は，ロールプレイングゲームの中で，キャラクターがいろいろな状況をクリアした際に「経験値が上がった」などと使われた記憶があるかもしれない．すなわち，経験を積むことが，キャラクターの成長やパワーアップを意味していた．

　人間社会においては，さまざまな体験をすることで新しい仕事や問題に対処できることが増えたり，個別の対応が上手になったりすることも経験値の向上といえるだろう．

　臨床場面では行為を繰り返し行うことで巧緻性を向上させ，滑らかで自動的な作業が可能となることがセラピストとしての成長の一面であるといえる（**図3**）．

　日本理学療法士協会『臨床実習教育の手引き（第5版）』では「その臨床体験を通じて医

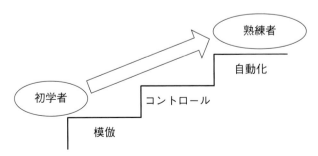

図3　技術の習得過程（「臨床実習教育の手引き　第5版」　より引用）

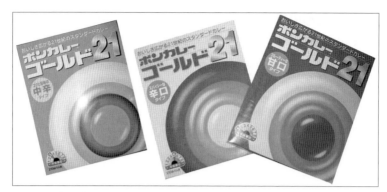
図4　経験加重による感性の精巧化（大塚食品提供）

療専門職として患者を理解するとともに，必要な資質や技能を培うことが臨床実習の意義である」と記されている．実地の経験を積むことが臨床実習の役割であり，患者を目の前にして考えること，正常との違いや治療前後の変化を体験すること，そして，机上の学びを現実に感じることが，臨床実習の意義であり醍醐味であろう．学内では決してできない非常に重要なカリキュラムの一つなのである．ところが，当初1,680時間だった実習時間は1972年（昭和47年）に1,080時間，1989年（平成元年）には810時間と短縮された．したがって，短くなった臨床実習の時間を有効に使って多くの体験を積み重ね，経験値を向上させられるよう留意する必要がある．

　カレーを食べるとき"辛さ"を基準にすることがある．図4の一番左側は中辛のレトルトカレーだが，初めてカレーを口にした人には中辛とはわからないし，そういった概念すら存在しないだろう．次に中央の辛口を食べると，これが辛口であると判別することはできないが，相対的に先ほどのものより辛いということはわかる．その結果，これらを食べた人にカレーの辛さという尺度が発生することが大きな変化である．さらに，右側の甘口カレーを口にすると，甘口という絶対評価はできないが相対的に先の二つより辛くない（甘い）という判断ができる．これで辛さの尺度として3段階の順位づけができるようになったわけで，尺度の精度が増したことを意味する．さらにいろいろなカレーを口にすることで，尺度はますます精巧になるのである．

　セラピストの場合ではどうだろう．新人や経験の浅いセラピストは，いろいろな情報収集に加え，多くの検査・測定を行ってから，統合と解釈や問題点抽出へと進めていく．その工程は非常に難易度の高い作業でありながら，経験豊富なセラピストになると，来室時の状態や面接からでも大まかな問題点や目標がみえてくる．臨床的感性といわれるこの能力は，経験の積み重ねで生まれてくる『認知的スキル』である．

　では学生ではどうか．もちろん不十分であることは想像に難くないが，このとき最も大きな相違点が経験の多さ，すなわち経験値であることは異論のないところだと思う．

　新人セラピストとして始まり，若手→中堅→ベテランと成長する際にも経験の積み重ねが重要であり，その前段階である学生のときから多くのことを経験させることが有効であ

ると考えられる．

　ROM 運動は PT 業務のうちでも頻度が高く，時間を費やすプログラムの一つである．ほとんどの学生は授業で骨運動やストレッチを学び健常者同士で体験するが，患者に対峙すると期待された効果を出せないことが多い．

　ROM の制限因子は患者によってさまざまな違いがあり，そのとき，その場で体得しておくことが学びであり，経験となる．しかし，残念ながら，学生自身では解決しにくいと考えられる．

　筆者は，自分の治療する時間内で把持の仕方や関節の形状と凹凸の法則，関節内運動などを説明しながら手を取って指導する．できるだけ患者にもわかる言葉を使うと，学生でも当然理解できると思うし，患者も納得してくれる．セラピストの目が学生ではなく患者自身に向いている感じが喜ばれるし，臨床の本質は患者の治療であるから，患者をないがしろにしないことが大切だと考えている．治療による変化を患者と学生に感じさせながら監視下で何度か経験させていくと，学生は徐々に運動方向や力加減が改善していく．学生自身で変化を感じたときや，患者から「上手になったよ」との言葉をいただいたときには大きなモチベーションになっている．また，繰り返し運動を行うと，ROM 測定の精度が向上するという副産物も多くみられている．

　CCS では，チェックリストという経験表を使用する．実習でどのような体験をどれくらいしてきたのか，あるいはどこでつまずいているのかという経験値を示し，実習中に細分化された項目ごとに変化を追いかける．これは，形成的評価につなげられるという必須のツールである．できれば，入学からの学習状況を明瞭にしておくことが，OJT の必要条件である意図的，計画的かつ継続的な教育を可能とする．

　前項でも述べているが，技術単位で診療に参加する CCS では一つの技術項目を繰り返し体験する．その内容は，毎日同じ患者の同一部位のときもあれば，違う患者で障害部位や程度が異なる場合もある．このように体験を反復していくと，はじめの頃には気づくことがなかった感性が現れ，回数が増すにつれ徐々に尺度が磨かれてくるのである．

　経験を示す"値"が経験数（量）とその内容（質）の積で表されるならば，臨床実習ではさまざまな患者に出合い，多くの項目をたくさん経験すること，さらに充実したスキルを体験することが重要である．学生に失敗させることは，患者の権利や医療倫理に反するほか，数式でも負の値になると考える．

　車の運転で考えてみると，免許取り立ての頃には非常に緊張しながらハンドルを握り，目の前の状況に一生懸命考えながら対応していく．それが経験を積むと，先の交差点や車の流れまで見通し，周囲の変化に自然と反応しながら走ることが可能となるのである．免許取得前の路上は仮免許であり，学生が臨床に出る実習と似ているが，このとき必ず教官が助手席にいることを考えてほしい．無資格である学生には，責任の取りようがないので臨床教育者が一緒にいて患者を守るべきであるし，患者を利用して，学生を試すようなことは避けなければならないことを強調したい．

　通常行われている患者担当制の実習では，8 週間で数名（少ない学生は 1～2 名）の患者

を担当し，そのほかの時間は見学やレポート作成に当てられることをよく耳にする．

　筆者の所属先では，7週目で60人の患者と接することもあるし，他の施設では8週間で90人以上の患者と関わったとの報告もあった．一般的な実習より，格段に多くの患者に出合うことをCCSは可能にしており，経験値の向上に有利であるといえる．

　ここまでに述べた経験加重による感性の発生と尺度の精巧化は，少数の患者によって起こるものではないし，実習期間中に完成するものでもない．技術単位で多くの患者に関わることができるCCSだから得られる教育効果であるが，卒前卒後の一貫した教育システムとして機能するべきだと考える．

　『教えることは二度学ぶことである』とはJoseph Joubert（フランス；モラリスト）の言葉である．

　CCSでは，学生とディスカッションしながら，自分の体得した技術や認知スキルを後輩に体験させ伝えていく．CEが自分の仕事をみせ，チェックリストを確認しながら教育を進めていくのだが，感性の未熟な学生は感覚的な説明では理解できない．CEは個々の患者に合致した理論と根拠を明示し，プロフェッショナルの技術をみせることが求められるのである．そのためにはCEが自らの知識と技量を真剣に見直す必要が生まれるが，これは，医療に携わる者として当然の責務であったはずである．そして，期待された結果が出たとき学生との信頼関係が築かれると思う．それには相当のスキルと経験が必要であるが，学生の経験値が向上することはCEが上手に教育できた証であるし，CE自身のスキルアップになっているのも確かである．CCSは学生ばかりでなく，CEの経験値を向上させる効果が期待できるのである．

4　複数学生の指導

　従来の実習指導では，一人の指導者に学生1名を配置しマンツーマンで指導する場面が多かった．また，スーパーバイザー，ケースバイザーと称して，指導者2名で学生1名を指導する場面もよくみられた．しかし，そこから引き起こされる問題点も見受けられていた．一般社団法人日本作業療法士協会の「臨床実習の手引き　第4版」〔2010年（平成22年）発行〕ではこのことに触れており，指導者のそれぞれの指導が異なって実習生に伝わることの懸念をあらわしていたが，2018年（平成30年）発行の第5版では，臨床実習指導体制の中で指導者を3区分し，統括，担当，担当補助と定めてチーム指導と役割分担を明確に定めていた．

　従来の指導法の利点としては，数だけみれば1対1で一貫性のある丁寧な指導が行われるであろうという推測ができることである．しかし，実際には担当患者を学生に預けてしまい，患者を前にした指導者からの直接的な指導なしに業務時間外に書面上での指導が行われていることが多く見受けられる．ただでさえ学生と指導者の間には，権威勾配（Trans-cockpit Authority Gradients；Elwyn Edwards, 1975）が強く働き，ポジションパワーが意識される．そうなると，長時間の1対1の指導は，それを受け入れざるを得ない

心理状態を引き起こし，結果的に学生自身の学習能力の向上に寄与しているかは甚だ疑問である．仮に指導者に大きな誤りがないとしても，学生が意見を述べにくい，一方的な学習環境になってしまっていること自体に問題があるといえよう．指導者に意見を述べたくても，心理的反応（防衛反応）によって，相手の意見を鵜呑みにして受け入れてしまうことが，その後の学生の行動を，左右してしまうことにつながる可能性が大きいことが考えられる（ストックホルム症候群など）．仮にそれに耐えて，学生が表面的に指導者の一方的な指導を受け入れることで自己防衛したとしても，そもそも，そのような指導は学習活動に値するものであろうか．この危険性について，権威を持つ立場の者は十分理解しなければ指導をする資格などないといえよう．こうした体験をした学生が，免許取得後にチーム医療の中で権威勾配を意識しないで，自由闊達に意見を述べる可能性はきわめて低くなることは容易に推測できる．

　複数学生の指導とは，同時期に一人の CE が複数の学生を指導することである．現在有効な厚生労働省の「理学療法士作業療法士養成施設指導ガイドライン」（平成27年医政局長通知）では，「実習施設における実習人員と当該施設の実習施設の実習指導者数の対比は2対1程度とすることが望ましい」と決められているので，CE が複数の学生を指導することに問題はない．しかし，今まで多くの実習施設では，前段のように一人の学生を二人の指導者が受け持つことはあっても，その逆は少ない状況であった．

　その理由としては，まず従来型の実習で行われている書面上の指導が中心になってしまっては，一度に複数の学生を指導する時間がなく，物理的に不可能であるからである．もし，従来型の指導法で複数学生を指導していたとしたら，考えられるのは実習指導ではなくもはや学生の放置であろう．学生指導が時間外になることが多い従来の指導では，実習指導者自身の勤務過多が引き起こされる．また特に経験年数の浅い指導者の場合，一人で指導していると周囲の同僚からどのような指導をしているのか，自分の指導能力を評価されていることが気になってしまい，それがまた指導に過度に時間をかけてしまうことにつながるという，学生にとっても指導者にとっても，負の循環に陥ってしまうことが考えられる．そのことが指導者側にとっては，臨床実習は苛重な負担になるので引き受けないという状況を生むことになってしまう．養成校数が年々増加し，臨床実習を受ける学生が増えているにもかかわらず，このような理由で経験のある指導者が臨床実習を引き受けなくなることは，専門家集団にとっては大きな損失である．

　学生の立場から複数学生の指導を考えていくと，複数の学生が一緒に指導を受けられることにはメリットが多く考えられる．CE と学生2名でチームとして診療参加し，その場で見学・模倣を繰り返すので，前段で述べたような学生の過度な緊張感などの心理的負担感は大きく減少する．また，疑問点や自分が気づいたことなどを話したり確認できたりする同じ立場の相手がいるので，学んだことの振り返りがしやすい環境になり，一人でいるよりも学生の学習効果の向上が期待される．また，長期間の実習ともなれば，時折気分転換も必要である．今までは指導者が，学生の気分転換の場を提供することもあり，そして，それがメリットもデメリットも引き起こすことがみられたが，学生同士でその場を作って

いくことは，今後の人間関係の形成能力を高める機会にもなるであろう．

実際にCCSを実践してみればおわかりいただけると思うが，技術単位での診療参加とはいえ，学生の能力からすれば課題が過多になることがある．PTの1日当たりの患者数は14名前後であり，受け持ち患者数ということになれば30～40名くらいになると推察できる．この患者の障害像と実施におけるリスクを把握することは，臨床に不慣れな学生には負担になることもある．この対策として，例えばCEの受け持ち患者を二分し，二人の学生におのおので技術単位にて診療参加させることがある．これによって，学生には適切な課題量となったにもかかわらず，CE側の負担が大きく増すことはなかった．

CE側から複数学生指導のメリットを挙げれば，診療参加している学生の手を借りることで多彩なプログラムの展開が可能になることである．例えば，小児のリハビリテーションでは，子どもをハンドリングしながらおもちゃを操作したり，遠くの刺激に興味を持たせたりしたい場合があるが，普段は一人でなかなかスムーズに動かすことができないこともあるし，実際には二人のセラピストが，一人の子どもに同時に関わることは難しい．しかし，CCS方式の実習で複数学生がいれば，助手として動いてもらうことでプログラムの範囲が広がり，また学生はプログラムに参加でき，対象者にもメリットが生まれる可能性が高い．

また，同時に2名の学生に共通する指導をしているので，前述のとおり学生の学習について学生同士の相乗効果が期待できる．これは，裏を返せば，CEの負担を増加させないということになる．一人の学生のみに指導する項目があっても，その情報は他の学生に伝わることも多く，結果的にCEの学生に対する指導の量が大きく増えることはない．

以上のように，複数学生を指導するCCSの方法は，学生にとっても指導者側にとっても多くのメリットを生み出すことが考えられる．その結果，今までより多くの学生を直接指導で育てられれば，専門家集団としても量と質を維持することが可能になるであろう．そして，こうした臨床実習の体験を積んだ学生は，そのままこの方法で卒後研修にスムーズに入ることができるため，卒後の新人教育の負担軽減にもつながっていくことになる．

他の医療職種である医師，看護師の臨床（臨地）実習ではごく当たり前のように複数学生の指導がCCSによって行われている．これらも，その後の卒後研修に接続することが前提となっているために，必然的に行われているものである．今までやったことがないから，という理由だけでこうした臨床実習の可能性を否定するのは大きな損失であるといえよう．今後は複数学生を受け入れやすいような環境（心理的，物理的）の整備を行い，専門家集団として将来に必要な臨床実習の構築を進めていくことが求められる．

また，現在約20年ぶりに「理学療法士作業療法士養成施設指定規則」が改正のために議論されているが（平成31年改正予定），この中でも2対1という基準を，「主たる実習施設」に規定させるような条件が整った実習施設においては，むしろ一人のCEがより多くの学生を指導してもよいのではないかという議論がなされていた．このように，時代を反映した形で実習方法も変化することがより望まれており，われわれの意識も，それに合わせて変化する必要がある．

2 臨床活動への効果・有益性

　CCS の実践的導入をと懸命になっていた，やや強引な感も否めないような時期に，某病院の理事長（医師）から，急に面談を求められたときのエピソードを紹介する．この病院は，その年度より既存の方法から 180 度の方向修正をし，全面的に CCS での臨床実習を実施していたのである．理事長室に赴いた筆者に「臨床実習について複数の投書があった」と唐突に始まった話に，不安がよぎった瞬間があったことを鮮明に覚えている．しかし，理事長の口から出てきた言葉に胸をなでおろした．患者の言葉を借りれば次のようになる．実習生による単独診療がなくなり安堵し，セラピストが診療内容やプログラムについて，丁寧に実習生に説明するのを聞いて，自分自身（患者）もリハビリテーションの内容が理解でき，安心して理学療法を受けることができるようになったとのことであった．

　従来型臨床実習で一般化している実習生による単独診療は，患者にとって非常に不安なものであり，理不尽以外の何物でもなく，患者犠牲のうえに成立しているのである．病院で診療を受けている患者は，学生教育のためのボランティアではない．医療体系の中で，ややもすれば弱者となる，患者の立場を巧妙に利用しているとの批判の声があっても仕方がない．この当たり前である患者の社会的不利を，まずは是正するシステムが CCS なのだと患者は代弁しているのである．そして重要なことは，患者は従来の臨床実習の欠点（不備）を端的に表していると同時に，CCS の効果をも示唆しているということである．

　今の「臨床実習」の存在を考えてみると決して明るい話題はなく（**表 4**），まさに現状の

表 4　従来型臨床実習は Lose-Lose の関係

	懸案事項
学生	・過度なストレス（不眠，不安） ・目的（動機）と実際の臨床実習との乖離 ・レポート指導中心による実践能力の未修得
患者	・実習生の単独診療による医療の質の低下 ・実習生と指導者の重複診療による量的負担 ・患者の権利意識向上による実習拒否 ＊第 2 章の 2-2 参照
実習施設	・無資格者（実習生）の診療行為および医療事故の発生 ・患者・家族からのクレーム
実習指導者	・診療業務多忙による過多な時間外指導のストレス ・臨床実習用患者の不足 ・レポート中心による指導力に関する不安
養成校	・実習施設不足 ・指導者の質の低下 ・経費的問題

表5　CCS は Win-Win の臨床実習システム

	従来型臨床実習の懸案事項	CCS での解消
学生	・過度なストレス（不眠，不安） ・目的（動機）と実際の臨床実習との乖離 ・レポート指導中心による実践能力の未修得	・ストレスの減少＊第4章-1-④参照 ・課題消化型でないために十分な体調管理が可能 ・積極的診療参加による動機の維持・向上
患者	・学生の単独診療による医療の質の低下 ・学生と指導者の重複診療による量的負担 ・患者の権利意識向上による実習拒否 ＊第2章の2-2）参照	・学生による単独診療全廃による患者保護 ・診療の質の担保と重複診療の不要化
実習施設	・無資格者（学生）の診療行為および医療事故の発生 ・患者・家族からのクレーム	・医師教育のガイドラインに沿った無資格者問題への対処 ・患者・家族からのクレームの減少もしくは消失
実習指導者	・診療業務多忙による過多な時間外指導のストレス ・臨床実習用患者の不足 ・レポート中心による指導力に関する不安	・OJT 教育による時間的ストレスの解消 ・臨床実習対応の特別な患者が不要 ・臨床能力に関する不安に転換＊＊
養成校	・実習施設不足 ・指導者の質の低下 ・経費的問題	・複数学生配置による実習施設確保 ・レポート指導能力から臨床能力への適正転換＊＊ ・施設確保競争の鎮静化，近隣施設での実習による経費の合理化

＊＊懸案事項の直接解消とはならないが，臨床教育の適正化となっている意味は大きい．

ようなすべてが Lose-Lose の関係であるなら，臨床実習は迷わず廃止し，卒後の臨床研修にその役割を委ねるべきである．しかしながら想像してみよう，ほとんど実践的な診療技術を有さないセラピストが世に輩出されたときのことを．医師教育は，法的な問題を起源として卒前の実地実習を廃止した歴史を持つが，前述したように診療技術をまったく持たない新人医師の誕生は社会問題となった．医師教育が，苦い経験として残してくれた礎があるにもかかわらず，われわれが同じ過ちを繰り返す必要はない．そこで，投書にて CCS への賛辞を行った患者のごとく，臨床実習が Win-Win の関係になるためのシステムが必要なのである．

　CCS は，この本の随所で教示しているように，実習生の単独診療を排除した Now & Here 実践指導型の OJT による臨床教育システムである．また同時に複数学生を指導することを可能としているために，従来型臨床実習の懸案事項の多くをクリアできるシステムである．システムの各論は別章にて確認を願いたいが，単純に誰が考えても，診療助手の存在は質の向上やリスクヘッジに直結するマンパワーの増員である．**表5** は従来型臨床実習の懸案事項が CCS の導入により，どのように解消できるのかを示したものである．実習生は課題消化型実習から解放されることにより，本来の臨床実習に対する動機であった，患者とのかかわりの過程で臨床技術を学ぶことができる．患者は実習生による単独診療が

表6 学生を助手として診療参加させるメリット

場面	診療参加させていない場合 (CEが一人で行う)	診療参加させた場合 (CEと実習生との二人体制)
関節可動域計測	・角度計を斜めから見ることになる（CEが四肢を保持しながら角度計を当てて計測する） ・学生の計測結果から適否判断をする	・他動運動の実施者と角度計測者の二人体制の構築（可動域計測の基本） ・直接的監督下での指導が展開できる
立位保持練習	・立位姿勢の保持をしながら姿勢評価・修正を行う ・立位姿勢の保持をしながら，リーチの目標物を提示	・姿勢保持者と目標物提示者の二人体制の構築
歩行練習	・ある程度，歩行能力が獲得できてからの歩行練習	・数歩の能力段階での練習時の休憩用椅子の担保 ・歩行分析者と歩行介助者の二人体制の構築
診療記録	・臨床中のメモ書き時間が少ないことによる，記憶に頼った記録 ・計測結果の診療記録記載時間が必要	・学生のメモを参考にした診療記録作成 ・診療場面での記録が可能（時間短縮）
モニター等監視	・患者とモニターのダブルモニタリング（分散）	・モニタリング対象の集中
臨床推論	・意識化・言語化されずに展開されることもある	・意識化・言語化の機会増加

（兵庫医療大学 日高教授ノートより）

なくなったことにより，不安や理不尽な思いが霧消し，診療の質向上やリスク減少に役立つ実習生に対して好意的になるという副産物まで生み出す結果となる．実習施設は，セラピストにだけ特異的な形態を容認している事態への懸念が払拭され，たとえ，患者や家族からのクレームが発生しても，コンプライアンス（遵守）という立場を明確にできる．指導者には表5に示すような懸案事項の解消だけでなく，CCS学生による，適切な診療参加がもたらすメリットは大きい（表6）．

　従来から実習生の受け入れについて積極的ではない臨床現場が多かった．その理由の多くを平易に表現すると，「大変だから……」という言葉に代表されるように，何事につけても実習生の存在が重荷になる状況があったのである．しかし，CCSは診療の質を低下させることなく，反対に向上させる可能性をはらむ臨床教育システムである．別章で詳細に述べているような学生への教育効果や過度なストレス軽減のみならず[10]，診療および患者保護や施設のコンプライアンス維持においても，非常に有効な教育システムである．

3 臨床実習形骸化の危惧

　日本理学療法士協会による教育ガイドライン（第1版；2010年）に，今後の臨床実習はCCSを基軸に展開すべしとの明示がなされたことを機に，CCSの知名度は確実に向上した．ここで，あえて認識度とせず，知名度と記したことには理由がある．CCSを教育システムとして理解せずに，○○をしなければCCSだ，△△を求めなければCCSだという誤認識のうえに"偽CCS"が一人歩きしている現実があるからだ．教育システム，学習理論，学校教育（カリキュラム）などの基本的な教育原理から始まり，われわれが，CCSセラピストモデルを開発し導入してきた経緯を十分に認識したうえでなければ，皮相的な猿まね実習・見学実習へと後退し，教育の質が担保されない．

　以下に紹介するのは，いち早くCCSを導入し先駆的に取り組んできた学校のやや苦みを含んだデータである．結論から先に言うと，無認識の怖さを如実に知ることができるとともに，皮相的な認識がCCSを形骸化させていることが如実にわかる．

　A校は，臨床実習で全面的にCCSを導入したとしている新設の養成校である．開校早々の1年次よりCCSを導入し，定例のCE会議ではその理解を得るために教育講演などに取り組んできた．当初は，CCSへ抵抗感を示す指導者や否定的な意見を述べる指導者も多くいたが，年次進行とともに減少し，最終学年次の総合臨床実習においては，100％の実習施設がCCSで臨床実習を行うという双方合意にまで漕ぎ着けたのである．B校も同様に新設校であるため，学生に先輩からの情報（先入観）が入らないという状況があり，学生の臨床実習に対する感覚はA校とイーブンであると思われた．B校の臨床実習は，学校側がその指導方法などに大きく関与せず，暗黙のうちに従来どおりの方法を踏襲するというのが基本線であった（**表7**）．

　図5は，臨床実習時間中に学生が経験していた行動様式を表している．A校の学生には診療参加が圧倒的に多く，CCSが臨床実習の意義を正当に具現化していることがわかる．**図6**は臨床実習期間を通じて学生が診療経験を行えた患者総数である．ここでもCCSでの経験値の高さが従来型を圧倒している．便宜上5名以上としているが，具体的回答として

表7　調査対象校の特徴

	A校	B校
臨床実習形態	全面的CCS	従来型臨床実習
臨床実習に関する特色	・入学時よりCCSでの臨床実習を経験している ・従来型臨床実習に対して，特に批判的な教育は受けていない	・新設1期生のため先輩がいない ・臨床実習に関する先入観は他校より少ない

3. 臨床実習形骸化の危惧　65

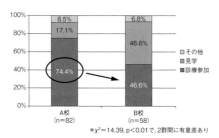

図5　臨床実習中の臨床経験事項

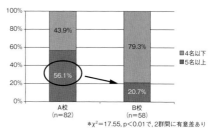

図6　診療経験した患者総数

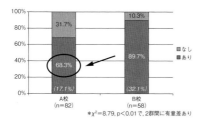

図7　臨床実習中の過度なストレスの有無

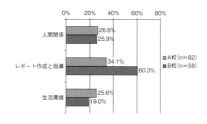

図8　臨床実習中の3大ストレス

20～30名を挙げている学生が多く，CCSは学生の臨床経験値を飛躍的に向上させる効果があることを検証できた．

　しかし，臨床実習を終えた学生を評定して「何かが違う」と感じるものがあった．臨床経験値の向上により期待した教育効果が，ある学生には現れておらず，学生によるバラツキが非常に大きいことがわかったのである．既存の学習理論を根底から覆す「経験から学べない学生」の存在を疑った瞬間である．

　図7は，臨床実習期間中に学生が過度なストレスを感じたか否かである．実に多くの学生が，ストレスに悩まされている臨床実習の実態が浮き彫りになったわけである．従来型臨床実習では，約90％の学生が過度のストレスを感じており，臨床実習は後進教育ではなく，セラピストになるための通過儀礼であると揶揄される所以であると強く感じた結果であった．なお，図中の17.1％，32.1％は，臨床実習を途中でリタイヤしようと考えるほどの極度のストレスがあったと答えた学生の割合である．

　ところが，従来型臨床実習に比べ，大きく減じるであろうと考えていたCCSでの実習ストレスは，有意に軽減はしたものの，意外にも多くの学生が感じていたことにやや驚きを持った．臨床実習はその性格上，まったくのストレスレスであることはあり得ず，適度なストレスが，学生を伸ばす要因ともなっていることは事実である．**図8**は，学生が感じた3大ストレス対象である．25％前後の学生が，人間関係や生活環境にストレスを感じることは容易に理解できる．そこで，ストレス対象を細かくみていくと，目を疑うストレス対象が浮かび上がってきた．先ほどの「経験から学べない学生」の疑念を解く尻尾がみつかった．ストレス対象の堂々の1位に挙げられている「レポート作成と指導」である．

　レポート指導を軸とする従来型の臨床実習では，多くの学生がストレスをレポート作成

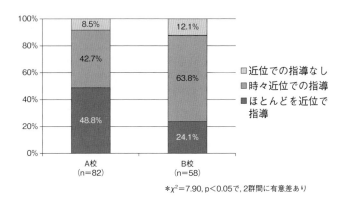

図9　臨床実習中の指導者の位置

やその指導に感じることはすでに周知の事実である．したがって，B校学生の60%以上がレポートをストレス対象としていることは想定内である．一方の，原則的にレポートを用いずに臨床現場でのプロセス指導を行うとしている，CCS実習実施校であるA校の34.1%もの学生が，レポートをストレス対象としているとはどういうことだろうか？　CCSといいつつも，実際には学生を臨床で現場指導せず，レポート指導から脱却できていないのではないかという疑惑が浮かんできた．CCSでの学生指導は，Now & Here（OJT）を原則とするので，レポート作成の是非を議論する以前に，レポート指導のような非臨床的な指導手法が入り込む余地がないのである．さらに疑惑を解明するために，次のデータをみることにする．

　図9は，臨床実習中における学生と指導者の関係を，指導者の位置として聞いたものである．常に指導者と行動を共にしながら診療活動を行っている学生は，B校では実に1/4にしか過ぎない．時々近位での指導を受けた，もしくはまったく患者の前で指導を受けていない学生が75%以上と驚愕すべき事実がわかった．他章で詳細に記しているが，臨床現場では，今でもきわめて危険な臨床実習を行っていることがわかる．翻ってA校の状況に視点を移すと，これもまた驚愕の事態が存在したのである．B校の学生に比べ近位指導の割合は倍増しているが，全体の約半数の学生がCE（臨床教育者）と臨床行動を共にしていないのである．

　この結果が今回の謎の本体である．本章まで読み進んでいただいた読者ならおわかりであろうが，これは断じてCCSではない．CCSのスタイルには多様性があるが，教育システムは規定的であり不変である．この教育システムの中心に位置するのが，共同での診療参加である．学生を診療のパートナーとして迎え入れ，共に患者診療にあたりながら，技術や知識を学ぶシステムがCCSの基軸であり，学生を近位で指導しないことなどあり得ないのである．

　CCSでの実習を終えた学生に対して「何かが違う」と感じた疑問が氷解した．A校でのCCSの全面実施という触れ込みは，実体としては半数に留まっていたのであった．この結果は重く受け止める必要がある．CEによるCCSへの十分な認識と理解があってこそ，有

効な教育システムとして実効力を持つ．安易に「担当患者を持たない」「レポートを書かせない」というスタイルだけの取り込みは，CCSを形骸化させる結果となることを肝に銘じておきたい．

　CCSに対して，「お気楽実習」や「落ちこぼれ学生対策」などと批判をする声がある．多くの場合，批判者たちはわれわれと話をしようとはしない．時にこれらの批判を口にする方々とCCSの話をする機会があるが，必ずといってよいほど何も理解しておらず，勝手な先入観だけで語られる．CCSに対して議論をしようとする姿勢だけでも評価に値すると考え，笑って済ませているが，もうその時期には終わりを告げなければいけない．

　今後CCSが広くセラピスト教育に浸透していくためには，CCSに対する正しい認識と理解が不可欠である．本項で紹介したような形骸化したCCS実践でCCSが語られ，根も葉もない批判の温床とならないように，正しいCCSの伝導教育が重要であり，CCSが実践できるCEの育成が急務であることを，これらのデータは物語っている．

COLUMN

【CCS導入後の成果に関すること】
　本校では2016（平成28）年4月より，CCSによる実習指導を導入した．導入後に以下の点で成果が得られた．
　一つは社会的側面における学生のためのコンプライアンスの遵守，学生の保護，患者や実習施設の不利益の軽減，もう一つは教育的側面で理学療法評価学の演習にOSCEを取り入れ，臨床教育の充実を図れたことである．その他では，これまで実習成績を指導者の意見に依存していた反省から，全面的に学校評価を取り入れた．また，臨床実習の教育学的根拠や理論を学習し，CCS研修会も実施した．これらを導入したことにより，学校と実習施設間での役割分担の明確化が図られ，これまで臨床教育について学内で整理できなかったことが，幅広く改善されたのではないかと考える．
　　　　　　　　　　　　　　山口雅之（鹿児島医療福祉専門学校　理学療法学科　副学科長）

4 臨床実習評定の考え方

　臨床実習に対する評定は，受動的な立場の学生にしてみれば重大かつ死活的な問題である．一説によると，実習指導者による評定が学生の卒業を，ひいては人生を左右しかねない判断となっている．そのために実習現場では過度な権威勾配が生じ，教育プロセスが通過儀礼化し student abuse（学生が臨床実習中に受ける不当な待遇）の温床にもなっている．これは，最終学年次の総合臨床実習がセラピスト教育の集大成であるという，驚くような誤認識が根底にある．

　すでに第2章-1-③「カリキュラムとしての存在意義の喪失」にて述べたが，臨床実習もカリキュラムにて計画された一つの科目であり，明確な目的を有している．その目的や到達目標は各養成校で違うこともある．ましてや卒業要件は養成校の裁量下にあり，外部での臨床実習に左右されることは学生−養成校間の契約上に問題が生じる．あくまで養成校がその責任下において評定をすべきである．

　臨床実習ではその特性上，総括的評価と形成的評価が必要である．臨床実習の進行過程で実施する形成的評価と，養成校が独自に設定する outcome に応じた総括的評価である．これを混同していたことで，現場が混乱し絶対的立場としての実習指導者を作り上げてしまった．基礎的な学力（認知領域）で臨床実習を不合格とされる例も多いようだが，これも場違いな話で，臨床実習はこの点を第一に云々すべき場ではない．しかもすでに学内科目にて単位を修得してきた学生である．実際に単位認定した教員はどのように感じているのであろうか．

　教員は，実際に臨床実習場面をみていないので学生評定ができないという見当違いな理由が幅を利かせている．まったく困った話である．教員は入学時から学生をみているので，十二分に評定が可能である．臨床実習から帰ってきた学生をみれば，成長も不足部分も手にとるようにわかるはずである．大学入学などで親元を離れて生活していた子どもが久しぶりに実家に帰ったときに，親はわが子の成長を実感し目を細める．成長を見続けてきた親だからこそわかることで，学生と教員の関係もそれと同じである．臨床実習をみていないので評定ができないという教員がいるなら，その教員の教育者としての資質に大きな問題がある．違う見方をすれば，臨床実習前の学生の能力を把握していないということであり，まことに無責任と言わざるを得ない．

　一方，「まだ3年生なのでこの程度は……」「総合臨床実習の1期目なのでAはつけられない……」などと言う実習指導者がいる．教員の立場としたら，「あなたは養成校のカリキュラムや，授業の進行具合や内容を完璧に把握しているのですか？　3年制と4年制の養成校をどのように見極めているのですか？」と聞いてみたい衝動に駆られる．これを学生評定というなら，無意味で無価値だと言うしかない．

学生が臨床へ行く目的は，臨床でしか学べないことがあるからにほかならない．養成校にはあり得ない「本当の患者」の存在である．患者からしか学べないことがあるから，学生は臨床実習へ赴くのである．臨床実習の本質はクリニカルワークで学ぶことであり，デスクワークではない．臨床にしか存在しない「患者」から学び，臨床でしか実施できない「形成的評価」を受けることが臨床実習の本質的な意義である．

総括的評価は，自校の教育理念と教育 outcome に相応して養成校（教員）がすべきことであり，養成校しかできない評定であることを認識していただきたい．しかし，臨床実習場面を共有していない教員には，日々の形成的評価は不可能である．臨床実習の意義と併せて評定を考えれば，おのずと形成的評価こそが実習指導者のなすべき評価であることがご理解いただけると思う．各立場からの概説は第5章-3および4の脱・学生評価を参照願いたい．

臨床実習における評定は，どのようなタイミングと事項でなされるのか，養成校-実習施設間での役割分担も含め，再考・解決すべき喫緊の問題である．なぜなら，誤解による悲劇の矛先がすべて学生に向けられている現実が全国に存在するからである．

【第4章文献】

1) 大滝純司（編）：OSCE の理論と実際．篠原出版新社，2007，pp2-8
2) 平上二九三：吉備国際大学の新たな理学療法士教育の展開．吉備国際大学保健科学部紀要 **19**：25-31，2009
3) 玉城沙百合，峰下麻子，金澤壽久，他：臨床実習学生に対する心理的リスク管理について．理学療法学 **32**（suppl-2.1）：268，2005
4) 玉城沙百合，高橋啓輔，金澤壽久，他：臨床実習生の心理的特性と心理的な変化について．理学療法学 **33**（suppl-2.2）：453，2006
5) 金澤壽久，玉城沙百合，峰下麻子：当院における臨床実習指導に関する取り組みと意識調査について．理学療法学 **32**（suppl-2.1）：273，2005
6) 中川法一：クリニカルクラークシップについて．日本理学療法士協会（編）：臨床実習教育の手引き 第5版．日本理学療法士協会，2007，pp54-60
7) 中川法一，加納一則：クリニカルクラークシップにおける学生評価．理学療法学 **28**：198-202，2001
8) 看護基礎教育における技術教育のあり方に関する検討会報告書．2003年3月17日 厚生労働省医政局看護課長通達
9) 佐々木秀美，松井英俊，金子潔子，他：成人看護学臨地実習における看護技術修得状況の実態調査報告．看護学統合研究 **9**：19-29，2008
10) 西川明子，中川法一，森實 徹，他：臨床実習における「見学・模倣・実施」の段階を経た診療参加の有効性．リハビリテーション教育研究 **18**：213-214，2013

第5章

従来型臨床実習からの脱却

1 患者担当制から患者中心型実習へ

　臨床実習は学校教育と医療現場である臨床現場との接点である．医療に携わる専門職教育において臨床実習の必要性や重要性は疑う余地もないが，臨床現場には最優先されるべき「患者」が存在する意味を忘れてはならない．専門職において後進育成は義務であるが，医療現場では患者治療が最優先であり，患者へ負担を強いるような実習は論外である．患者に余分な負担を与えず，治療の質を維持しながらでなければ，一般の医療機関（および施設）では臨床が成立しない．わが国においては医学部附属病院のみやや特殊な環境（教育施設）にあるが，それでも患者治療の質は担保される．さらに第4章-2「臨床活動への効果・有益性」で述べたように，学生の存在が，患者にとって有益であれば理想的である．

　臨床家が指導担当する臨床実習であるがゆえに，「臨床」「患者」という意味を真摯に考え直さねばならない．学生が担当になった患者の気持ちを，何度も何度も同じ検査を繰り返され，怯えたような自信のない態度の学生に治療をされる患者の不安を考えたことがあるだろうか．セラピスト自身がもしくは肉親が不慮の事故で入院を余儀なくされたときに，ためらいもなく学生に身を委ねるだろうか…，あり得ないことだと思う．臨床は臨床であり患者治療の場であること以外の何物でもないという精神的な原点回帰が必要である．

　かつて学用患者という言葉が存在した．医学部生の技術練習用に身を呈することを代償に，その治療費や入院費用は免除されていた．たとえ教育のためとはいえ，著しく人権を蹂躙した許されざる悪しき差別思想に基づく行為である．古くはヒポクラテスの誓い，近代になり患者の権利に関するリスボン宣言（1981年）（図1）でも患者の権利を謳っている．

　さて，臨床実習が近づくにつれ「学生の担当患者をどうしようか？」などと平気で会話をしていないだろうか．各学校の臨床実習指導者会議なるものに何度も参加をしたが，そこでの大きな話題の一つに，在院日数の制限により学生に担当させる患者が居なくなり，既存の臨床実習スタイルの継続が困難だというものがある．諸兄たちは患者の人権を蹂躙するような臨床実習を展開してきたことに気づかずに，社会的に問題ある発言を今も繰り返しているのである．患者担当制やレポート指導は患者に不利益こそあるも何ら利益がなく，臨床施設としてはその存在意義を疑われて仕方がない愚行，いや悪行である．

　社会と患者の権利意識が成熟した現代において，患者担当制などという非人権的システムは存在すべきではない．適切にCCSを理解し実践することで，患者に不利益のない臨床実習を展開することが必要である．臨床家だからこそ考えねばならない視点が「患者中心型実習」として，患者を基盤とした臨床実習システムの構築と遂行である．臨床教育者は自らの臨床活動たる患者治療の行為と文脈に，いかに学生を参加させるのかを考えることが，診療参加型実習遂行の根底にあることを忘れないでいただきたい．患者のことを治療者としての観点で考えずに，指導者の傍らに佇むことは単なる見学であり，決して診療参

加ではない．診療参加とは，患者を中心にチーム一丸となって考え行動すること，その中に学生が正規メンバーとして参加することである．臨床参加型実習はその本質的な目的を明確にするために，さらに進歩して患者中心型実習と称することが望ましい．

人権を無視した患者担当制から，患者中心型実習へと変革するのは今しかない．患者中心型実習を実践できるのは，CCS しか選択肢はないのである．

2005 年 10 月

17.H

患者の権利に関するWMAリスボン宣言

1981 年 9 月/10 月，ポルトガル，リスボンにおける第 34 回 WMA 総会で採択
1995 年 9 月，インドネシア，バリ島における第 47 回 WMA 総会で修正
2005 年 10 月，チリ，サンティアゴにおける第 171 回 WMA 理事会で編集上修正

序　文

医師，患者およびより広い意味での社会との関係は，近年著しく変化してきた．医師は，常に自らの良心に従い，また常に患者の最善の利益のために行動するべきであると同時に，それと同等の努力を患者の自律性と正義を保証するために払わねばならない．以下に掲げる宣言は，医師が是認し推進する患者の主要な権利のいくつかを述べたものである．医師および医療従事者，または医療組織は，この権利を認識し，擁護していくうえで共同の責任を担っている．法律，政府の措置，あるいは他のいかなる行政や慣例であろうとも，患者の権利を否定する場合には，医師はこの権利を保障ないし回復させる適切な手段を講じるべきである．

原　則

1. 良質の医療を受ける権利
   a. すべての人は，差別なしに適切な医療を受ける権利を有する．
   b. すべての患者は，いかなる外部干渉も受けずに自由に臨床上および倫理上の判断を行うことを認識している医師から治療を受ける権利を有する．
   c. 患者は，常にその最善の利益に即して治療を受けるものとする．患者が受ける治療は，一般的に受け入れられた医学的原則に沿って行われるものとする．
   d. 質の保証は，常に医療のひとつの要素でなければならない．特に医師は，医療の質の擁護者たる責任を担うべきである．
   e. 供給を限られた特定の治療に関して，それを必要とする患者間で選定を行わなければならない場合は，そのような患者はすべて治療を受けるための公平な選択手続きを受ける権利がある．その選択は，医学的基準に基づき，かつ差別なく行われなければならない．
   f. 患者は，医療を継続して受ける権利を有する．医師は，医学的に必要とされる治療を行うにあたり，同じ患者の治療にあたっている他の医療提供者と協力する責務を有する．医師は，現在と異なる治療を行うために患者に対して適切な援助と十分な機会を与えることができないならば，今までの治療が医学的に引き続き必要とされる限り，患者の治療を中断してはならない．

2. 選択の自由の権利
    a. 患者は，民間，公的部門を問わず，担当の医師，病院，あるいは保健サービス機関を自由に選択し，また変更する権利を有する．
    b. 患者はいかなる治療段階においても，他の医師の意見を求める権利を有する．

3. 自己決定の権利
    a. 患者は，自分自身に関わる自由な決定を行うための自己決定の権利を有する．医師は，患者に対してその決定のもたらす結果を知らせるものとする．
    b. 精神的に判断能力のある成人患者は，いかなる診断上の手続きないし治療に対しても，同意を与えるかまたは差し控える権利を有する．患者は自分自身の決定を行ううえで必要とされる情報を得る権利を有する．患者は，検査ないし治療の目的，その結果が意味すること，そして同意を差し控えることの意味について明確に理解するべきである．
    c. 患者は医学研究あるいは医学教育に参加することを拒絶する権利を有する．

4. 意識のない患者
    a. 患者が意識不明かその他の理由で意思を表明できない場合は，法律上の権限を有する代理人から，可能な限りインフォームド・コンセントを得なければならない．
    b. 法律上の権限を有する代理人がおらず，患者に対する医学的侵襲が緊急に必要とされる場合は，患者の同意があるものと推定する．ただし，その患者の事前の確固たる意思表示あるいは信念に基づいて，その状況における医学的侵襲に対し同意を拒絶することが明白かつ疑いのない場合を除く．
    c. しかしながら，医師は自殺企図により意識を失っている患者の生命を救うよう常に努力すべきである．

5. 法的無能力の患者
    a. 患者が未成年者あるいは法的無能力者の場合，法域によっては，法律上の権限を有する代理人の同意が必要とされる．それでもなお，患者の能力が許す限り，患者は意思決定に関与しなければならない．
    b. 法的無能力の患者が合理的な判断をしうる場合，その意思決定は尊重されねばならず，かつ患者は法律上の権限を有する代理人に対する情報の開示を禁止する権利を有する．
    c. 患者の代理人で法律上の権限を有する者，あるいは患者から権限を与えられた者が，医師の立場から見て，患者の最善の利益となる治療を禁止する場合，医師はその決定に対して，関係する法的あるいはその他慣例に基づき，異議を申し立てるべきである．救急を要する場合，医師は患者の最善の利益に即して行動することを要する．

6. 患者の意思に反する処置

    患者の意思に反する診断上の処置あるいは治療は，特別に法律が認めるか医の倫理の諸原則に合致する場合には，例外的な事例としてのみ行うことができる．

7. 情報に対する権利
    a. 患者は，いかなる医療上の記録であろうと，そこに記載されている自己の情報を受ける権利を有し，また症状についての医学的事実を含む健康状態に関して十分な説明を受ける権利を有する．しかしながら，患者の記録に含まれる第三者についての機密情報は，その者の同意なくしては患者に与えてはならない．
    b. 例外的に，情報が患者自身の生命あるいは健康に著しい危険をもたらす恐れがあると信ずるべき十分な理由がある場合は，その情報を患者に対して与えなくともよい．

c. 情報は，その患者の文化に適した方法で，かつ患者が理解できる方法で与えられなければならない．
   d. 患者は，他人の生命の保護に必要とされていない場合に限り，その明確な要求に基づき情報を知らされない権利を有する．
   e. 患者は，必要があれば自分に代わって情報を受ける人を選択する権利を有する．

8. 守秘義務に対する権利

   a. 患者の健康状態，症状，診断，予後および治療について個人を特定しうるあらゆる情報，ならびにその他個人のすべての情報は，患者の死後も秘密が守られなければならない．ただし，患者の子孫には，自らの健康上のリスクに関わる情報を得る権利もありうる．
   b. 秘密情報は，患者が明確な同意を与えるか，あるいは法律に明確に規定されている場合に限り開示することができる．情報は，患者が明らかに同意を与えていない場合は，厳密に「知る必要性」に基づいてのみ，他の医療提供者に開示することができる．
   c. 個人を特定しうるあらゆる患者のデータは保護されねばならない．データの保護のために，その保管形態は適切になされなければならない．個人を特定しうるデータが導き出せるようなその人の人体を形成する物質も同様に保護されねばならない．

9. 健康教育を受ける権利

   すべての人は，個人の健康と保健サービスの利用について，情報を与えられたうえでの選択が可能となるような健康教育を受ける権利がある．この教育には，健康的なライフスタイルや，疾病の予防および早期発見についての手法に関する情報が含まれていなければならない．健康に対するすべての人の自己責任が強調されるべきである．医師は教育的努力に積極的に関わっていく義務がある．

10. 尊厳に対する権利

    a. 患者は，その文化および価値観を尊重されるように，その尊厳とプライバシーを守る権利は，医療と医学教育の場において常に尊重されるものとする．
    b. 患者は，最新の医学知識に基づき苦痛を緩和される権利を有する．
    c. 患者は，人間的な終末期ケアを受ける権利を有し，またできる限り尊厳を保ち，かつ安楽に死を迎えるためのあらゆる可能な助力を与えられる権利を有する．

11. 宗教的支援に対する権利

    患者は，信仰する宗教の聖職者による支援を含む，精神的，道徳的慰問を受けるか受けないかを決める権利を有する．

17.H

図1 患者の権利に関する WMA リスボン宣言
※ WMA：World Medical Association

2 脱・担当制

　セラピスト教育における臨床実習は，実習指導者が自ら受け持っている患者の中から実習生が担当するのに適当と思われる患者を選択し，実習生の担当患者とすることで展開されてきた．そのような臨床実習においては，実習生が担当患者として紹介された患者について，疾患の理解はもとより，評価，治療目標設定，治療プログラムの立案・実施に至る一連のプロセスを経験するということで展開される．そして，この担当患者について調べたこと，実践したことを症例レポートとしてまとめるという実習形態が中心になることが多かった．そのプロセスの中で，実習生自身が考えた治療プログラムを患者に対して試してみるというような実習展開になることもみられた．また，実習生自身も「担当」と指定された患者について考えることが臨床実習なのだと思い込み，その他の患者については，見学に留まり，時に傍観しているだけになることもあり，一日の実習時間の大半を当該患者に対して使ってしまうことすらみられた．

　実習指導者や教員から「セラピストとして評価から治療まで，包括的に患者のことを考えるということを実習生は経験しておかなければいけない」と，いわゆる「担当制」を肯定する考えも聞かれる．その一方で，実習指導者から「実習生向きの患者さんがいないので」と聞くこともあった．実習指導者にしてみれば，「実習生が混乱してしまうような複合的な障害を有した患者ではなく，実習生でも考えやすい患者を経験させたい」という思いからの表現なのかもしれないが，患者・家族側から考えてみても，これは適切な表現ではないだろう．「実習生向きの（実習生に適した）患者とは何事か！」という声が上がってくるのも当然のことである．昨今，患者権利意識の高まりにより，そして，インフォームド・コンセントや治療の質の担保などの観点から，実習生任せにすることの問題が指摘されている．臨床現場では常に患者を第一に考える必要があり，「実習生向け」という発想はやめなければなるまい．またリスク管理を含めて，種々の状況に対応できるセラピストを育成するという観点からも実習生の経験の幅を狭めることなく，実習生が十分な実習経験を積んだうえで有資格者になれるよう指導していくという視点を，臨床実習においても持たなければならない．

　脱・担当制について，①複数例を経験することで学び得るもの，②臨床実習における有効なフィードバックはどのように行われるべきか？　という二つの側面から考えてみよう．

1 複数例を経験することで学び得るもの

　セラピストの臨床技術は，セラピストの主観によって判断されるものが非常に多い．また実習生が知識として理解しているものが，実際の現場でうまく適用できるものばかりと

は限らない．例えば，関節可動域の制限因子を理解し，end feel の区別を知識として持っていても，それだけでは十分ではない．知識だけで区別できるようになるものではなく，bone to bone がどのようなものかを実際に体験することで，制限因子が骨性の問題であることを理解することができる．また骨性の end feel を経験すれば，軟部組織性の制限因子についても判断できるようになるかといえば，決してそうではない．制限因子が軟部組織性であることを理解するためには，soft tissue opposition（軟部組織性抵抗）の end feel を経験することが必要となる．同様に，片麻痺の種々の回復段階なども知識だけで的確な判断ができるようにはならず，複数例の経験が求められる．

　また実習生が考える問題点やプログラムについて，個別性を示すことができていないという指摘もよく聞かれる．当然ながら，養成校内では，いわゆる教科書的な最大公約数としての形式知を学習している．いくつかのバリエーションを紹介したとしても，決してすべての状態を示せるものではない．また同じ疾患名であっても，同じ病巣であっても，治療目標や治療プログラムには個別性がある．この個別性の理解も，決して一例のみの経験では得られないものである．臨床実習において修得したい臨床スキルは，担当した一例について適応できるというものではなく，将来，出合う事例において応用できる臨床スキルである．そのためにも，経験を通した臨床スキルの獲得の確認は，他の事例へ応用できるかどうかで確認し，応用できなかった場合には，応用できるように導くことが臨床実習の根幹でなければならない．

2 臨床実習における有効なフィードバックはどのように行われるべきか？

　担当制による臨床実習においてみられる光景の一つに，実習生が「担当患者さんのところに行ってきます」と言って単独行動をとり，実習指導者も実習生が単独で患者の治療をしてくることを黙認している，というものがある．単独で実施してきた後に，「どうだったのかを，きちんと報告しなさい」という具合になる．その報告をもとにフィードバックを展開する．果たして，このようなフィードバックで意味のある指導が展開できるであろうか？　実習生からの報告をもとにした指導が有効であるためには，次の条件を満たさねばなるまい．
　○臨床実習生の自己モニタリング能力がきわめて高い
　○臨床実習生の能力が高く，実習指導者が直接的にスキル指導をする余地がない
　○臨床実習生が十分なリスク管理能力を有し，転倒など患者へ危害を与えない十分な能力を有している
の三つであるが，現実にはいずれも成立しないはずである．
　実習生がどのように振る舞ってきたのか？　ということについて実習指導者が直接みていなければ，実習生の報告を頼りに指導するしかなくなる．実習生の自己モニタリング能力がきわめて高く，自らが行ってきた事項について，やり方ならびに患者の反応について適切に報告できるとすれば，その報告をもとに指導することができるかもしれない．しか

し，直接みていないため，実習生の報告の適否を判断することができず，その報告内容で指導するしかない．実習生がミスを犯していたとしても，どのようなプロセスで誤りに至ったのかということについて，自己モニタリングできていなければ指導することができない．すなわち，実習生の行いを直接みていないため，実習指導のポイントを見逃してしまうことにつながる．

また実際に実習生が患者に対応した後に指導をするわけであり，万が一，実習生が危険なことをしていても"時，すでに遅し"なのである．実習生が患者の転倒を起こした場合に，アクシデントレポートを実習生に書かせれば終わりではなく，本来は，転倒を起こしそうになったときに，その場で対応するのが実習指導者の役割なのである．臨床実習は，自動車運転免許取得の課程に例えた場合の路上教習に相当する．したがって，事故を起こす前に，同乗している指導者がブレーキを踏むのは当たり前のことであるように，臨床実習においても，危険を冒す前に実習指導者が介入することを当たり前としたいものである．

臨床実習生の臨床スキルがきわめて高く，指導の余地がないのであればいざ知らず，例えば，他動運動を例にとると，正しく動かすことができているのかどうかは，直接みていない状況で，適切な指導はできないであろう．実習生が問題なく実施できていたとしても，さらなるスキルアップのためには，直接，実習指導者がみておくことが有益となることは言うまでもあるまい．

3 担当制を超えた担当制

ここまで担当制の問題について述べてきた．臨床実習において，特定の患者を実習生が担当するというのは問題であり，これを避けるためには担当制をやめなければならない．いわゆる"脱・担当制"が大切になる．

CCSによる臨床実習では，常に臨床教育者（clinical educator，以下CE）とともに臨床参加する．このシステムでは，実習生がクラークとして動くために，**表1**に示す理解の共有が必要である．実習生は，CEが担当している患者について，個々の問題点，治療目標，治療プログラムを理解しておくことが求められる．特定の誰かではなく，すべての患者についてである．すなわち，従来の担当型臨床実習が，実習指導者の担当患者のうちの特定

表1 クラークとして動くために必要なこと

○症例の状態について説明できるように理解する
○臨床チームの臨床推論を共有する
　1）どのような問題点があると捉えているのか？
　2）どのような目標設定をしているのか？
　3）どのような治療プログラムを立案しているのか？
○指示された運動スキル項目に取り組む
　1）指示された留意点を踏まえた治療実践
　2）実施した内容を診療記録に書き留める

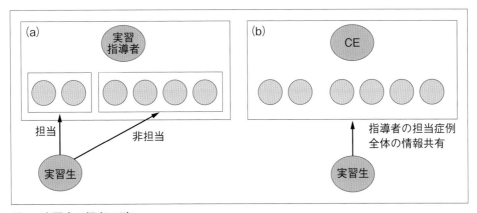

図2 実習生の担当モデル
a：担当型臨床実習　b：CCS

の誰かを担当するというのであれば，CCSにおいては，CEの担当患者すべてを担当すべく理解することが必要である（**図2**）．「そんなことは無理だ」と感じるかもしれないが，実習生が臨床参加できる項目について模倣・実施していくために，日々の臨床の中で関わる各患者について理解したうえで向き合うようにするだけのことである．状態，目標，治療プログラムなどの臨床推論について共有せずに見学しても見学にはならず傍観者に転じることになる．したがって臨床実習においては，実習生として理解する患者と流す患者を作らないということがポイントとなる．

　実習生がCEとともに関わる患者全員についてCEと情報共有していくことは，臨床の充実につながることもある．CEは，実習生とともに患者をみる中で，実習生の手をCEの3本目，4本目の手として活用する．実習生がいるからこそ，プログラムを進めることができるという状態にすることが必要である．脳卒中片麻痺患者の歩行練習をするときにも，実習生がいれば，いつでも休憩できるように車いすを移動させながら付き添うことができる．だから，数mしか歩けないかもしれない患者であっても歩く練習に取り組むことができるわけである．実習生が患者の治療を行っているときには，CEは前もって患者の能力を評価しておくことが大切である．CEによる介入が行われているときには患者が能力を発揮できるのに対して，実習生による介入では能力を発揮できないとすればその能力はまだまだ定着した能力ということはできない．例えば立位保持一つ取り上げてみても，CEが立位をとらせれば安定していたとしても，実習生が行った場合に安定したものでなければ，真の患者の能力ではないということが確認できる．実習生による介入場面は，患者の真の能力を捉えるチャンスである．

　実習生は，"この患者があなたの担当"と宣言された患者についてのみではなく，臨床実習の中で関わった臨床スキル（認知スキル，運動スキル）について，どのような内容に関わったのかを経験リストとして蓄積していくことが大切である．そのためには，数例のみの担当制ではなく，**日々の実習で関わるすべての人から学ぶ**という意識を持つことが必要であろう．

3 脱・学生評価（1） 養成校の立場から

　これまで述べてきたように，CCSは臨床実習のあり方を根本から転換するよう迫るものであり，それは実習評定においても例外ではない．ここでは，従来型実習評定の弊害を示すとともに，養成校からみた実習評定のあり方について述べる．

1 教育評価の機能

　教育評価は教育に関係する評価全般を指し，実習評定もその範疇に含まれる．Bloom[1]によれば，教育評価はその機能によって，診断的評価，形成的評価，総括的評価の3つに分類される（**表2**）．従来型実習評定は，程度の差こそあれ，総括的評価を実習指導者が臨床実習終了時に実施し，養成校側がそれを追認する形で実施されてきた．

表2　教育評価の機能（文献1より引用）

診断的評価	ある教育活動の開始時に評価を実施し，学習の前提となるレディネス（指導を受けるために必要な学習者側の準備状態）が事前に形成されているかどうかを把握・判断し，教育的な決定に活用するものである
形成的評価	教育プログラムの開始後，教育目標に応じた成果が得られているかについて，指導過程の途中で適宜把握・判断し，その結果をそれ以降の教育，学習活動の計画に活用していくような評価を指す
総括的評価	一定の教育活動が修了した際に評価を実施し，教育実践や学習活動の結果を全体として把握するものである．総括的評価の情報に基づいて評定（成績）がつけられる

2 従来型実習評定の弊害

　従来の臨床実習では，学生が対象者を単独で担当するため，必ずしも実習指導者の目前で学生の実践活動（臨床的推論も含めて）が展開されるわけではない．そのため，実習指導者が学生の総括的評価を実施するための根拠として記録されたもの，つまり症例レポートが必要となってくる．このように，患者担当制と学生評価とレポートは三位一体の関係にある．このことを踏まえて，従来型実習評定の生み出した弊害を箇条書きにしてみる．

　①一症例のレポート完成が主目的になり，学生の臨床経験値が上がらない．
　②養成校で学習した抽象的・形式的知識を実際の現場で使えるようにはならない．
　③実習指導者によって評価基準がまちまちなので，評価点に信頼性がない．
　④単位認定における責任の所在が不明瞭になり，学生を世の中に出していいかどうかまで実習指導者が判断するようになる．

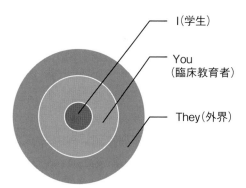

図3　佐伯のドーナツ論（文献2より引用）
学生は，学生に寄り添うように存在するYou的他者（CE）を通じて，外界を意味のあるものとして取り込むことができる．

⑤臨床実習が通過儀礼化し，睡眠時間の短さのような厳しさのみ伝承されていく．

3　総括的評価から形成的評価へ

　臨床教育者（CE）が弊害の多いこれまでの総括的評価を捨てて，形成的評価を採用することこそが，脱・学生評価の真意である（脱・学生評価というと，学生の学習度合いをまったく評価しないかのように受け取られることがあるが，それは間違いである）．形成的評価の情報は，学生の行動修正というよりは，CEの教育方法の改善・修正に利用されるものである．学生の学びがCEの存在と無関係に成立するのではなく，CEを通して成立するものであると考えれば当然のことである（**図3**）[2]．

　形成的評価は，その目的が果たせれば形式に決まったものはない．基礎的な技能の修得状況を評価するには，本書巻末のチェックリストの利用が考えられる（このようなものをドメイン準拠評価という）．また一つの教育目標についてのさまざまな到達レベルを設定し，これを評価の指標とする場合もある（スタンダード準拠評価）．例えば，o-RIME法（**表3**）を具体的な到達レベルとして，これをもとに学習の進み具合を検討することもできる．

4　養成校の責任

　臨床教育の実施主体は養成校であり，養成校が教育内容・方法を決定し，単位を認定する責任を有している．CEが形成的評価を採用することを可能にするためには，養成校が今までの慣習を改め，評価を実習施設に丸投げにしないことを決断しなければならない．いうなれば，養成校が監督の役割を引き受けることによって，CEは学生の経験値を十分なレベルまで引き上げるためのコーチ役となれるのである．

表3　o-RIME法に基づいたセラピスト評価

レベル	内容	ステップアップのための支援
観察者レベル O（observer）	＊CEのそばにいるが，目前で起きていることの意味はわからない ＊ジョブシャドウ等を通じて，実習のごく初期に，達成される	＊現象や実施していることを言語化し学生に伝える ＊みたこと・感じたことを言わせてみる
報告者レベル R（reporter）	＊何が起こっているか（what）を答えられる ＊正常と異常の区別がつく ＊症例の状態像を報告できる ＊学生の合格レベル	＊現象の原因や実施していることの目的を学生に解説する ＊推察したこと・考えたことを言わせてみる
解説者レベル I（interpreter）	＊起こっていることの原因（why）を答えられる ＊問題の優先順位がわかる ＊症例の評価結果を報告することができる ＊学生の目標レベル・新人の合格レベル	＊プログラムのリーズニングを解説する ＊次の段階のプログラム内容を言わせてみる
監督者レベル M（manager）	＊プログラム（how）を立案できる ＊プログラムを柔軟に変更できる ＊リハビリテーションマネジメントができる ＊新人の目標レベル	＊文献購読や研究を一緒に行う ＊研究発表や論文公表を行わせる
教育者レベル E（educator）	＊他者に教育できる ＊新しい知見を創造できる	

Pangaro[3]のRIME法をリハビリテーション従事者教育に適応させた．

5　養成校における総括的評価のあり方

　最後に養成校での総括的評価の実施について述べる．統一した評価基準で学生の評価を実施するためには，養成校で実習前後にOSCE（客観的臨床能力試験）のような客観テストを行う必要がある．また，養成校で症例報告書を作成・発表させることによって，認知面の評価も可能である．さらに，養成校で学生自身のテーマに基づいた凝縮ポートフォリオ[4]を作成させ，それを教員が評価することで，CEの模倣から発展した学生の真の学び（学びという語は「まねび」からきているという説もある）を把握できると考えている．

　養成校で，実習施設での様子を含めて総合的に合否を判定する場合には，形成的評価に使用したチェックリストに加え，実習施設における挨拶やコミュニケーション能力，やる気といった社会人基礎力の情報が，養成校では得がたい臨床能力を判断するための資料として役立つ．

4 脱・学生評価（2）実習施設・臨床教育者の立場から

1 従来型学生評価からの脱却

「学生評価」という言葉を聞いて実習指導者がまず思い浮かべるのは，養成校が提示する実習評定表（以下，評定表）を用いて臨床実習終了時に行う合否判定だと思われる．一方，評価を受ける学生にとって実習指導者とは，指導者であると同時に学生自身を評定する者でもある．筆者が学生だった十数年前を思い出すと，実習指導者からの評価をどこか気にしながら実習に臨んでいた記憶があり，現在の学生からも同様の意見が聞かれる．つまり評価＝合否判定，実習指導者＝評定者という構図は過去から続く学生評価の基本的な考え方（伝統）であり，この点に異論を示す実習指導者や養成校教員は少なかった．

しかし本来，教育評価の目的とは学生を値踏みして序列・選別することではなく，教育活動それ自体に反省を加えて，教育活動を修正・改善するために行うものである[5]．臨床実習とは長い臨床試験ではなく，セラピストになるために必要な技術や態度を養う場である．その意義から学生評価を再考するならば，実習指導者が行う合否判定よりも，学生の成長に合わせ実習指導者自らが指導方法・内容を修正していくために行う学生評価のほうが重要なのは言うまでもない．

現在行われている学生評価を再考するためには，われわれ実習指導者も臨床教育に必要な教育学的視点を持つ必要があると考える．筆者自身，過去に「実習指導者は教育論を習っていないから……」という言葉を発してきたことを反省している．ここでは実習指導者が知っておくべき教育評価の原則および従来型学生評価の問題点から，実習指導者が行う学生評価がどうあるべきかを述べたいと思う．

2 教育評価の原則

臨床実習教育を初めて行う CE（臨床教育者）から，「学生の"何をどのように"評価すればよいのかがわからない」という声がよく聞かれる．教育評価を行うには，なぜ（Why）評価するのか，何を（What）評価するのかなど，教育評価における 4W1H を理解しておくと整理しやすい（**表 4**）[6]．例えば，学生が行うトランスファー介助を評価する場合，立ち上がり動作のバイオメカニクスを理解しているのか（認知領域），あるいは適切な介助技術を有しているのか（精神運動領域）など領域別に評価すべき内容を明確にしたうえで，さらに評価すべきポイントを細分化し，前者であれば口頭にて事前に知識を確認し，後者であれば実際の介助場面を観察評価する．このようにすれば学生の「何を・どのように」評価すればよいかが整理しやすく，的を射た指導も行いやすい．

表4 教育評価の原則（文献6より一部改変引用）

Why	なぜ評価するのか	A．形成的評価（フィードバックが目的） B．総括的評価（修了認定）
What	何を評価するのか	A．学習成果：認知領域（知識） 　　　　　　　情意領域（態度） 　　　　　　　精神運動領域（技術） B．カリキュラム：教育（指導）目標 　　　　　　　　教育（指導）方法 　　　　　　　　評価方法
Whom /Who	誰を・誰が評価するのか	A．誰を：学生・指導者・管理者 B．誰が：指導者・学生・管理者・教員
When	いつ評価するのか	学習前・学習中・学習後・フォローアップ
How	どのように評価するのか	A．論述試験　　　　　　　E．実地試験 B．口頭試験　　　　　　　F．観察記録 C．客観試験　　　　　　　G．論文（レポート） D．シミュレーションテスト

　もう一つ重要なことは，評価の目的によって評価手法を変える必要がある，ということである．例えば「統合と解釈が行えない」という学生評価をよく耳にする．統合と解釈は，他部門から収集した情報や検査で得られた多くの情報を統合させ，それが何を意味するものかを解釈する過程であるといわれている[7]．

　つまり「統合」とは，Aという検査結果とBという検査結果から，問題点はCであるという仮説を立てる，というように多種多様な情報を関連づける過程であり，「解釈」とは関連づけることで得られた結果に対し，医学的側面や社会的側面などから意味を与える過程と考えることができる．情報を統合する場合，臨床では"A＋B＝C"のような簡単な統合はまずなく，多くの情報が複雑に関連し合っている．関連し合う情報を整理し統合するには，知識のみでなく経験に基づく技術（認知スキル）が必要となってくる．

　従来，「統合と解釈」の評価はレポート課題を用いて行われることが多いが，レポートで確認できる領域は主に認知領域である（**図4**）[6]．学生が情報の「統合」を行う際に，どこでつまずいているのかをCEが評価にするには，レポート課題ではなく精神運動領域（技術）の視点から評価手法を考える必要がある．しかし，技術評価を行うには観察評価が必要だが，学生の思考を直視下で観察することはできない．そのため，学生の思考過程を頭の外に出し（外在化），みえる形（可視化）にする必要がある[8]．具体的手法としては，第7章-3「臨床思考図の導入」（196頁）を参照してほしい．

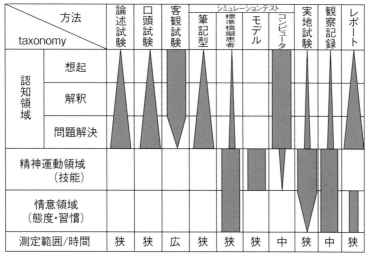

図4　測定しようとする行動と評価方法（文献6より引用）

3 臨床実習教育で用いられる到達度評価の問題点

　臨床実習における学生評価は，養成校が作成した評定表を用い到達度評価の視点で行われる．到達度評価は，教授-学修の成果として期待されることを一般的に表現した一般目標（general instructional objectives：GIO）と，目標を達成するために必要な内容を具体的な行動の形で表現した行動目標（specific behavioral objectives：SBOs）で構成される[9]．さらに，到達度評価はその機能から実習開始前に行う診断的評価，実習終了時に行う総括的評価，そして実習期間中の学生の成長を確認し指導に活かすための形成的評価に分けられることは，前項の脱・学生評価（1）でも述べられている．一見，理にかなっている到達度評価だが，以下のような問題点が挙げられる．

1. 明確に設定されていない到達目標（一般目標，行動目標）を評価しようとしている

　理学療法教育では，日本理学療法士協会によって2010年（平成22年）4月に「理学療法教育ガイドライン　第1版」が策定され，その中で臨床実習教育の到達目標は「ある程度の助言・指導のもとに，基本的理学療法を遂行できる」とある．しかし，臨床実習にて経験し修得すべき基本的技術が具体的に何を指すのか，実習指導者同士さらには養成校側と共通認識を持つことができているのか疑問を感じる．「基本的な検査測定を行うことができる」という行動目標を評価する場合，実習指導者間で「基本的な検査測定」の解釈に差があれば学生評価も乖離を生じ，さらには指導格差や学生の経験格差にもつながると考える．医師や看護師の臨床実習教育では，実習指導者と共に経験すべき技術項目が詳細に規定されている[10,11]．セラピスト教育においても，理学療法士・作業療法士学校養成施設カリキュラム等改善検討会が厚生労働省にて開催され，その中で臨床実習おける学生が実

施可能な基本技術項目および水準について理学,作業療法士協会から提案されている[12].今後,このような技術項目および水準が周知され,本巻末にあるチェックリストを用いてCE間で共有し,指導および学生評価に活用していくことが重要と考える.

2. 総括的評価（合否判定）が重要視され,学生の成長過程を評価する形成的評価が不十分である

形成的評価とは,実習の途中で学生の学習成果を確認し,それを踏まえて指導内容を調整・個別化していくための評価である（図5）.またCEが「自身の指導のあり方」を振り返るうえでも大変重要な評価である.さらにCE会議などで養成校側から,学生の「伸び幅」を評価してほしいという意見もよく聞かれる.つまり形成的評価とは,CEおよび養成校側双方にとって,「指導のあり方を振り返り,学生の成長を把握する」という点において要の評価になるはずである.しかし実際には,いつ,どのような手法を用いて形成的評価を行うのか,具体的な方法論は明らかでない.

従来の臨床実習にて形成的評価はレポート課題を介して行われることが多い.しかしレポート課題を介した評価は,認知領域の一側面しか捉えていないこと,学生のマイナス面のみを指摘し文章修正の指導に陥りやすいこと,なんらかの理由で提出できないと情意領域の問題として捉えられやすいこと,レポート症例以外から得られる臨床実習の学びを知ることができないこと,など形成的評価を行うツールとして用いるには問題が多い.指導に活かすことのできる形成的評価を行うためには,結果からマイナス面を探す評価ではなく,「昨日あるいは1週間前と比べて何ができるようになったか」など,それまでの過程から学生の成長を見出すことのできるツールを用いることが大切である.技術評価については,チェックリストの各項目別に到達レベル（見学・模倣・実施レベル）を評価し,実習全体を通しての学びは「ポートフォリオ」から学生の内省を知る.ポートフォリオについては第8章-4「形成的評価の試み」を参照してほしい.

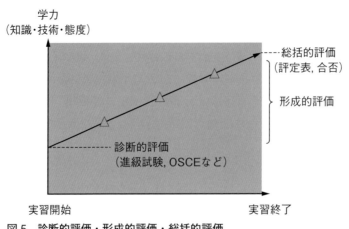

図5 診断的評価・形成的評価・総括的評価

3. 1期完結型の到達度評価であり，臨床実習全体を通じての学生の成長を捉えていない

　長期実習は前期・後期など2～3期間に分けて実施される．そして各実習終了時には養成校から提示された評定表を用い，CEが総括的評価として合否判定を行う．最近は，CEに総括的評価を行わせない養成校も増えつつある一方，CEが総括的評価を行わないことに対する否定的な意見も根強い．しかし，一つの実習終了ごとにCEが総括的評価を下すことに果たして意味はあるのだろうか．

　近年，医学教育においてアウトカム基盤型教育（outcome-based education：OBE）の重要性が強調されている[13,14]．これは従来の単位制によるプロセス重視型教育では，GIOやSBOsが細分化・詳細化されすぎ，教員および学生がすべての目標を理解し達成することが困難であること，個々の目標達成が重視されすべてのカリキュラム終了時に果たして社会の求める医療者となり得るかわからない，という点からの反省によるものである．

　OBEは，まず社会のニーズを踏まえて理想とする一人前の医療者像を明確にすることから始める．そしてその医療者が有する能力（コンピテンシー*）を明示化し，理想とする医療者に近づくため各時期（卒業前，新人，一人前，中堅，熟達者，等）に応じた能力を獲得するための目標とカリキュラムを設定していく．

　つまりOBEの視点で考えるならば，臨床実習全体も連続性をもって捉えるべきであり，各実習終了時に行う学生評価も，理想とするセラピストに向かうための形成的評価である．学生はすべての臨床実習を通じて成長している（図6）．各時期でのマイルストーン（一里塚）の設定は必要だが，CEにとってそれは学生の合否を判定する物差しではなく，学生に振り返りを促し，次の成長につなげる道標でなければならない．CEは，理想とするセラピストとなるべく，研鑽を積もうとする学生の成長および獲得した技術を次のCEおよび養成校へ具体的に伝える．そして総括的評価は養成校が行う，という役割分担をよ

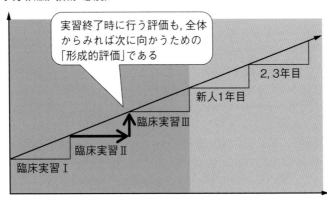

図6　臨床実習教育の連続性と形成的評価の意義

---

*　知識，技術，態度，価値観など複数の要素が統合された能力であり，かつ，行動として観察できるもの

り明確にすることで連続性のある臨床実習指導が可能になると考える．

4　CEが行う学生評価はどうあるべきか

　現在の学生評価の問題点について，CEの立場から述べた．「学生の成長を育むためには何を見せ，どのように教えればよいのか」という視点をわれわれCEが持つことが，従来型学生評価から脱却する第一歩になると考える．そしてCE自身が，自らの指導を振り返ることにもつながるのではないかといえる．筆者を含め，一人でも多くのCEが，学生の成長を応援する「励み」となる評価を行うことを望みたい．

COLUMN

【CCS導入時の学校としての工夫に関すること】

　当校では2年間かけて指導者への調査や課題抽出，研修会を繰り返し，CCSへの理解を促した．同時に「CCSの中でいかに学ばせるか」を学内で検討し，「緑生館における臨床実習」を構築，指導者への周知を図った．

　特徴として，学生の主体的な行動や学びを促すため，学生と指導者が一緒に計画と振り返りを行う目標シートやチェックリストを導入した．また夕方にデイリーノート記載と振り返りの時間を設け，自己課題を明確化させ，自宅学習や翌日の実習に反映させた．学校で提出を課していた症例報告書はなくし，実習後は「症例を通して学んだこと」を発表させた．総括評価は学校が行うこととし，実習状況や専門試験，セミナー発表などを点数化し評価した．

高森真須美（医療福祉専門学校　緑生館　理学療法学科　学科長）

5 脱・レポート（1）

　臨床実習の中で，どのような課題を課すかについては，各養成校の教育理念によるところが大きい．従来の臨床実習における課題の中で最も多かったものが，"症例レポート"であろう．そして，同時に，実習指導者が実習指導項目として負担に感じているものも，症例レポートの指導であることが多い．レポートの是非について検討されることもなく，臨床実習では症例レポートを書くのが当たり前というような考えだけで，続いてきたのではないだろうか．症例レポートの有する問題も多く，臨床の場における有益な学びにつなげていくためには，見直しがなされなければならないものでもある．

1 症例レポートの目的と弊害

　そもそも，症例レポートは，
　①実習生がどのように症例を捉え，考えているのかを把握する
　②実習生自身，将来のケースカンファレンス，症例報告などへの備えとなる
　③実習生を評価する
などを目的として，実習課題とされてきた．
　そして，症例レポート重視の臨床実習となった場合には，
　①臨床実習における興味・関心が，対象者ではなくレポートに向き，レポート作成のために患者をみるという姿勢を生み出す
　②臨床実習中の時間配分として，クリニカルワークよりもデスクワークのほうが長くなり，臨床実習に行っているにもかかわらず，臨床の場を離れてコンピュータに向き合っている時間が長くなる
　③経験する症例が限られ，結果としての経験値の減少を招く
　④実習指導者の指導が，臨床活動についての指導ではなく，「てにをは」を含めた文章指導が中心となり，労力を増やすことになる
　⑤症例レポートが期限を守って提出できたかどうか，その出来がどうかということが，臨床実習の合否を左右するようになり，実習指導者と実習生間の過度の権威勾配を生み出し，ハラスメントの温床になる
などの種々の問題をもたらすようになっている．

2 症例レポート自体の問題

　時間をかけて作成した症例レポート自体も，実習生・実習指導者・養成校教員のそれぞ

れの立場での問題を有している．

1. 実習生として

「とりあえず，指導者の言うとおりに書き直しておけば，臨床実習は乗り切れるだろう」と考えるようになり，どのような臨床実習を送り，どのような経験をするかということよりも，課題を仕上げることに力点を置くようになる．そして，養成校で提出したあと，教員が内容不足などの指摘をしても「おかしいと言われても，指導者の言うとおりに書き直したのだから」と，レポート内容についての責任を持たない状況も生まれる．また，症例レポートを受け取ってもらったという安堵感が，実習の達成感にすり変えられることもある．

2. 実習指導者として

「実習生の考えを知るために」と言いながらも，「きちんと仕上げないと，指導したと思ってもらえない」「次の実習施設の指導者からどう思われるのだろう」というように，自分の指導内容について身構えてしまうこともある．また，実習指導の中で症例レポートを指導することが負担と感じながらも，「臨床実習なんだから書くのは当然」ということで，種々の症例を比較して応用力を育むという視点を置き去りにし，一例のみに傾注してしまうことも多いのではないだろうか．

3. 養成校の教員として

実習指導者の手が入っていることにより，結果的に実習生が書いた文章か実習指導者が書いた文章かの区別がつかなくなる．「学生が書いた文章ではないだろう」と感じた場合など，内容ではなく提出されたかどうかを重視せざるを得ない．すなわち症例レポートが単なるアリバイ的なものに過ぎなくなってしまうこともある．

このように実習生，実習指導者，養成校教員のそれぞれの立場で多少の違いはあるが，症例レポート自体の作成目的とその後の活用に問題を有していることも否めない．

3 症例レポートの内容的限界

症例レポートの指導においてよく指摘されることとしては，
①初期評価がなかなか終わらない
②教科書的な問題点の整理のみであり，個別性を考慮したものになっていない
③実習生独自の問題点・目標・治療プログラムが書けない
などが挙げられる．

これらの項目は，いずれも臨床経験の乏しい学生なら当然のことであり，教育学的にも，症例レポートの書き直しよりも，臨床現場において育てることを考えたほうが効果的な項

目である.

　さらにレポート内容を最終成績に反映させる場合の問題もある．例えば芳しくない実習生であっても指導者が非常に細かにチェックを行い，臨床チームの考えに十分近づけた場合には高く評価される．一方，ある程度できる実習生に対して指導者が実習生の考えを重視し，チームの考えへ近づけるのをそこそこで留めた場合には低く評価されることも起き得る．すなわち指導の入ったレポートは実習生だけの能力を捉えるには適していなくなる．

1. 初期評価が終わらない

　"初期評価"を，評価結果を統合・解釈を行い問題点の抽出，治療目標・治療プログラムの立案を行うまでのプロセス，とすることが多い．しかし，実習生は，技術が未熟であるために一つひとつの工程に時間がかかってしまう．評価が正しく行えているかどうかの指導という点において，限られた時間で正確に検査・測定ができるようにするためには，技術面での経験の蓄積と指導が必要である．

　また，評価自体を複数日に分けて実施した場合には，症例レポートにおいて統合する情報の妥当性を疑わなければならず，組み合わせによっては統合する意味すら持たないことも起き得る．例えば，

　初日：関節可動域（ROM）計測
　2日目：筋力検査
　3日目：疼痛・感覚検査，周径計測

というように実施した場合，初日のROM制限の原因を3日目の疼痛の検査結果で説明するというのはおかしな話である．筋力低下の要因が，筋萎縮なのか疼痛なのかということも，同時に計測しておかなければ統合できない情報となる．また，実習指導者が施行した治療によって患者の状態が改善したとしても（即時効果），翌日には若干戻ることもある．治療後に変化するのは当たり前のことであり，一進一退しながら，徐々に回復するということもよくある（**図7**）．その場合，"統合する"ということはどのような意味を持つであろうか？　特に，異なる日の計測結果を統合することは，適当に平均をとることではないはずである．したがって，「初期評価が終わらない」と実習を止めることなく，経験を積み重ねられるように指導展開していくことが大切となる．

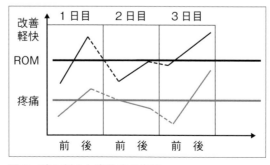

図7　時々刻々と変化する症例

2. 教科書的な問題点の整理に留まる

複数日にわたる情報を統合するということになれば，実習生は個々の情報をどのように統合すればよいかわからなくなり，結果的に，教科書的な固定観念的障害像をもとに解釈することにつながる．その結果，症例レポートの指導場面で，「個別性を欠いた内容になっている」という指摘を受けることもしばしばである．実際に個別性を踏まえた検討ができるようになるためには，複数の症例を経験し，臨床推論を繰り返していくことが不可欠である．また，統合と解釈の結果として，問題点の抽出，治療目標の設定，治療プログラムの立案といっても，治療仮説を立てているに過ぎないことを理解しておくことが必要である．

さらに，評価結果が正しかったかどうかというのは，実際に介入し変化を確認しなければわからない．決して，各種計測結果を蓄積することで評価が成立するわけではなく，治療仮説に基づく治療を展開し効果を確認することで初めて，評価の正しさを確認することができるのである（図8）．実習生は教科書的な整理ができればよしとし，そこから先の臨床ならではの個別性を踏まえた臨床推論は，指導者が説明していく必要がある．

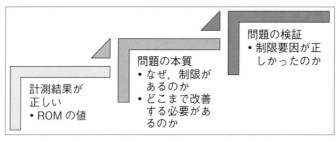

図8　問題点抽出の本質

3. 実習生独自の考えが書けない

そもそもチームで展開されている医療において，チームが問題としていないものに対して，実習生が問題として介入を考えることは，決して妥当とはいえない．すなわち，実習生独自の問題点などを考えるよりも，チームとしての問題点や治療仮説などについて理解できることのほうが重要である．治療プログラムについても，実習生が考えたものが効果的なものであるならば，本来すでに，チームとして検討され取り組んでいることであろう．もし取り組んでいないものを実習生が考えた場合には，その内容は不必要なものや時期尚早のものであるかもしれない．レポートの修正指導においても，実習生独自の考えを表現させるということよりも，対象者にとって有益な考えができるようになることに主軸を置くことが大切である．実際の指導においては，チームの思考とのギャップを埋めるように実習生の思考の修正を図ることに取り組んでいることも多い．このことからも実習生独自のものを考えさせるよりも，チームが考える問題点・目標・治療プログラムを理解することが有益であることは明らかである．

さらに，包括的・総合的に考えるということについても，日々の臨床の中でCE（臨床

教育者）がどれだけ背景要因や予後予測を考慮しているのかが大切になってくる．十分な経験を積んでいないセラピストにとって，予後を予測しながら問題点や目標を考えるというのは，非常に難しいものである．また，急性期などで目の前の患者の状態を良くすることが重要である場合，家屋環境などの背景要因を考慮して，介入を変化させるというところまで到達しないこともある．これら背景要因や予後を考慮した介入が展開できるようになるためには，経験を増やしていくことが大切であり，経験が不十分な実習生が考えること自体，きわめて難易度が高い課題になってくる．これら背景要因や予後予測などを考慮した臨床推論の展開については，CEの考え方を理解することが大切であり，臨床チームの臨床推論に近づくことが目標となる．

4. 初期評価レポートの完成と症例の変化

種々の検査測定を行い，統合・解釈後，治療プログラムを立案し，CEの指導を受けて初期評価レポートが完成したとしても，その過程に時間をかけすぎた場合，実際に治療を行うとしても，すでに状態が変わってしまっているということも発生する．いわゆる治療プログラムの後追いである（**図9**）．治療プログラムが後追いしていたのでは，効果的な治療介入はできない．したがって，症例レポートに時間を費やすよりも，日々の診療に参加し，CEとともに再評価（reassessment）を積み重ねて経験していくことが効果的である．

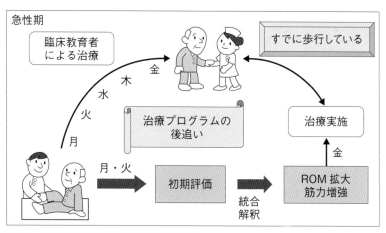

図9　治療プログラム後追いの発生構図

4　bottom-up と top-down

国際障害分類（International Classification of Impairments, Disabilities, and Handicaps：ICIDH）モデルから国際生活機能分類（International Classification of Functioning, Disability and Health：ICF）モデルへ変化してきているとはいえ，Nagiモデルを含めて，障害構造を捉えていくために評価が行われる．その場合の手法として，bottom-up と top-down という二つの考え方がある．そもそも，この考え方は ICIDH モデルや Nagi モデルにおいて，機能障害を評価し，それによって影響を受ける動作を考えるという順番で障害を捉える方法を bottom-up，逆に，まず動作を分析して，その原因を探るべく各種計測を行う方法を top-down としてきた．そして，それらの検査測定の結果を統合し解釈していくことで，問題点にたどり着く過程を説明する文書として，症例レポートが用いられてきた．

　問題点を的確に捉えるための過程において，その基本となる検査測定が正しくできることが求められる．本来，検査測定が正しくできるかどうかは技術レベルの問題であるため，症例レポートではなく，実践の場で繰り返し指導を受けながら実践していくことが必要であるが，そうはならずに，レポートの書き直しが求められる臨床実習を生み出してきた．bottom-up の実習では，検査測定項目が網羅的に埋められるまで日数をかけることとなり，top-down では動作をいかに正確に表現できるかということに重きが置かれ，表現を直すためにレポートの修正を求められる例すらみられる．しかし，これらの検査測定結果は，日々の診療記録の中で客観的事項（objective）として記載しているわけであり，臨床的思考を展開するのであれば，この objective の項目として記載する内容を実習生に提示すれば済むことである．

　bottom-up，top-down のいずれの考え方であったとしても，その結びつきとして何か一つもっともらしいものがあれば，そこで思考を停止させてしまうのが，経験の乏しい実習生であろう．立ち上がり動作を例にして考えてみれば，

　　動作分析：立ち上がり時に体幹を前方に移すことができていない

　　統合と解釈：立ち上がり動作を困難としている原因は，重心の前方移動困難である

というように，立ち上がり動作を困難としている要因を一つに限定してしまうことが多い．初期評価レポートとして出すと，指導者からは，「他の原因は考えなかったのか？」という指摘を受け，「もう少し他の原因を考えるように！」という指導が展開される．しかし，他の要因が容易に浮かび上がってくるのは，種々の経験をしていればこそであり，経験が乏しい実習生にとっては難しいものである．

　実習生に，立ち上がりが困難となっている原因が重心移動の問題だけではないことを理解させるためには，他の要因を考えさせることよりも，実際に重心を前方へ移動させたとしても，立ち上がりができない症例を経験させることが有用となる．そのうえで，単に「他の原因を考えるように」と言うのではなく，「重心を前方へ移すように介助しても，まだまだ立ち上がりがしにくそうでしたね．重心移動も大切だけれども，他にどのようなことが必要と考えますか？」という指導を行うほうが有益である．さらに，実際に立ち上がらせる中で，「このように介助すれば，ほら，この方は立ち上がることができますよね．先ほどまでの立ち上がり練習のときと比べてどこが違いましたか？」というように，実際の変化をみせることを通して原因を考えさせるほうが，レポートの中で考え直させるよりも指導の効果は高いものとなる．

5　プロダクト重視からプロセス重視へ

　対象者の治療においてどこかの時間を切り出し，時間を止めた中での指導を行うのは養成校の学内教育の場である．時々刻々と変化している臨床現場における効果的な臨床実習指導を展開するためには，「レポートに取り組むよりも，臨床の中で育てること（on going）」の大切さを意識することである．そして，臨床展開している"今"を大切にして検証展開をしながら指導を進めることが重要である．そのためのフィードバックも，タイミングよく，日々の実体験の中で展開されることが望まれる．

　症例レポートに重点を置いた指導では，プロダクト重視の指導となり，症例レポートが書けたかどうかが評価のポイントとなる．しかし，症例レポートを介して実習生の能力を知るためには，実習生自身の理解力と言語表出力，そして，実習指導者の読解力によって達成度は変化する．症例レポートの内容がわかりにくいときには，文字でなんとかしようとするよりは，口頭によるリアルなコミュニケーションの中で指導していくほうが有益である．すなわち，症例レポートの作成というデスクワークよりも，クリニカルワークとして臨床活動の中で，種々の考えや技術を確認していくことが大切である．

　実習生自身がプロダクトを重視してしまうこともあり得る．臨床実習に対するイメージの違いによることが多いが，臨床実習は「クリニカルワークを通して自らの臨床スキルを高めることが本質である」ということを，実習前教育でしっかりと認識させておくことがポイントとなる．

COLUMN

【CCS導入後の成果に関すること】

　本校では4年前からCCSを本格導入した．臨床実習は，全3期（Ⅰ期7週，Ⅱ期およびⅢ期9週）と長期にわたる．そのような中，指導者との相性，学生の資質なども問題ではあるが，各期1～2名は評定Dの不合格で評価表が返ってきていた．しかし，昨年度（2017）の実習においては，全期ともA～Cの合格点であった．このことは，従来型の実習形態から診療参加型であるCCSへの転換により，CEの学生の"見方"が変わったためだと考えている．

　これまでの患者担当制のレポート重視から，診療チームの一員として"何かを任される"存在に変わったのではないだろうか．これはまさに教育成果であり，学生のストレス軽減に大いに役立っている．

池田耕治（熊本総合医療リハビリテーション学院　教育部　理学療法学科　学科長）

6 脱・レポート（2）認知スキルを高める

　症例レポートを書かせることを通して，臨床スキルの中の認知スキルを育てるという声を聞くこともある．確かに，認知スキルは頭の中で展開されるものであり，可視化するための手法として，症例レポートが選択されるというのは自然なことである．しかし，頭の中の考えを可視化することと考えられるようになることとは，同じように思われがちであるが別物と考えるのが適当である．認知スキルを育てるためには，まず認知スキルを伝授し，臨床的な考え方を理解できるように指導することが必要である．症例レポートを介するのではなく，臨床活動を通して認知スキルを育てていくことを理解することが求められる．そして，症例レポートの目的の一つにされる「症例報告ができるようになる」ということについては，臨床実習後の養成校の事後指導に委ねたい．

1 認知スキル（表5）

　認知スキルは，検査項目の想起・取捨選択に始まり，目標の修正に至るまでの種々の治療過程で必要とされる．臨床活動のそれぞれの段階における認知スキルの伝え方を理解することが，症例レポートに頼らない認知スキルの教育に通じることになる．

1．検査項目の決定

　検査項目の想起は疾患や障害に応じて行われ，想起された検査項目について「状態に応じて不要」という判断を行うときに高い認知スキルが求められる．
　最初の想起は教科書的な項目の列挙であり，これを確認するのは臨床現場における口頭

表5　認知スキルの種類（SOAP2Rによる例示）

検査項目の決定 (Subjective & Objective)	検査項目の想起，取捨選択 対象者の状態把握
目標設定に対する問題点の理解 (Assessment & Hypothesis)	ニードの把握 目標と問題点の整理 時系列的整理 介入の方法を判断
治療プログラムの立案 (Plan)	個別的な治療プログラムの選択 優先順位
治療効果の検証 (Result & Reassessment)	即時効果の判定 仮説の妥当性検証 介入後の経過に応じた目標の変化

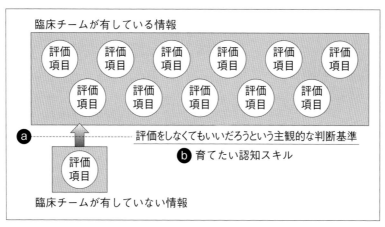

図10 認知スキルの伝授（検査項目の決定）
a：伝える　b：育てる

試問に通じてしまう．新たに処方が出された対象者でなければ，対象者の状態を把握するために必要な情報はすでにチームが所有している．したがって，実習の初期においては，それらの情報をすべて提示し，各項目の必要性について理解させていくことが必要である．そのうえで，「この診断名がついている方の評価において，教科書的に足りないなと思うような検査項目はあるかな？」という問いを投げかける．その問いによって，一般的な検査項目を想起させるとともに，取捨選択に至った要因について考えさせることが可能となる．

臨床チームが実施していない検査項目がある場合，二つの指導方法が生まれる．一つ目は，実施しない理由を実習生に対して説明することである．そして二つ目は，対象者の状態と実施した場合との結果を説明したうえで，実際に実施させて実感させることである．後者は対象者にとって不必要な検査の実施となる可能性はあるが，実習生が将来，「この検査は不要」という判断ができる認知スキルを習得するためには重要な意味を持つ．「実習だから」「この検査ができないと困るから」という理由で不必要な検査を実施することとは，意味が異なることを理解しておくことが必要である（図10）．

さらに，対象者の状態を包括的に捉えることが重要といわれることも多いが，昨今の医療現場の状況を考えると，それぞれの医療機関の役割に応じて臨床で取り組んでいる範囲が異なる．したがって，対象者を包括的に捉えることよりも，それぞれの臨床現場が置かれた状況に応じた捉え方ができるように指導することも大切である．

2. 問題点の整理と治療目標の設定

実習生は，検査の結果，機能障害面において基準値（正常値）と異なった場合，そのことを問題として捉え，その解決を治療目標とすることが多い．すなわち，「可動域の計測値が基準値よりも小さい，だから可動域制限があり，可動域の改善を目標とする」というようなものである．しかし，計測結果の持つ意味や問題の程度，さらには，治療目標として

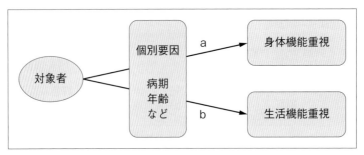

図 11　認知スキルの伝授（治療目標の設定）
a：急性期や若年者　b：生活期や高齢者

の優先順位は，対象者の個別要因によって異なることも多い．膝関節屈曲角度が120度という状態であっても，高校生なのか高齢者なのかということによっても異なってくる．また，身体機能に着目した治療目標を設定するのか，それとも生活機能に着目した治療目標を設定するのかということについては，病期によって異なることも多い．急性期の脳卒中で片麻痺回復段階が Stage Ⅱの場合には，随意運動の促通が治療目標となってくるが，発症から2年経過してもなお脳卒中の片麻痺回復段階で Stage Ⅱの場合には，随意運動の促通を目標として掲げるよりも，その身体機能を用いて，どのような生活を送るのかという視点で治療目標を設定することが適当となる．時期や程度に応じて，どのように治療目標の置き方を変更しているのかという臨床チームの生の臨床推論に触れ，実感を持って理解を深めることが臨床実習では大切である（図11）．

3. 治療プログラムの立案

　臨床チームは，治療プログラムとして種々のメニューを考え，そして，種々の注意を払いながら適用している．治療プログラムの中には施設が所有している治療機器の制約で実施できないものもある．例えば，随意性の促通のために電気刺激療法がよいと考えても，電気刺激装置を所有していないということもあるだろう．そのような場合，電気刺激療法がよいと考えたとしても，設備がなければ実際に適用することはできない．

　そこで必要な指導としては，代替手段としてどのような治療プログラムで対応しているのか，ということを伝えることである．

　対象者は有益な治療を受けることを求めている．したがって，実習生が考えた治療プログラムを試してみようということは適切ではない．同じような病態像に対して，治療目標が同じでも治療プログラムには複数あることを伝えていくことも，CEの役割としては重要である．

　なお，臨床実習は，一般的な治療が助言・指導のもとで実施できるようになることが目標であり，特別な手技に傾倒させることは避けなければならない．治療ガイドラインやパスに従った標準的な治療を念頭に指導することが必要である．

4. 治療効果の検証

セラピストの治療は,「評価に始まり,評価に終わる」といわれる.後者の評価は,再評価を意味し,治療プログラムを実施した結果を評価し,治療プログラムの見直しが必要かどうかの判断をすることである.実習生とともに治療プログラムを実施し,終了後に,どのような変化があったのかを議論することで確認することができる.実習生が行った治療プログラムによる変化ではなく,臨床チームが行ったことによる変化を確認するということが大切である.実習生は小さな変化に気づきにくいものである.小さな変化に気づかせるためには,治療プログラムの実施時にどのような狙いを持ち,注意を払いながら実施しているのかを伝えておくことが必要である.

二つの絵の違いを探すというクイズがあるが,最初はなかなか見つけにくいものである.しかし,一度,どこに違いがあるのかを教えられると2回目,3回目になるにつれて,見つけ出しやすくなる.すなわち,目が養われてくるわけである.それと同様に,再評価における対象者のわずかな変化にも気づく臨床眼を培うためには,最初は変化を適切に示し,伝えていくことが大切である.

2 認知スキルの段階的指導

CCSによる臨床実習指導では,見学・模倣・実施と段階を経て指導展開する.臨床スキルのうち,運動スキルについては,これらの3段階の指導はイメージしやすいが,認知スキルでは,これらの3段階の指導イメージがつきにくい.その結果,症例レポートの書き直しという形で,認知スキルの確認と指導を展開しようとする指導者もいたのではないだろうか.

CE(臨床教育者)の認知スキルを見学するということは,臨床チームの認知スキルの使い方である臨床推論を聞いたり見たりすることである.CEは自らの認知スキルを実習生が見学できるように,説明することが求められる.記述したものとしては,診療記録や指導者が記述する症例報告が相当する.そして,模倣とは,同じように考えることができることであるかもしれないが,指導者の説明の復唱に留まれば,見学と大差がないものとなる.

臨床推論の基本形は,因果論として考えることができる.すなわち「XXXだから,YYYと考える」というロジックが基本である.この場合「XXXだから,YYYと考える」とすべてを説明することが見学に相当するといえよう.そのうえで,模倣段階を考えていくとすれば,「YYYと考えるのは,なぜかな?」と結果側を規定した質問を投げかけることで,答えが収束しやすい要因側を考えさせることができる.そして,次の段階としては「XXXだけど,どう考えるかな」ということで,要因側を提示し結果を創造させる質問を投げかけるわけである.最終的な実践段階は,「状態と対応の両方を説明してください」という展開が考えられる.実習生が考えたことで臨床が展開されることがないとすれば,認知スキルの指導展開は模倣レベルで終わっても不思議ではない.その中で,すべてを説明する見学,要因を考えさせる模倣初期,対応を創造させる模倣後期という段階的な展開が有益と

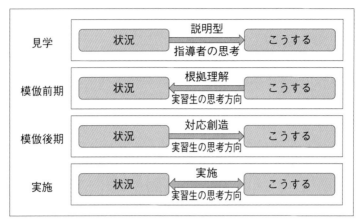

図12 認知スキルの段階的指導展開

なる（図12）.

認知スキルの指導においては指導者の考えを語ることが出発点となる．症例レポートを中心とした指導においては，実習生からのoutputを先行させる傾向があるが，経験が乏しい実習生の指導においては，実習生に十分なinputを行うことを先行させることが重要である．十分なinputを行い成長を承認した後にoutputを求めることを指導の基本としたい．

3 症例報告の能力を育むために

先にも述べたが，症例レポートの目的の一つに「将来，症例報告ができるようになるため」というものがある．そのため，レポートを廃止した場合に，症例報告をする能力を育むことができるのかという指摘がなされる．症例報告をする能力を育むためには，卒前教育から卒後教育への効果的な接続が大切である．臨床実習において細やかな文章指導を行うことを求めるのではなく，文章能力の育成については養成校教育の中で行うようにし，「てにをは」の指導などについては，CEの役割ではなく，養成校教員の役割とすることが必要である．

1. カンファレンスへの参加

臨床場面で症例報告を行う機会には，①チーム内での申し送り，②院内でのケースカンファレンス，③近隣施設などでの症例検討会，④学会などへの症例報告，⑤ケーススタディとしての投稿などがある．将来のこれらの活動に備えるために症例レポートを作成するよりも，実際にセラピストが展開する症例報告を見学しておくことのほうが有益となる．

したがって，臨床実習においても，積極的にケースカンファレンスに参加し，他職種の症例提示なども合わせて，「わかりやすく報告するためにはどうすればいいのか」を経験させることが有益である．限られた時間の中で適切に伝えるための情報の取捨選択などを学ぶ機会としたいものである．

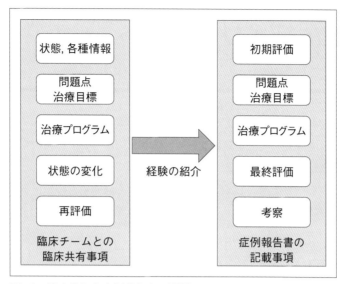

図13　臨床参加と症例報告との関係

2. 養成校での事後指導

「養成校に戻ってから臨床現場をみていない教員の指導で症例報告をまとめることはできないのでは」という指摘を聞くこともある．しかし，これもやり方次第である．CEによって修正が加えられた報告を行うのではなく，実習で経験した事例について「①どのような状態であったのか，②どのような問題点を抱えているとチームが捉えていたのか，③どのような目標に向けて取り組んでいたのか，④どのような治療プログラムを提供し，その時にどのような注意をしていたのか」という臨床内容について共有してきたものを紹介するという方法が考えられる．しっかりと臨床の共有ができていなければ，この紹介はできない．また，この紹介ができないようであれば，形式的な症例レポートが書けていたとしても意味を持たない．

経験症例の紹介ができれば，問題点と症例の状態との関係，目標設定の妥当性，目標設定と治療プログラムの関連性について，文献的考察を深めていくことで症例報告をまとめていくことが可能となる（**図13**）．症例についての事実確認とそこから展開される考察部分とを区別することが一つのポイントである．

指導者による修正は実習生の臨床推論の再考ではなく，結果的に，チームの臨床推論にいかに近づけていくのかという指導となる．したがって，実習生に再考させるよりもチームの臨床推論を伝え，理解させていくことが指導の効率性の面からも有益である．

今一度，臨床実習の場面において指導者が何を指導すべきか，そして，養成校の教員が何を教育すべきかを考え直してみることが大切であろう．

7 改・デイリーノート

　症例レポートに並んで多い課題としてデイリーノートがある．デイリーノートに記載する内容や形式は，養成校・実習施設によってさまざまであるが，その内容によって意義深くなることもあれば乏しくなることもある．
　本項では，日々の学習記録としてデイリーノートを意義深いものにするための視点について，チェックリストならびにポートフォリオを含めて述べる．

1　意義の乏しいデイリーノートとは

　デイリーノートは，CE（臨床教育者）と実習生との間で，実習の進捗状況を確認するコミュニケーションツールとして開発され用いられてきたが，その内容が徐々に変化してきている．
　デイリーノートの中で，「何時に何をしたのか」というように一日の行動を記録する形式のものをみることがあるが，単に何をしたのかを叙述的に書き留めていくだけの記録は，臨床実習を行ったことを示すだけに過ぎず，その後の学習につなげる意味合いとしては乏しい．また，種々の課題を与えて調べさせ，その調べた内容を記載するというデイリーノートをみかけることもある．日々，実習生がなんらかの問題意識を持ち学習するということは意味深いものであるが，いつしかその調べものをすることが日課となり，臨床実習の中心をなすようになるという危険性を有している．
　また，デイリーノートを介した指導の問題点としては，デイリーノートの記載内容の確認とフィードバックをいつ行うのかということがある．指導者が確認を行いフィードバックを実施するタイミングは，①毎朝の始業時，②その日の実習中，③終業後の大きく3つに分けることができる．
　デイリーノートを詳細に書いていると，読むのにある程度の時間を必要とする．その場合，CEが臨床活動をしながらチェックすることは難しく，休憩時間などに読み，フィードバックについては終業後にまとめて行うということになる．しかしながら，終業後のフィードバックは，有意義な臨床実習を展開するうえで，非常に大きな損失をしていることになる．
　デイリーノートによる意義の乏しいフィードバックの流れを示したものが図14である．1日目の経験をその日に確認することなく帰宅し，自己学習を展開した場合，不正確な情報や誤った認識をもとにして，学習を展開してしまうことにつながる．そして翌日，デイリーノートを提出しても，その確認が勤務中に行われ，フィードバックが終業後になってしまった場合には，2日目にも修正されることなく臨床活動が終了してしまう．そのうえ

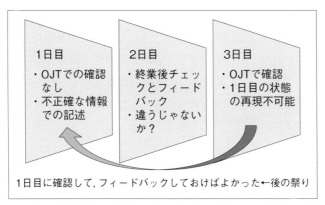

図14 意義の乏しいデイリーノートの指導パターン

で，フィードバックでやっと誤認識の指摘を受けたとしても，実際の症例での確認は3日目となる．3日目になってしまうと，今度は症例のほうが変化しており，1日目の状態の再現ができないことになる．この時点で，「1日目にフィードバックしておけばよかった」と考えても，後の祭りとなることも十分想定できることである．

2 意義深いデイリーノートにしていくための基本的な視点

デイリーノートを意義深いものにするための基本としては，デイリーノートを学習の記録と位置づけ，デイリーノートを作成することや調べものをすることが，臨床実習の中心にならないようにすることが重要である．そのためには，次の2点について留意することが求められる．

①日々の経験の確認を終了時に行い，その日の実習での経験を正確な認識に修正したうえで，自宅学習につなげる．
②デイリーノートのチェックを始業時に行い，その日の実習を通してフィードバックするように努める．

1. 実習終了時の確認

日々の実習場面において，実習生は非常に多くの経験をする．しかし，たとえ同じ経験をしたとしても，その経験をどのように認識するのかによって，その後の学びは変わってくる．特に，CEが「今日はこういう経験をした」という認識を持っていても，実習生自身が同じ認識をしているとは限らない．そして，この経験に対する認識のずれが，自宅での学習内容に対するCEと実習生との間の認識のずれにつながる．このずれを生まないためには，終業時にどのような経験をしたのかを確認することが大切である．また，その確認を行うことで，翌日にどのような経験をさせれば，より効果的な実習に発展するかをCE自身も意識することができる．

日々の実習内容を確認し，翌日の実習につなげていくためのキーフレーズは，「今日の実

習では，……を経験したよね」「明日は，……を経験してもらうわね」というものであり，「明日は」という小出しをすることで，実習生は翌日に備えた効果的な予習を行うことができる．また，実習生が経験した症例（見学を含む）の経験内容ならびに臨床的思考の確認を終業時に行うことである．CEが展開した臨床内容について，それぞれの治療目的・治療時のポイント・治療効果を，実習生がどのように捉えているのかを確認しておくことが大切である．実習生が誤った捉え方をしたまま帰宅したのでは，的確な自習を創出することはできない．

2. 始業時の確認

実習生が自宅で行った学習内容を受けて当日の実習につなげていくためには，始業時の確認が重要である．「昨日の終わりに話をしたけれども，今日の実習では，……に注意して取り組みましょう」という確認によって，より有益な実習のスタートを迎えることができる．また，「今日の実習のために，どのような確認を昨夜してきたのかな？」という質問を通して，自宅での学習内容の確認もしておくことが効果的な実習につながる．

3. 効果的なフィードバック

これらのプロセスを有効にしていくためのフィードバックは，診療記録の記載時が非常に重要なタイミングになってくる．診療記録に記載すべき事項は何かということを含めて，説明しながら実践していくことで指導としての意味を持つ．患者の訴えをCEはどのように捉え，検査結果をどのように解釈した結果，この介入を行ったのか，そしてどのような変化がみられたのかということを，指導者が記載する診療記録によって実習生は再確認することができる．診療記録を説明しながら書くということは，CEにとって難しいことのように考えられるかもしれないが，他覚的所見や介入場面で考えたことなど，介入時に実習生に説明しておけば，実習生のメモを参考に記録をすることもできるようになる．また，実習生に対してCE自身の臨床推論を説明することによって，自らの臨床推論を整理するという効果もみられ，CE自身の臨床力向上も期待できる．

3 デイリーノートの改訂版（発展形）として

日記型のデイリーノートを，改めて日々の学習の進捗状況を確認するためのツールとすることを前提に考えていくと，①チェックリスト，②ポートフォリオ，③学生版診療記録に行き着く．

1. チェックリスト（表6）

日々の臨床経験がどのようなものか，技術区分ごとに見学・摸倣・実施のチェックを行うものである．チェックリストを確認することで，どのような経験をどれだけしているのかについて，CE・実習生ともに確認することができる．相互にチェックすることによっ

表6 チェックリストの例

【他動運動】

項目	見学	模倣	実施
大腿骨頚部骨折股関節	○	✓✓	○
変形性膝関節症			
脳卒中片麻痺肩関節			
関節リウマチ手指			
・・・・			

【他動運動（end feel）】

項目	見学	模倣	実施
bone to bone	○	✓✓✓	○
soft tissue approximation			
・・・・			

て，CEは"経験させた"，実習生は"経験していない"といった食い違いの有無について確認することができる．不足している経験項目も明確になるため，どのような経験をしていくことが今後，必要となるのかをCE・実習生ともに意識化できるようになる．そして，CEも意図的に実習生の経験を増やすように，経験症例の決定などが可能となる．

さらに，経験項目をチェックリストで確認・蓄積することによって，実習中の形成的評価のみならず，実習間（学年の異なる実習，実習期の異なる実習）での連続した継続的な指導を展開することが可能となる．

チェックリストを逐一確認していくと，非常に時間がかかり面倒なイメージを抱くことがある．しかし，実施したかどうかの確認において，思い出すのに時間がかかるような項目は，実習生の中に残っていないことを意味している．したがって，項目ごとにあるいは症例ごとに実施したかどうかを時間をかけずに，思い出せるレベルで確認することも肝要である．

チェックリスト使用時の注意点としては，ポイントラリー化しチェックすることが目的になってしまわないようにすることである．

2. ポートフォリオ

ポートフォリオは，いろいろなものをファイリングしていくことが基本である．日々の経験，そして，実習生自身の日々の学習，さらにはCEからの資料などをどんどんファイリングする．従来，CEから「調べてくるように」というレポート課題が出され，実習生がいろいろと調べるために資料を集めるということはあったが，ポートフォリオを充実させるという点からは，ファイリングする資料は実習生のもののみではなく，CEから提供されたものを含めたすべてである．したがって，臨床実習終了時点でのポートフォリオは，実習生自身が調べたこと・経験したことに加えて，CEから提供されたものなど非常に多

岐にわたるものとなる．

　実習中に記載した走り書きのメモをそのままにするのではなく，メモを書き写し，補足することで自己学修を展開し，実習後にもさらに振り返れるようにしていくことがポートフォリオの核心となる．

　臨床実習中に蓄積されたポートフォリオを精錬し，凝縮ポートフォリオへとしていくことが，実習後指導ということになる．長期の実習や，関連する疾患を比較しながらの実習を経験した場合には，実習中においても，少しずつ凝縮したポートフォリオへと見直しをすることも可能である．このプロセスが経験の整理ということにつながる．

　学修課題として出された調べもの学修に取り組むことで，ポートフォリオの厚みを増すのでない．ポートフォリオの核は，臨床実習での経験であることが大切である．自ら経験したこと，CEから説明を受けたことを基軸にして，その内容の整理と追加の自己学修ということが大切である．ポートフォリオ作成が目的となるのではなく，日々の臨床実習に取り組んだ結果として残るものが，ポートフォリオでなければならない．

3．学生版診療記録

　実習生はCEとともに，一日の実習の中で多くの患者と関わることになる．誰と関わったのかというリストだけでは，あとで見直したときに十分な情報となり得ない．将来，有資格者となったときには，診療記録を記載することが必要となるため，その練習を兼ね，学生版診療記録を記載することが実習生の課題として有益である．「リハビリテーション総合実施計画書（以下，総合実施計画書）」に基づき，治療契約を結んで治療を行っているため，実習生が記載する診療記録は経過記録に値するものである．可能であれば，総合実施計画書の作成についても見学・摸倣できることが望ましい．

　診療（経過）記録を記載する方法は実習施設によってさまざまであるが，可能であれば，表7に示すようにSOAP2Rの頭文字に従い，各事項を記載することが実習生の理解を深めるためにも効果的であろう．まず，SとOにおいて，対象者の主観的訴えならびに客観的状態をそれぞれ治療前の状態として記載する．Aでは総合実施計画書の目標を念頭に問題点を確認し治療仮説を立て，Pではどのような効果を狙って何を実施したのかという治療内容を記載する．そして2Rの部分においては，その日の治療によって，どのような変化がみられたのかを治療後の状態として記載し，即時効果の確認を行う．そのうえで再評価を行い，治療の効果判定，翌日以降のプログラム変更の必要性などを記載して一日の経過

表7　SOAP2Rによる診療記録記述

Subjective（主観的情報・治療前の訴え）
Objective（客観的情報・治療前の状態）
Assessment & Hypothesis（評価・問題点・治療仮説）
Plan（治療目的・治療プログラム）
Result（治療による変化・即時効果）
Reassessment（再評価・効果判定）

記録とする．学生版診療記録とはいえども，CE とともに診療に関わった記録であるため基本的には同一の記載内容となる．

　昨今は電子カルテになっているため，実習生が電子カルテに直接書き込んだときには，実習生が書き込んだ部分を明確にし，書き込みの内容を CE が確実にチェックしていることを記録しておかなければならない．

　臨床実習終了後の学生版診療記録の取り扱いにおいては，個人情報保護に十分留意することが求められることはいうまでもなく，CE は実習生が臨床実習終了後にもち帰る学生版診療記録の中身をチェックし，個人情報漏洩が起きないことを確認する責任を担う．

【第5章文献】
1) 森　敏昭，秋田喜代美（編）：教育評価重要用語 300 の基礎知識．明治図書出版，2000
2) 佐伯　胖：「学ぶ」ということの意味．岩波書店，1995
3) Pangaro L：A new vocabulary and other innovations for improving descriptive in-training evaluations. *Acad Med* **74**：1203-1207, 1999
4) 鈴木敏恵：ポートフォリオ評価とコーチング手法—臨床研修・臨床実習の成功戦略！　医学書院，2006
5) 田中耕治（編）：よくわかる教育評価．ミネルヴァ書房，2005，pp6-7
6) 国立保健医療科学院：新医師臨床研修制度における指導ガイドライン．http://www.niph.go.jp/soshiki/jinzai/kenshu-gl/pdf/3/3syou_1.pdf（参照 2012-12-11）
7) 西守　隆，大工谷新一：評価における統合と解釈．関西理学療法　**4**：37-41, 2004
8) 有馬慶美：理学療法士養成課程におけるクリニカルリーズニング教授法．PT ジャーナル　**43**：101-105, 2009
9) 田島桂子：看護学教育評価の基礎と実際—看護実践能力育成の充実に向けて　第 2 版．医学書院，2009，pp50-51
10) 文部科学省：医学教育モデル・コア・カリキュラム—診療参加型臨床実習実施ガイドライン．平成 28 年度改訂版．http://www.mext.go.jp/component/b_menu/shingi/toushin/__icsFiles/afieldfile/2017/06/28/1383961_01.pdf（参照 2018-1-5）
11) 厚生労働省：看護基礎教育の充実に関する検討会報告書．http://www.mhlw.go.jp/shingi/2007/04/dl/s0420-13.pdf（参照 2012-12-11）
12) 厚生労働省：理学療法士・作業療法士学校養成施設カリキュラム等改善検討会．http://www.mhlw.go.jp/sft/shingi2/0000176531.html
13) 田邊政裕（編著）：アウトカム基盤型教育の理論と実戦．篠原出版新社，2013，pp3-38
14) 大西弘高：医学教育における outcome-based education（OBE）の影響．理学療法学　**42**：781-782, 2015

第6章
クリニカル・クラークシップの妥当性

1 セラピストの臨床教育の構造 —問題解決志向型教育の現状

　理学療法や作業療法の臨床実習が，いつ頃から現在のスタイルになったのかは定かでない．それは，学生が患者を評価して症例レポートを作成し，実習指導者がその内容をチェックしたのち実際の治療が始まるという，あのスタイルである．筆者が臨床実習を行った1980年代初頭にはすでに確立されていたし，筆者より経験が長い諸先輩に聞いても，「自分たちもそういう指導を受けてきた」と言われるから，このような指導はずいぶん前から行われていたに違いない．

　この指導スタイルは，理学療法や作業療法があるプロセスを経て実践されるという考え方に基づいている．例えば，理学療法では「理学療法過程（physical therapy process）」と呼ばれるそのプロセスは，患者のさまざまな情報を収集して，それらを解釈・統合し，問題点を抽出して，到達目標を設定したのち，治療計画を立案して，それらを実践するという一連の流れからなる[1〜5]（図1）．

　これは，医療行為を患者が抱える問題の解決を目指すべきものと捉え[6,7]，「観察（see）—計画（plan）—実行（do）」という，人間が問題解決（problem solving）を行う際の基本的なプロセスを採用した考え方である[6]（図2）．情報収集と治療実践という"行為"の段階を除き，この過程のかなりの部分は思考のプロセスから構成されている．だから，CEとしては「患者の問題をどのように解釈し，治療をどのように計画するか」に関わる学生の思考をチェックすることなしに，彼らに患者の治療を行わせるわけにはいかない．

　このような思考様式は，問題解決志向型（problem oriented system：POS）と呼ばれる．医療分野におけるPOSの考え方は1960年代後半，アメリカのWeed[8]により医師の診療記録（problem-oriented record）の方法として提案された．その目的は，医療を効果的に実施するために，①患者に医療を提供するための情報交換システムを開発する，②患者の問題をリストアップしその経過を明確にする，という二つの基本的な手段を示すことに

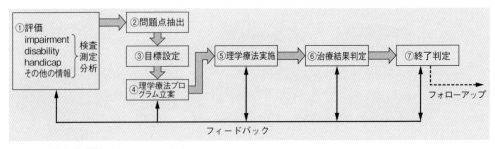

図1　理学療法過程（文献2より引用）
理学療法は医師からの処方箋を受けてから開始され，その過程は評価（evaluation），目標設定（goal setting），プログラム立案（plan）を経てその実施（do）へと展開される．

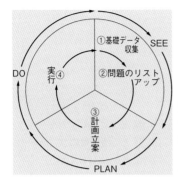

図2　問題解決志向のサイクル（文献6より引用）
もともとは経営学におけるマネジメントの原理である「plan-do-see」の手順を問題解決過程と捉え，それを医療におけるアセスメント（①，②）→計画立案（③）→実施（④）の過程へと展開させたものである．医療でこれを最初に導入したのは看護学である．

あった．POSの考え方は，わが国では1970年代後半に日野原[9]により導入され，看護の分野で「看護過程（nursing process）」の教育として系統的に実践されていった[10]．また，医師の教育においても1960年代後半から，カナダのMcMaster大学やオーストラリアのNewcastle大学において「問題立脚型学習（problem-based leaning：PBL）」と呼ばれる方式が提唱され，現在では世界中の多くの医学部・医学校で実践されている[11]．

医学や看護学の領域でPOSの考え方が浸透し，その教育方法としてPBLが普及していきたのには理由がある．社会科学の領域では，その理由が以下のように説明されている[12,13]．それは，①医学の進歩によって蓄積・更新される膨大な知識を，いわゆる「講義中心型教育(lecture-centered learning)」のみで対応することが不可能になってきたこと，②生物医学（biomedicine）に関する知識だけでは，心理・社会的にさまざまな問題を持つ患者に適切な医療サービスが適用できなくなってきたこと，③専門性を担保するための思考プロセスを共有化し，それをできる限り客観的・科学的にして他者，すなわち同職種の指導者や他職種が，その思考内容・結果を「オーディット（audit＝監査）」できるようにしたことである．

セラピスト教育におけるPBLは，1980年代になってアメリカで始まった[14～17]．わが国への導入はそれよりも遅く，1990年代に入ってからである[18,19]．セラピストにおける問題解決とは，いわゆる「評価（evaluation）」の能力に直結している．それまでの評価に関わる教育がどれほど大まかなものであったかは，教科書[1,3,4,5]を読み直してみればよくわかる．どの教科書も，「リハビリテーションは評価に始まり評価に終わる」という理念のもと，情報収集から治療実践までのプロセスが最初の章で概念的に説明されてはいるものの，その後は関節可動域テスト，徒手筋力テスト，日常生活動作テストなど，具体的な検査・測定の内容が続く．またそれらには，評価においては収集した情報の「解釈・統合」が重要だと記載してあるが，その具体的な説明はほとんどない．

それらを学習することなく臨床実習で現場に出された結果，そこで患者を担当させられた学生の多くは「評価」の段階でつまずいていた．つまずく段階もさまざまで，「何の情報を収集していいかわからない」段階で悩んでいる学生もいれば，「問題点を抽出する」段階で止まっている学生もいる．この思考過程の指導は症例レポートを通して行われるため，学生は日々その作成に追われることになる．実習期間の半分を過ぎてもレポートにOKが

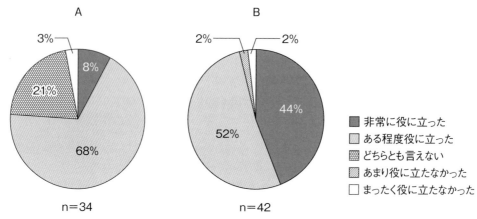

図3 シミュレーション教育の効果（文献18, 19より改変引用）
Aは紙上患者を使った演習[18]，Bは模擬患者を使った演習[19]の効果を，臨床実習終了後に無記名式のアンケートにて調査したもの．いずれも「ある程度役に立った」との回答が過半数を占めた．また，その理由で最も多かったのは，「考え方としては参考になったが，本物の患者とはしょせん違っていた」であった．

もらえず，治療を始められないケースも少なくなかった．

よって筆者には，セラピスト教育へのPBLの導入は，臨床における学生の問題解決能力を学内で高めるための救世主のように思えた．当時，学生の問題解決能力を高めることを目的とした具体的なPBLとしては，シミュレーションを用いた二つの方法論が考案されていた．一つは紙上患者（paper patient）を用いた演習であり，もう一つは模擬患者（simulated patient）を用いた実習である．方法論の詳細は専門書[20]に譲るが，筆者ら[18,19]もこれらを試みて，臨床における学生の問題解決能力の向上に期待を膨らませたことを覚えている．しかし，臨床実習開始前にPBLを実施し，終了後にアンケートによる教育評価を行った結果，一番多かった回答は「ある程度役に立った」であった（**図3**）．その主な理由は，「考え方としては参考になったが，本物の患者とはしょせん違っていた」ということだった．

これらの意見は，臨床現場での問題解決能力の教育を考えるとき，きわめて重要であることに，このときはまだ気づかなかった．それよりも，養成校の教員として，この結果に大きなショックを受けた．授業方法に問題があったに違いないと考え，臨床の理学療法士に非常勤講師として症例を提示してもらったり，臨床実習を終了した上級生にPBLに加わってもらったりして，その改善に努めた[21]．しかし，事態が大きく好転することはなく，実習地訪問やCE会議などにおいては，相変わらず学生の問題解決能力の低さが取りざたされていた．

2 問題の背景にあるもの ―教育と学習の違い

　この問題について筆者が大きく考え方を変える契機となったのが，LaveとWenger[22]による著作との出会いだった．『状況に埋め込まれた学習―正統的周辺参加』というタイトルのその著作には，筆者が長年感じていた疑問や悩みを氷解させてくれるものがあった．LaveとWengerは教育学者ではなく文化人類学者である．彼女らは，正統的な教育（学校教育）が普及していない国のいくつかの職業において，その教育システムがどのように機能しているかをフィールドワーク（現地調査）によって分析した．学校教育を受けていないメキシコの産婆，アフリカの仕立屋，アメリカの肉切り職人などが調査対象となったが，彼らは数値の計算まで含む仕事を非常にうまく遂行できていた．その教育は「徒弟制度」により行われていた．徒弟制度では初心者が熟達者の仕事に最初から参加する．その参加は，最初は周辺的で簡単なものから始まるが，次第に両者が関わりを深めて複雑さが増し，最終的には「学習者としての個人から社会的な世界への参加としての学習に移る」共通点があったという．少し難しい概念だが，この調査結果には教育学的にみて，いくつかの重要な示唆が含まれている．まず一つ目として，教育と学習の違いをどう考えるかという問題がある．

　波多野[23]によれば，教育者はある伝統的な学習観に支配されてきた事実があるという．「伝統的学習観」とは，「効果的な知識を身に付けさせるためには，まず教える人がいなくてはならない．つまり，教え手がいてはじめて学べる」というもので，これは教師だけでなく，ほとんどの親や一般市民にも共通したものだという．この学習観によれば，学び手は受動的な存在であり，たとえ積極的に学ぼうとしても知識の適切な構成はできない．だから，「学習」には，学ぶべき正しい知識を適切に伝授する教え手がまず必要であり，当然主体はそちらとなる．しかし，この考え方には大きな弊害がある．里見[24]がそれを的確に表現しているので，以下に引用する．

> 読んで字のごとく，教育なるものは「教える」という行為によって成り立つものと考えられてきた．それゆえに「教育学」は，主要には「教える行為」の学として成立し，発展してきた．（中略）はじめに「教える」という行為があり，その従属変数として「学ぶ」という行為が成立するというのが，近代教育の伝統的なパラダイムであった．（中略）しかし，「教える」ことと「学ぶ」こととが機械的に連動するという前提のうえにかたちづくられたこのシステムは，実際には「教える」というインプットをいたずらに肥大化させつつ，「学び」をかえって受動化し，さらには空洞化しさえしているのである．

第2章で説明されているように，臨床実習を含む現在の養成校における教育の展開は，Bloom[25]による教育目標の分類と細分化，そしてそれらに応じた到達目標の設定とその達成のための方法論の開発―その最高位にあるのは問題点解決能力とPBL―がその背景にある．この従来の「教育学」の立場に立ち，「優秀な教え手」を作り出すことには一定の成果をあげたと言える．しかし，そこには「学習者」としての生徒の視点とか能力といったものに対する分析が欠如していた．LaveとWenger[22]の研究は，これに対する強力なアンチテーゼとなった．その結果から，人は「学校に行かなくても，何かがわかる・できるようになる」ことがわかったからだ．なぜそのようなことが可能になるのだろうか．

　それは，学校での学びと現場での学びとが異なっているからだ．CEを経験したことのあるセラピストなら，CE会議や実習地訪問指導に来た教員に，ある評価や治療の手技について「こんな基本的なことも学校では教えていないのですか」とか，「より臨床的な手順を教えておかないと現場では通用しませんよ」といった苦言を呈したことがあるはずだ．しかし，そのような場合の教員の回答は決まって「一応，教えているはずなのですが…」である．それは嘘ではなく，多くの場合は学内できちんと教えている．「教えていない」のではなく，「現場でやれない」のである．

　なぜやれないのか．それは，筆者らのPBLに参加した学生が授業アンケートで，「ある程度役に立ったが，本物の患者とはしょせん違っていた」と答えたことに端的に現れている．それは頭の中にある知識が，頭の外にある社会的世界と分けることが不可能なあり方で，社会的に組み込まれているからである[26]．つまり，知識は人の頭の中にあるのではなく，「状況に埋め込まれている」ということだ．次の節では，この点について考えてみたい．

3 問題の解決に向けて
―状況的学習という考え方

Laveら[22,26)]の研究には，もう一つの重要な示唆が含まれている．それは，学校と現場における知識と学びの違いである．彼らの研究と前後し，1990年代に入ると認知科学の台頭により，日常生活や仕事の現場における知識や学びがどう異なっているのかについての研究が，盛んに行われるようになってきた．その特徴は以下のようにまとめられる[27)]．

(1) 日常生活や教育現場における「学び」を重視する（それまでは「実験室」や「条件の整った教室を重視）
(2) どのような状況で，どのように周りと相互作用しながら「学んでいるのか」を重視する（それまでは，その学習者個人が「どのような能力を持っているか」を重視）
(3) 状況や環境の中で活動する「（脳を含む）身体全体」を重視する（それまでは，「脳」のみを重視し，身体はほとんど考慮されない）
(4) 学び手が「どのように学んでいるか」に着目する（それまでは，教師が「どのように教えたらいいか」に着目）

医療現場を例に取ると，これらは以下のように言い換えてもいいだろう．①知識は臨床の現場に「埋め込まれて」おり，学校で教えられた知識が役に立つという保証はない．②学生の知識や技能は，学生個人の能力というより，周りの医療スタッフとの相互作用・やり取りで獲得されていく．③臨床での「どう考え，どう動くか」を，知識と技能を分けずに考える．④学生の成長は，「どのように指導されたか」ではなく，「どのように学んだか」で決定される．

このような考え方は，現在では「状況的学習論（situated learning theory）」[22,28)]と呼ばれ，教育学に限らず，「教えたはずのことが現場ではできない」という問題を解決するために，人の学習を考える多くの領域で注目されている．しかし，状況的学習は近代化により教育の場が「学校」にシフトする以前は，洋の東西を問わずどこにでも存在していた教育システムだった．それは職人における「徒弟制（apprenticeship）」である．LaveとWenger[22)]はそれをフィールドワークによって調べたのである．

職人の教育システムとして，わが国にも残っている古典的な徒弟制度のイメージは以下のようなものだろう．熟達者としての「師匠」は絶対的な存在であり，初心者としての「弟子」は場合によっては師匠の家に住み込み（内弟子），家の掃除のような学ぶべき技術とは関係のない仕事からならされる．弟子は，言われたとおりの仕事を師匠に「よし」と言われるまで繰り返す．指導という指導がないので，我慢できなくなった弟子が教えを請うと，「技は教えてもらうものではなく盗むものだ！」と叱られる．しかし，学校という教育システムが定着した現在，かつ医療のような領域で現場での実習期間に限りがある場合，このような古典的な徒弟制をとることは現実的ではない．では，どうすればいいのだろうか？

4 認知科学からみた CCS の妥当性 —認知的徒弟制と正統的周辺参加

　伝統的な徒弟制のシステムは，先述の「状況に埋め込まれた」知識を，仕事という活動を通じて，その文脈の中で過程的に学んでいくものである．Brown ら[29]は，その学習過程を見直し，より洗練した形で学校教育においてもそれを適用することができると考えた．それは「認知的徒弟制（cognitive apprenticeship）」と呼ばれている．認知的徒弟制の核心は，学習を特定の知的行為の熟達化の過程として切り出し，それを熟達者の支援という枠組みを通して，活動の文脈の中で知識（知る），理解（考える），技能（できる）を結び付けようとするシステムである．そのためには，初心者をまずある活動に参加させ，そこで思考させ，そのことで問題解決の概念を形成して，異なる問題でも解決できるようにする必要がある[27～29]．

　伝統的な徒弟制との大きな違いは，師匠（熟達者）が弟子（初心者）に上記の認知的能力を身に付けてもらうため，初心者の活動への参加とそこでのアドバイスを学習者の能力に応じてうまく組織化（計画・準備）することである．具体的なアプローチとして，「モデリング」（熟練者の活動を見て模倣する）から「探求」（問題の解決方略を新しい課題に適用する）までの6段階が考えられている[29,30]（表1）．これは，見学→模倣→実施という CCS の進め方と見事に合致している．

　また Lave と Wenger[22]は，別の角度からこのような新しい徒弟システムの形式について

表1 認知的徒弟制のステップ（文献 30 のものを宮田の訳より一部改変引用）

1. モデリング（modeling）	学習者が熟達者によってなされた課題を，同じ方法で順を追ってなぞっていく．
2. コーチング（coaching）	学習者が指導者にヒントやフィードバックを与えてもらいながら課題を遂行していく．目標は学習者の課題遂行能力，遂行速度の向上である．
3. 足場づくり（scaffolding）	学習者が課題遂行に向けて支援を受けながら足場を作り，解決への計画を立てていく．解決のプランニングにつまずいた場合は答えではなく，考え方の手引きを支援していく．この能力が向上するにつれ足場を外していく．
4. 明確化（articulation）	学習者が自分で立てた見通しをもとに，課題に関する自分の知識や考えを実行に移していく．この段階で課題の遂行能力が明らかになる．
5. リフレクション（reflection）	学習者が課題の実行結果をもとに，自分の持つメンタルモデルや解決方略と，指導者の持つそれとを比較し内省する．
6. 探究（exploration）	学習者が独り立ちして課題の遂行が可能で，その考え方を貫く．問題解決の過程が学習者の中で確立してくる．そのことで，その解決方略を新しい課題に適用することができる応用力を育成する．

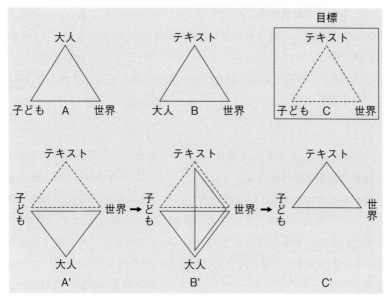

図4 子どものリテラシー獲得のメカニズム（文献31より引用）
子どもがテキストを媒介として世界をみることができるようにする（目標）には，すでにその三項関係が成立している大人が，世界を軸にそれを子どもに重ね，その関係性を子どもに「移していく」必要がある．

提言している．彼らが調査した各国の徒弟制度には113頁で述べたような共通点があった．彼らは，このような教育-学習システムを著作のサブタイトルともなっている「正統的周辺参加（legitimate peripheral participation：LPP）」と呼んだ．LPPの考え方には重要な点が二つある．一つは，初心者が熟達者の実際の活動に少しずつ参加するということである．どう考えても，学生にいきなり患者を担当させるという実習スタイルは，いくら低い年次の学年で短期の実習を経験しているとはいえ，超高度な課題である．その点，CCSの評価や治療の技術を細分化し，できる範囲から初心者が診療に参加するというアプローチは理にかなっている．

　二つ目の重要な点は，LPPによって熟達者の考え方や技術が初心者に移されていくとする考え方である．LPPは初心者を単に見学させたり助手として使ったりすることではない．このことはCCSでも指摘されている．ここで重要になるのは，上記の移行がどのようにして起こるかである．

　このメカニズムについては，アメリカの文化心理学者Cole[31]が子どものリテラシー（literacy＝識字，読み書き能力）の発達に関するモデルでうまく説明している（**図4**）．子どもの読みの発達の成立（C）には，子どもが大人を媒介として世界を見るというシステム（A）と，大人がテキストを媒介として世界を見るというシステム（B）の存在が前提になる．そして，大人のシステムが子どもに移行されるには，まず子どもと世界との相互作用の間を大人が取り持ち（A'），次に大人はテキストで間を取り持たせて世界との相互作用を行うことにより（B'），子どもは二重のシステムを確立して，先に獲得していた世界の情報

とテキストによる情報を統合するようになる（C'）というものである．このモデルでは，子どもの発達にとって大人の媒体としての役割がきわめて重要になる．しかし，その重要性が「大人の頭の中にどれだけ知識があるか」にはないことに注意して欲しい．大人の役割の重要性とは，図に示されている「大人がテキストを媒介として世界をどうみているか」という三項関係そのものなのである．佐伯[32]の以下の言葉が，このモデルにおける大人の役割を端的に表している．

> 「先生」というのは，まず本人自身が，文化的活動として，知識を再発見し，鑑賞する活動に従事する者でなければなりません．「先生」というのは，「どう教えるか」のみに関心がある人ではなく，「いったい，ものごとはどうなんだろう」という好奇心と探究心をもって，文化に参加している人でなければならないのです（中略）．「子ども」はどうかというと，先生と同じように，文化的な活動としての知識の再発見と鑑賞に従事すべきなのですが，それを先生の援助の下に行うのです．（中略）「ここはどうなっているの？」「なぜそうなの？」という問いを，知識対象へ向けて投げかけており，文化の中から直接の応答が直ちに得られぬときに，先生を介して，先生の援助の下に，知的応答を得るのです．

これをセラピストの臨床実習におけるCEの役割に読み換えると，CE自体が臨床についてどのような世界観を持ち，ある事象を学生とどこまで共有し，言葉によって説明することで支援するかということになるだろう．筆者ら[33]は，以上のような考え方がセラピストの臨床実習にも当てはまるのではないかと考え，臨床実習を終えたPT学生にフォーカス・グループ・インタビュー（focus group interview：FGI）を行った．対象は，筆者の勤務する大学の理学療法学科4年生で，2004年度の「総合臨床実習」（計12週間）を終了し，本研究に対して同意が得られた28名であった．

FGIは，学生を配置した実習施設が重ならないよう配慮しつつ1グループ4，5名のグループに振り分け，教員3名が分担して各グループのファシリテーター（司会・進行役）となり実施した．FGIでの討議内容には，予備調査の結果を基に「臨床実習における学びと成長」を核とした以下の八つのテーマを設定した．すなわち，①実習を行って成長したか，②実習の何を良く（悪く）感じたか，③実習指導のどのような体制や方法が自分の学習や成長を促した／阻害したか，④どのような課題学習・自己学習を行ったか，⑤実習を終えて大学に対する要望があるか，⑥実習以外で学習や成長を促した／阻害したものがあるか，⑦もう一度実習に行きたいか，⑧将来どのようなSV*になりたいか，であった．FGI中の会話はICレコーダーに記録し，後日すべて文字変換した．それらを内容分析（content analysis）の手法に沿ってコード化した結果，以下の八つのカテゴリーが抽出された．

体験と成長：すべてのグループにおいて，臨床での体験が自己成長につながったとの意

---

* なお，SVは研究実施時の表現であり，CEと読み換えていただければよい

見が聞かれた．「幅広い体験」をし「臨床に役立つ知識を獲得」することで「理学療法業務が明確化」していた．また，「臨床現場での実務」や「患者との人間関係の確立」に学内では得られない充足感が得られたことや，理学療法への興味が増加したことが報告された．

自己認識：すべてのグループにおいて，PTとして・社会人として・人間としての力量の不足に気づいたことが報告された．また，これらについて「学校で勉強したことは実習ではほとんど役に立たなかった」という意見が多数聞かれた．

人間関係：臨床実習の成否を左右する因子として多く挙げられたのがSVとの人間関係であった．特に，SVとのコミュニケーションの量と質が重要な要因になっていた．「コミュニケーション」により「SVとの人間関係の確立」が良好に行われた場合，意欲的な学習が可能になっていた．

SVの指導：SVの適切な指導方法，フィードバック，実習の方向性の提示が実習の成否に関わるとの意見が多く聞かれた．学生は，SVから受けた「適切な指導方法」や「フィードバック」により，臨床における疑問や不安を解消しながら学習を進めていた．また「実習の方向性」についてSVが自分の考え方を提示することで，「何をどのようにしたらいいかわからない」状態から脱却できていた．

SVの仕事：SVの仕事ぶりや仕事に対する姿勢についての意見が数多く聞かれた．「SVが自分の経験や考えを話してくれた」ことに興味と共感を持ったと述べた学生が多かった．また，「先生のやっていることを真似した」とか「先生の一挙手一投足に意味を探ろうとした」という発言にみられるように，学生はSVの仕事をよく観察しており，SVを模倣することで学習を試みていることが確認された．

テキスト学習：実習中のテキスト，すなわち活字による学習に対しては賛否両論の意見があった．SVが臨床に基づいた文献や資料を指示・提供した場合や，担当した患者の問題について自らテキスト学習を行った場合には，それらが「役に立った」と感じていた．一方，臨床に即さない文献や資料については「役に立たなかった」と感じていた．また，デイリーノートについては，「SVが忙しい」あるいは「SVに口でうまく伝えられない」場合に，「コミュニケーションのツールとして有効」との意見が多く聞かれた．しかし，症例レポートについては「考えを文字にする練習にはなった」ものの，「それが自分の成長につながったとは思わない」「何の役に立ったのか今でもわからない」など，ネガティブな意見が圧倒的に多かった．また，このような課題が過多になると「日中の業務に集中できない」など，「テキスト学習」が「体験と成長」を阻害するとの指摘も多かった．

職場の雰囲気：職場やSVに「権威的なムード」があれば，質問ができず積極性を失うとの意見が多かった．また，SVが忙しそうにしていると質問がしづらいなどの意見も聞かれた．逆に，SVが質問しやすい雰囲気を作ってくれた場合や，他のスタッフが質問するように働きかけてくれた場合には積極的に発言ができていた．学生は，そのような職場の雰囲気やSVの振舞いを敏感に感じていた．

学生という立場：ほとんどの学生が「もう二度と実習には行きたくない」「少なくとも学生という（弱い）立場で実習することは望まない」と答えた．ごく少数「もう一度実習に

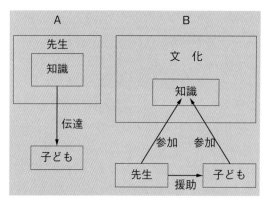

図5　学習観の違いによる教師と生徒の関係性の違い（文献32より引用）

Aは「伝統的な学習観」に基づいた教師と生徒との関係で，教師の頭の中にある知識が生徒に一方的に伝えられる．Bは「新しい学習観」に基づいた関係で，知識は文化（世界）に埋め込まれており，生徒は教師とともに活動に参加して知識の獲得を教師の援助を受けながら進める．

行ってもいい」と述べた学生もいたが，いずれもSVと良好なコミュニケーションが取れていた学生であり，「SVが自分の理想のPT像」「あの先生のようなSVになりたい」と述べ，SVに憧れを示した点で共通していた．

　この結果にはさまざまな解釈を加えることが可能と思われるが，少なくとも臨床での学びが，佐伯[32]の指摘する「学ぶべき知識は教師（SV）の頭の中だけでなく文化（臨床）の中に埋め込まれており，人間の文化一般（臨床でのPTの仕事のあり様）とつながりを持っている」（**図5**）ことを，ポジティブあるいはネガティブな点から支持していることは確かだろう．また，Cole[31]が説明したように，現実世界についての知識・技術・考え方は，学生が臨床現場に身を置き業務を体験していく中で，SVとの関係を通しシステムとして学生個人に移行されていることも間違いないように思われる．

　臨床実習を終了した学生が語る「実習中のつらさ」の代表的なものの一つに，「CEから示されたレポートや口頭指導の内容・厳しさと，CEの仕事ぶりや人間関係を含む職場の雰囲気に乖離（かいり）していた」というものがある．この意味で，ロールモデル（roll model）としてのCEの責任も重大である．先に紹介したわれわれの研究で学生が語ってくれた以下の内容が，そのことをよく物語っている．

> 訪問リハに連れて行ってもらった帰り，バイザーが缶コーヒーを買ってくれました．訪問車の中でそれを飲みながら，先生が言いました．「俺は普通の家庭に育ったので，さっきの家のような悲惨な状況を知らない．理学療法士としてほとんど何もしてあげられないことは見てわかっただろう？　情けない話だけど，勉強になっているのは自分の方なんだ……」．話を聞きながら私は，将来絶対この分野の仕事に就きたいと思いました．（22歳，女性）

5 まとめ
―CCSの妥当性の検証を目指して

　筆者自身の臨床実習の経験で，忘れられない出来事がある．下腿を骨折した患者の運動療法を初めて担当したときだった．患者は膝関節の拘縮が強く，他動的に90°程度しか屈曲ができなかった．筆者は，その患者についてのレポートを作成し，目標や治療計画を立てたはずだが，それがどのようなものであったかは覚えていない．覚えているのは，患者に治療台の上で腹臥位になってもらい，膝を伸張していたことだ．患者も自分も必死だったが，痛みを訴え膝は一向に曲がらない．

　そのとき，少し離れていたところで別の患者を治療していたベテランのCEが，手を止めて近づいてきた．彼は「ちょっと代わってやってみるから，よくみておきなさい」と言い，自分とはぜんぜん違う方法で伸張を始めた．それは，患者への声のかけ方から違っていた．「息を止めてはいけませんよ．吐くときはゆっくり吐いてください」「痛かったら，いつでもおっしゃってください」から始まり，前腕全体で患者の下腿を把持し，運動制限の限界に来ると，患者に逆に伸展方向に力を入れさせ，一休みしてからまた屈曲方向に伸張するということを，ゆっくりと繰り返した．そして，かなり伸張が進んだ段階で，「みていてあげるから，今度はあなたがやってみなさい．膝ばかりみていてはいけない．患者さんの表情と呼吸をみながら，膝の抵抗を腕全体で感じながらやってごらん」と言われた．

　目から鱗（うろこ）が落ちた感じがした．あとで考えれば，すべては拮抗筋の緊張を高めないための評価および治療の方法であり，個々には養成校で教えられた技術ばかりだった．この患者についてどのようなレポートを作成したかは完全に忘却したが，この実習場面は今でも鮮明に記憶に残っている．「教科書に説明してあることを実際に行うことがどういうことなのか」が少しわかった気がした．

　学校で教えられた知識が現実の文脈あるいは状況の中で活かされる保証はない．ここまで繰り返して述べてきたように，知識は状況に埋め込まれているからだ．これまで解説してきたような認知科学に裏づけられた状況的学習を進めるためには，診療という行為に学生をできる範囲から参加させ（LPP），見学→模倣→実施という診療行為の学習システム（CCS）を通し，学生とコミュニケーションを重ねることで，CEの持っている現場での生きた知識，すなわち問題解決能力を学生に移行させる（認知的徒弟制）という方略が不可欠になる．このことは，もはや疑う余地がないように思われる．

　本章で述べた内容はあくまで，近年の認知科学や教育学の観点からみたCCSの"妥当性"である．セラピストの臨床教育でCCSを導入する必要性が提言されてから，すでに10年以上が経過した．永井ら[34]は，CEはCCSが学生の成長を促す実習形態であると認識していたと報告している．また甲田ら[35]は，CCSで臨床実習を行った学生は，CEとの人間関係が向上し，評価や治療の知識よりも技術が向上したと認識していたことから，これが

CCS の特徴的効果だと述べている．しかし，CCS の実践に基づいた調査報告はまだきわめて少ないのが現状である．適切な研究デザインと方法の決定に困難が伴うことは否めないが，今後は CCS の教育アウトカムを測定し，従来のそれと比較することで CCS の妥当性を明らかにしていく必要がある．

> COLUMN
>
> **【CCS 導入後の臨床実習現場の変化など臨床実習指導サイドの変化に関すること】**
>
> 　本学の臨床実習における CCS は，2014（平成 26）年度から関連病院を皮切りに，別途協力いただける実習施設には CCS の内容を十分に説明のうえで実施してきた．また記録物は，レポートよりも診療記録およびリハビリテーション実施計画書作成に重きを置くよう推奨してきた．指導者向けの直近のアンケート結果からも，年次進行に伴い，70％以上の施設でチェックリストを用いた実践場面でのフィードバックを行い，診療記録やリハビリテーション実施計画書を中心とした指導に移行できている．2017（平成 29）年度からは，記録物の統一を含む CCS を全実習施設で導入するに至り，本学の実習要項は 2017 年度に福岡県理学療法士会が作成した「診療参加型臨床実習の手引き・チェックリスト」のモデルとなっている．　　　　　　森田正治（国際医療福祉大学　福岡保健医療学部　理学療法学科　学科長）

6 行動分析学的観点からのクリニカル・クラークシップの妥当性

1 行動の基本原理

1. 応用行動分析学

　行動分析学とは，米国の心理学者スキナーが体系化した心理学・行動科学に関する学問である．行動分析学で得られた知見をヒューマンサービスの世界に適応したものが応用行動分析学と呼ばれる．その特徴は，行動の原因を個人の心の中に求めないことである．実習中に質問しない学生を見た場合，われわれは無意識のうちに「積極性がない！」とラベルを貼る．そして，積極性のなさが，質問しない原因であると考える（**図6**：通常の視点）．

　しかし，このような考え方には，大きな矛盾が潜んでいる．もし，第三者がいて臨床教育者（以下，CE）に「なぜ，やる気がないと思うのですか？」と問いかけたとしよう．おそらくCEは「だって，ぜんぜん質問してこないんですよ！」と答えるであろう．こういった論理は，循環論と呼ばれる．CEは心の中ではなく，行動をみているに過ぎない．こういった論理に陥ってしまうと，「注意する」以外に問題解決方法は見出せない．

　応用行動分析学では，行動は個人と周囲の環境からの刺激の相互作用によって増減すると考える．一歩引いた視点で捉えることが必要である（**図6**：一歩引いた視点）．例えば，

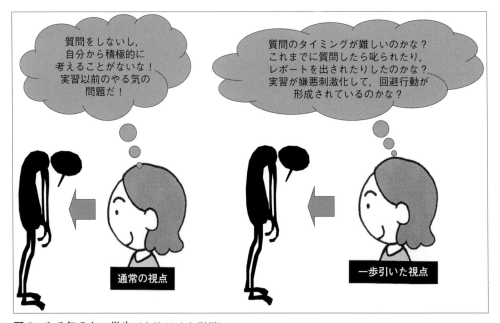

図6　やる気のない学生（文献36より引用）

「以前質問したときに叱られたことがあるのではないか？」「質問に関連してレポート課題を出されたことがあるのではないか？」「患者さんを前にして質問のタイミングがつかめないのではないか？」などと仮説を立てる．もしこれらの仮説が当たっていれば，具体的な解決策がとれる．あらかじめ「質問の内容は問わないこと，質問に関連して課題は出さないこと」を約束すればいい．

2. 行動の法則

（1）オペラント行動

①行動随伴性

行動は，行動した結果，周囲から与えられる刺激（後続刺激）と行動した際に存在する刺激（先行刺激）の影響を受けて，増えたり，減ったりする（図7）．

例えばCEのA先生について見学中，興味を持ったことについて質問する（図8）．A先生の解説によって評価の意義がよく理解できる．その後，A先生への質問量が増加した．このような場合，質問する行動は強化されたと言い，その後続刺激は強化刺激と呼ばれる．一方，CEのB先生について見学中，興味を持ったことについて質問する．B先生に質問内容が的外れだと叱責される．その後，B先生への質問量が減少した．このような場合，

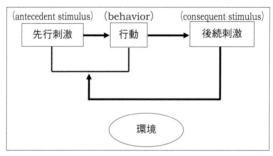

図7　オペラント行動の分析（ABC分析）

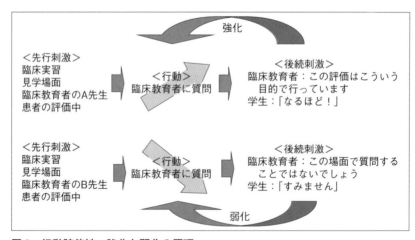

図8　行動随伴性─強化と弱化の原理

行動は弱化されたと言い，後続刺激は嫌悪刺激と呼ばれる．質問に対する応答がない場合にも行動は減少する．このような状況は行動が消去されたと呼ぶ．

後続刺激によってその行動が増減することを行動随伴性と呼ぶ．行動が増加・定着する，減少・消失する原因は，この枠組みによって分析される．それは頭文字をとってABC分析と呼ばれる．行動分析学では，先行刺激，後続刺激の両者によって可変する行動のことをオペラント行動と呼ぶ．

②先行刺激

ある先行刺激のもとで行動した結果，繰り返し強化刺激が与えられると，その先行刺激によって行動が制御されるようになる．行動を制御するようになった先行刺激は弁別刺激と呼ばれる．先ほどの例が繰り返されれば，学生はA先生の言葉によく従うようになる．「正しいんだけど，その先生の指示には従いたくない」という感情を抱いたことはないだろうか．その言葉が正しいから人の行動が制御されるわけではない．言葉や文字が他者の行動を制御するためには，その言葉に従って行動した結果，強化刺激が得られたという経験が重要なのである．

先行刺激は見通しがあるほど行動をよく制御する．見通しがある状態とは，やるべきことが明確で，比較的短期間でできそうで，やると良いことがありそうな状態である．例えば，「この患者さんに必要な評価項目をすべて挙げてきてください」という先行刺激と，「この患者さんの関節可動域測定を明日実施するので手伝えるように準備しておいてください」という先行刺激では，明らかに後者のほうが自主勉強行動を生じさせやすい．

(2) レスポンデント行動

オペラント行動に対し，先行刺激のみによって誘発される不随意的な行動をレスポンデント行動と呼ぶ．これは生まれながらにして備わっている行動であるが，レスポンデント行動を誘発する刺激と無関係な刺激が繰り返し対提示されると，その対提示されていた刺激によって，レスポンデント行動が誘発されるようになる．これはレスポンデント条件づけと呼ばれ，パブロフの古典的条件づけと同じ原理で説明される（**図9**）．

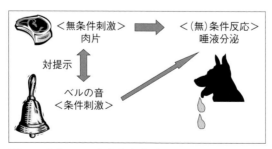

図9 パブロフの古典的条件づけ
肉片を提示されると犬は無条件に唾液を分泌する（無条件反応）．これにベルの音を対提示し続けると，肉片がなくてもベルの音だけで唾液分泌を生じるようになる．

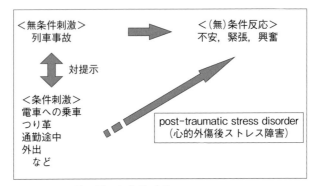

図10　レスポンデント条件づけ
悲惨な列車事故に遭遇し，命が助かった人には例外なく不安や緊張などの情動反応が生じる．これには，電車への乗車やつり革などが対提示されている．事故後，これらの刺激によって不安などの情動反応が生じるようになる．あまりにも衝撃が強いと一回の出来事によってレスポンデント条件づけが成立する．

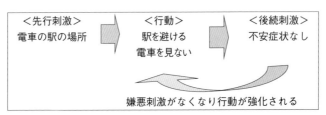

図11　回避行動の形成

　最近よく話題にのぼる心的外傷後ストレス障害も一種のレスポンデント条件づけである（**図10**）．事故のときに対提示されていた電車，通勤などが条件づけられる結果，事故後，それらの刺激によって不安や緊張などの情動反応を生じるようになる．このような条件づけが生じると，回避行動を生じるようになる．例えば，駅や電車に近づかないようにすることで，不安は生じなくなるため，回避行動が定着する（**図11**）．

3．行動分析学の神経生理学的背景

　応用行動分析学は，さまざまな分野で目覚ましい業績を上げ，信頼を勝ち取ってきた．近年では，神経生理学的側面から，その妥当性が支持されている．思いがけない報酬がある（強化刺激）と，中脳ドーパミンニューロンが活動する．その結果，ドーパミンは線条体に放出される．ドーパミンはシナプス可塑性を変化させ，その行動の皮質線条体シナプスの長期増強が生じる．これが繰り返された場合，次の段階として，報酬が期待される周囲の環境（先行刺激）を手がかりとして中脳ドーパミンニューロンが活動するようになる．この時，ドーパミンは行動の発現を抑制する線条体の働きを解除する作用（ゲートコントロール）を果たし，行動を発現させる．

　実験によって得られた，これらの神経生理学的知見はまさに行動分析学の強化随伴性そ

のものであり，神経生理学者自身がそのことを認めている[37]．

2 従来の臨床実習教育の問題点

　患者担当制による従来の臨床実習の特徴は，試行錯誤型学習にある．「患者に必要な評価項目とその意義について調べる」「動作介助を実施する」「患者に対して関節可動域評価を実施する」これらは学生にとって初めての試みであり，試行錯誤が必要不可欠である．学習の進んでいない学生に対して，このような学習形態をとった場合，失敗体験が多くなる．失敗は，すでにある遂行能力を低下させ，学習を阻害する．

1．適切な行動を弱化（図12）

　行動した結果，悪いことが生じると行動は弱化される．失敗は嫌悪刺激であり，「調べる行動」「介助する行動」「評価を実施する行動」は弱化されて減少する．失敗させてしまうことで，本来練習しなければならない行動が生じにくくなる．これでは実習の目的が果たせない．

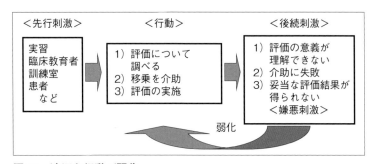

図12　適切な行動が弱化

2．レスポンデント行動の誘発（図13）

　失敗，CEからの叱責などの嫌悪刺激は，レスポンデント行動である不安，緊張，怒りなどの情動反応を誘発する．関節可動域評価であれば，対提示されている関節可動域評価，CEの顔や声が条件性嫌悪刺激化していく．そして，評価に失敗しているわけではないのに，評価場面やCEの前では不安，緊張が誘発されるようになる．もともとスキルの悪い学生がこういった状態に置かれれば，失敗を繰り返す可能性が高まる．

3．回避行動の形成

　われわれは無意識のうちに，これらの条件性嫌悪刺激を回避するようになる．例えば，CEに近寄らないことでCEの声や顔を避けることができる．行動した結果，嫌悪刺激がなくなると，その行動は強化される．つまり，CEを避ける行動が定着する．非積極的な学生の出現である．このような場合に，報告，連絡，相談がなくなっていく．

4. 刺激般化（図13）

失敗が繰り返されるとそこに対提示されていたものが，条件性嫌悪刺激化していく．最初は，関節可動域評価場面が緊張を誘発する刺激であったものが，CE，理学療法室，臨床実習，PTといった具合に．実習自体が嫌悪刺激化すれば，実習拒否につながる．理学療法士が嫌悪刺激化すれば，「自分は理学療法士に向いていない」と発言する実習生の出現である．

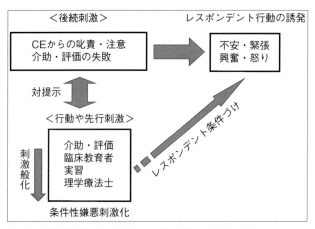

図13　臨床実習におけるレスポンデント条件づけ

5. 失敗が道具的・認知的遂行能力に与える影響

Hirotoら[38]は，96名の大学生を対象として，失敗が遂行能力に与える影響について検討している．その結果，解決できない課題が与えられ失敗を経験した群では，その後の遂行能力が失敗を経験していない群に比較し，低くなることを報告した．さらに，道具的課題の失敗は，道具的課題だけでなく認知的課題の成績も低下させた．認知的課題の失敗も同様の結果を引き起こした．このような研究を集めたメタ分析でも失敗が学習を阻害することが明らかとなっている．

これらの実験は，ボランティアを対象としていた．実習が失敗すると留年が確定してしまう状況に置かれた学生にとって，失敗は実験場面よりも深刻な影響を与えることは間違いないであろう．

3　CCSによる臨床実習教育の妥当性

1. 行動目標の明確化

行動目標は漠然としたものではいけない．「理学療法士としての社会性を身に付ける」が目標では，あらゆる場面で，その場にふさわしい行動が要求される．挨拶には気をつけていたが，午前中の訓練終了後，後片づけを忘れていた．せっかく頑張って挨拶していたにもかかわらず，そのことを注意されてしまう．これでは，挨拶する行動は消去され，注意

したCEが嫌悪刺激化してしまう．新たな行動を学習する場合，行動は具体的に定義しなければならない．例えば，「朝，声を出して挨拶をする」「訓練終了後に，重錘の後片づけをする」などである．

CCSの技術単位診療参加システムは，行動目標を明確にするうえで理にかなっている．「理学療法評価ができる」ではなく，「Aという対象者の下肢関節可動域測定ができる」という目標であれば，それができたか否かの判断が容易にできる．

2. 無誤学習過程

無誤学習過程では，まず失敗が少なくなるように目標行動の難易度を調節する．さらに行動が成功するように多くの手がかり刺激（プロンプト）を準備する．目標行動を実施させ，上達や成功といった強化刺激を与える．これによって目標行動は増加し，定着していく．次の段階では，当初行っていた手がかり刺激を減らして（フェイディング），目標行動を実施させる．この時，失敗が多くなりすぎないように，70～80％成功できる難易度に調節する．目標行動を実施させ，失敗なくできるようになれば，難易度を徐々に上げて，当初の目標行動ができるようにしていく．

CCSでは，まず目標行動を実施するための知識を「見学」によって与える．技術を身に付ける段階では，さまざまなプロンプト（口頭指示，視覚的手がかり，身体的ガイドなど）を与えながら目標行動を失敗なく「模倣」させる．そして，目標行動に成功する可能性を高めたうえで「実施」に移る．この「見学」「模倣」「実施」の過程は，まさに無誤学習そのものである．

CCSでは，「できることから始める」「細分化する」という原則がある．これは，無誤学習における目標の難易度調節にあたる．初期評価結果の統合と解釈を目標としてしまうと難易度が高い．試行錯誤，失敗を繰り返し経験してしまう．しかし，「できること」，例えば関節可動域測定から開始すれば成功確率が高まる．さらに，関節可動域測定も「下肢関節のみ」「膝関節のみ」「角度計を当てるのみ」といった具合に，細分化すればさらに成功確率が高まる．

無誤学習を徹底するためのシェイピングの技法を紹介する．関節可動域測定には，流暢性と正確性が求められる．指導者は流暢性が向上してきても，「正確性がまだまだだな」と指摘してしまう．もっと良くなってほしいとの思いからの指摘であろう．しかし，この指摘が緊張度を高め，学習を阻害する．このような場合，思い切って不適切な行動は無視する．そして，より目標に近い行動が出現した場合，すかさず強化刺激（注目・称賛）を与える．例えば，流暢性が向上すれば，そこに注目・称賛し，正確性については無視する．十分な流暢性が身に付いた後，「これからは，より正確に測定できるように注意しよう」と話を進めていくのである．正確性の向上がみられれば，すかさず強化刺激を入れていく．

3. 複雑な臨床的思考の発達
(1) 評価結果の解釈

一通り初期評価が終わった．股関節の屈曲可動域が 70°に制限されている．動作と関節可動域の関係について参考資料も渡しているが，どのような動作が障害されるのか学生は思いつかない．知識があれば，行動（思考）できると考えている人には理解に苦しむ状況である．

行動分析学では，思考も行動と考える．思考した結果，良いことが生じるとその行動の生起頻度は高まる（図14）．患者の関節可動域，靴下の着脱に必要な関節可動域についての情報がある．「動作障害がみられるかも」と思考（行動）する．実際に，靴下の着脱を行ってもらうと靴下の着脱ができない．次に，股関節の屈曲可動域が 100°に制限された別の患者で「動作は可能ではないか」と思考（行動）する．実際に，靴下の着脱を行ってもらうと靴下の着脱ができた．ある情報（先行刺激）に従って，思考（行動）した結果，動作障害の出現が予測できる（強化刺激）．こういうことが繰り返されることで，関節可動域の評価結果（先行刺激）から動作障害が予測できるようになるのである．CEの患者を横断的に比較できるCCSでなければ，このような臨床的思考は発達しないであろう．

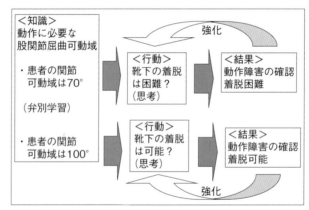

図14 臨床的知識（先行刺激）と思考（行動）の発達
思考（行動）した結果，動作障害の出現が予測できると思考（行動）が強化される．その際の先行刺激が思考（行動）を制御する機能を持つようになる．臨床的思考の発達には，このような弁別学習を繰り返し行う必要がある．

(2) 治療の意義

理学療法の教科書に治療の有効性が書かれているからといって，必ずしもその治療を行えるとは限らない．筋力トレーニングマシーンを用いたパワーリハビリテーションが一世を風靡した．しかし，その導入は，PTが主体となって行ったものではない．なぜ，筋力トレーニングの専門家であるPTが行っていなかったのか．知識（先行刺激）が行動を制御するには，それに従って行動した際に強化刺激が得られなければならない．具体的には，

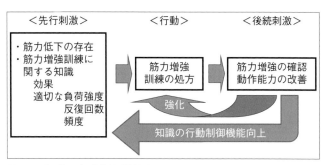

図 15 知識の行動制御機能向上
ある知識（先行刺激）に従って行動した結果，強化刺激が得られるとその知識が持つ行動制御機能が向上していく．筋力増強訓練の有用性を知識として持っているから行動できるのではなく，それを行って増強効果を確認した体験から行動が生じるようになるのである．

筋力トレーニングを行っても，筋力増強効果を確認しなければトレーニングは定着しない．つまり，筋力が増加した，動作能力が改善したという体験が治療の意義を理解させてくれる（図15）．

例えば，患者担当制であれば，歩行訓練は体験できても，他の治療を行わない可能性がある．CCSであれば，筋力増強が介入主体の対象者や関節可動域訓練が介入主体の対象者など，多様な治療が経験できる．治療の意義を理解するにはうってつけである．

4 おわりに

CCSを始めると，チェックリストを導入しなければならない，「見学」「模倣」「実施」の段階を踏まなければならないなどと，面倒に感じられる方も多いのではないだろうか．面倒なのは嫌悪刺激であり，CCSの導入・定着を阻害する．しかし，CCSの本質はそこにはない．

筆者は，学生がいるとCEの仕事が楽になることをまず目指すべきと考える[39]．そのためには，学生ができることを見つけ，実践させる．学生のできることが増えるとCEの業務にゆとりが生まれる（強化刺激）．なので，少しでもできることを増やそうとCEは丁寧に指導できる（できそうなことから始める）．失敗させないので効率よく学習が進む．「せっかく指導しているのにちっとも成長しない」などというストレスがない．できることを行ってもらうので，患者に迷惑をかけやしないかと余計な心配をすることもない．患者にとってはどうだろう．できないことは行わないので患者に不利益は生じない．CEが忙しいときには，患者の話し相手になることもできる．自主トレーニングになりがちだった筋力トレーニングを，監視下で数を数えながら行うこともできる．病棟やトイレまでの送迎を行えるかもしれない．学生は，CE，他のスタッフ，患者の役に立てることで実習地での居場所ができる．学生がいるとみんなが幸せになるというWin-Winの臨床実習を実現させれば，CCSの導入は容易になるはずである．

CCSの妥当性は，行動分析学的にみて疑う余地がない．この指導方法を有効に機能させるうえで最も重要なポイントは，無誤学習である．学生が成長していないと感じられる方は，試行錯誤させていないか，無誤学習になっているかを確認していただきたい．行動分析学に興味を持たれた方は，拙著[36]をぜひご覧いただきたい．

【第6章文献】

1) 和才嘉昭，嶋田智明：測定と評価（第2版）：リハビリテーション医学全書5．医歯薬出版，1987，pp1-71
2) 鶴見隆正：理学療法プログラムの立て方．PTジャーナル **24**：31-36，1990
3) 嶋田智明（編）：理学療法評価；そのクリニカルアプローチ．メディカルプレス，1997，pp1-10
4) 岩倉博光（監），松澤　正：理学療法評価学 新版．金原出版，2001，pp1-11
5) 内山　靖（編）：理学療法評価学．奈良　勲（監）：標準理学療法学 専門分野．医学書院，2001，pp2-12
6) 熊谷二郎：問題解決の方法と進め方．メジカルフレンド社（編）：看護展望別冊 よりよい看護実践能力の育成をめざして．メジカルフレンド社，1983，pp71-81
7) 和島英明：理学療法のための問題解決法—ブレイクスルーと理学療法診断に向けて．協同医書出版，1997
8) Weed LL：Medical Records, Medical education and patient care; the problem-oriented record as a basic tool. Cleveland, Case Western Reserve University Press, 1969, pp1-273
9) 日野原重明：POS—医療と医学教育の革新のための新しいシステム．医学書院，1973
10) 日野原重明，岩井郁子，片田範子，他：POSの基礎と実践—看護記録の刷新をめざして．医学書院，1980
11) Cox KR, Ewan CE（著），医学教育ハンドブック刊行会（訳）：医学教育ハンドブック．篠原出版新社，1991
12) 浮ケ谷幸代：臨床から生まれる「開かれた専門性」—オーディット文化の向こう側．応用社会学研究 **51**：141-155，2009
13) 松繁卓哉：「患者中心の医療」という言説—患者の「知」の社会学．立教大学出版会，2010，pp55-82，133-157
14) Rogers JC, Masagatani G：Clinical reasoning of occupational threpists during the initial assessment of physically disabled patients. *Occup Ther J Res* **2**：195-219, 1982
15) Payton OD：Clinical reasoning process in physical therapy. *Phys Ther* **65**：924-928, 1985
16) Burnett CN, Mahoney PJ, Chidley MJ, et al：Problem-solving approach to clinical education. *Phys Ther* **66**：1730-1733, 1986
17) Neistadt ME：Classroom as clinic; a model for teaching in occupational therapy education. *Am J Occup Ther* **41**：631-637, 1987
18) 沖田一彦，宮本省三，板場英行，他：理学療法過程に関する学内演習の試み；ペーパーペイシェントを用いた問題解決型学習の方法について．PTジャーナル **26**：127-131，1992
19) 沖田一彦，宮本省三，板場英行，他：理学療法教育へのシミュレーションの導入—模擬患者を用いたインテーク面接の実習について．理学療法学 **19**：18-24，1992
20) 日本医学教育学会（監），日本医学教育学会教育開発委員会（編）：医学教育マニュアル 5．シミュレーションの応用．篠原出版新社，1984
21) 梅井凡子，沖田一彦，大塚　彰，他：理学療法教育における屋根瓦式教育の試み—学内における理学療法過程演習への導入．理学療法科学 **28**：311-315，2013
22) Lave J, Wenger E（著），佐伯　胖（訳）：状況に埋め込まれた学習—正統的周辺参加．産業図書，1993
23) 波多野誼余夫（編）：自己学習能力を育てる—学校の新しい役割．東京大学出版会，1980
24) 里見　実：働くことと学ぶこと—わたしの大学での授業．太郎次郎社，1995，p11
25) Bloom BS（著），梶田叡一，渋谷憲一，藤田恵璽（訳）：教育評価法ハンドブック—教科学習の形成的評価と総括的評価．第一法規，1973
26) Lave J（著），無藤　隆，他（訳）：日常生活の認知行動—人は日常生活でどう計算し実践するか．新曜社，1995，pp2-32
27) 重久宏至：「認知的徒弟制」論の現代的意義—認識にからだを取り戻すための一視座として．東京大学教育学部紀要 **32**：23-31，1993
28) 窪田光男：「状況的学習論」再考—教育実践と研究への新たな可能性．言語文化 **14**：89-108，2011

29) Brown S, Collins A, Daguitt P（著），道又 爾（訳）：状況的認知と学習の文化．現代思想 **19**：62-87，1991
30) Enkenberg J：Situated programming in a LEGOlogo environment. *Comput Educ* **22**：119-128，1994（宮田 仁：状況論的アプローチによるプログラミングの指導と分析―認知的徒弟理論を取り入れたアプローチ．教育情報研究 **15**：21-31，1999 より再引用）
31) Cole M：Cultural psychology；a once and future discipline? In Berman JJ（ed）：Nebraska symposium on morivation 1989；Cross cultural perspectives. University of Nebraska Press, pp279-335（田島信元：ヴィゴツキー，浜田寿美男（編）：発達の理論―明日への系譜 別冊発達20．ミネルヴァ書房，1996, pp74-94 より再引用）
32) 佐伯 胖：「わかる」ということの意味 新版．岩波書店，1995，pp102-115
33) 長谷川正哉，越智淳子，沖田一彦：臨床実習指導の効果に影響を及ぼす因子の検討 第2報―学生に対するフォーカス・グループ・インタビューの分析結果から．理学療法の臨床と研究 **14**：31-34，2005
34) 永井良治，中原雅美，森田正治，他：クリニカルクラークシップの実践に対する調査報告．理学療法科学 **32**：713-719，2017
35) 甲田宗嗣，森内康之：回復期リハビリテーション病棟における臨床実習ガイドラインに基づいたクリニカル・クラークシップ経験前後での臨床実習生の認識の変化．理学療法の臨床と研究 **25**：85-90，2016
36) 山﨑裕司，山本淳一（編）：リハビリテーション効果を最大限に引き出すコツ 第2版．三輪書店，2012，pp10-13
37) 北澤 茂：行動分析学の神経生理学的背景．行動リハビリテーション **2**：3-9，2013
38) Hiroto DS, Seligman MEP：Generality of learned helplessness in man. *J Pers Soc Psychol* **31**：311-327, 1975
39) 山﨑裕司：やる気を引き出す臨床教育．理学療法研究 **32**：3-6，2015

第7章

クリニカル・クラークシップの実際

1 クリニカル・クラークシップへの先駆的取り組み

1 藤田医科大学医療科学部リハビリテーション学科概要

　学校法人藤田学園（以下，本学園）は，医学部と医療科学部を擁する藤田医科大学と看護専門学校からなる医療系総合学園である．リハビリテーション学科（以下，本学科）は医療科学部に属し，臨床検査学科，看護学科，放射線学科，臨床工学科，医療経営学科とともに「良き医療人」の育成に務めている（2019年4月に本学科と看護学科は保健衛生学部，臨床検査学科と臨床工学科は新たに医療検査学科として統合され，放射線学科とともに医療科学部に改編し，医療経営学科は学生募集を停止する予定）．また，本学園は，藤田医科大学病院をはじめ，都市型の総合病院のばんたね病院と，回復期リハビリテーションと緩和ケアを提供する七栗記念病院の三つの教育病院や多数の法人関連施設を持ち，後述する本学科の臨床実習の大半がこれらの施設で行われている．

　藤田医科大学には，二つのリハビリテーション医学講座，三つの教育病院のリハビリテーション部，リハビリテーション学科などの11のセクションからなるリハビリテーション部門が組織されており，リハビリテーション医学・医療の発展に努めている．

　本学園における理学療法士，作業療法士（以下，療法士）の教育は，本学科の前身にあたる藤田保健衛生大学リハビリテーション専門学校（以下，リハ専学）で始まり，即戦力となる療法士の育成を掲げ，1992年の開学から2007年の閉校までの13年間に801人（理学療法課程415名，作業療法課程386名）の卒業生を輩出した．また，リハ専学では，2002年より先駆的に療法士向けのObjective Structured Clinical Examination（以下，OSCE）の開発を進めた．

　リハ専学の臨床実習は，3年課程の3年次に7週間を3回課し，一部の学生の臨床実習は学園の教育病院で行われたが，大半は学園外の施設で行われた．その臨床実習成績を詳細に分析したところ，3期間において差を認めず，系統的な教育がなされていないことが明らかとなった（図1）．

　本学科は，リハ専学で培った療法士教育の伝統を継承し，リハ専学の閉校3年前となる2004年に開設された．そして，リハ専学の臨床実習からみえた療法士教育の問題の解決策としてCOSPIREプロジェクトが生まれ，本学科の療法士教育がスタートした．

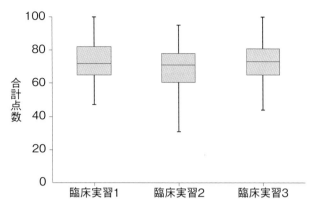

図1　リハビリテーション専門学校の臨床実習成績の分析からみえた療法士教育の問題
リハビリテーション専門学校の卒業生計115名（4回生～7回生）の臨床実習成績の合計点を3期間で比較した結果，有意差は認められなかった．臨床実習成績は，当時の日本理学療法士協会の「臨床実習教育の手引き」第3版を参考に作成されたもので，「適正・態度」「理学療法の進め方」「報告書作成・提出・発表」の各分野で構成され，各細項目を3～4段階で点数化した（最高点100点）．

1. COSPIREとは？

　COSPIREとは「the Clinical-Oriented System for Progression & Innovation Rehabilitation Education」の頭文字をとった略語で，臨床を指向し発展と革新を目指した療法士教育システムである．COSPIREでは療法士教育改革の3本柱として，臨床実習時間の拡張，教員の臨床配置，OSCEを実践している．

（1）臨床実習時間の延長

　2018年現在，厚生労働省が定める養成校指定規則における療法士の臨床実習時間は810時間であり，わが国で療法士教育がスタートした1965年の1,680時間から約52％減少している．この臨床実習時間の短縮に対し，臨床技能の習得には「量：時間」は重要な変数と捉え，本学科では4年間で1,530時間（指定規則の約1.9倍）の臨床実習を設定している（**図2，表1**）．特徴は，3年次に本学園の三つの教育病院において，810時間の臨床実習を終えたあと，さらに，4年次には本学園外の関連施設において540時間の実習を行っていることである（**表1**）．

（2）教員の臨床配置

　現在，わが国におけるほとんどの療法士の臨床実習が，学外の関連施設に実習を委託しており，教員が直接，臨床の場において学生に指導できる機会を持てなくなっている．このような現状を踏まえ，三つの教育病院に臨床現場で施設側の臨床教育者（clinical educator，CE）とともに学生指導にあたる「臨床教員」を配置している（**図3**）．また，臨床教

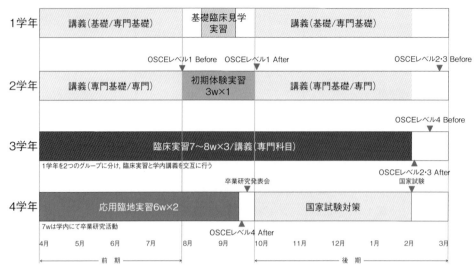

図2 リハビリテーション学科の教育課程

表1 臨床実習の概要

学年	実習	期間・回数	時間	概要
1	基礎臨床見学実習		45	藤田医科大学病院・藤田医科大学七栗記念病院の見学と国際福祉健康産業展ウェルフェアに参加し，見学・参加の報告書をまとめ，実習報告会にて発表する 実習の目的：理学療法士・作業療法士の役割，高齢者，障害者の生活の支援について学ぶとともに，理学療法士や作業療法士としての資質を考える機会を持つ
2	初期体験実習	3週間×1	135	見学を中心とした3週間の実習を三つの教育病院のいずれか1施設で行う 実習の目的：見学を通し，理学療法士・作業療法士になるために必要な基礎知識・技術・態度を学ぶとともに，評価や治療の過程を体験する
3	臨床実習	7〜8週間×3	810	三つの教育病院において7〜8週間の実習を3回行う． 実習の目的：理学療法士・作業療法士として必要な知識・技能とともに，基本的な評価・治療過程を学ぶ
4	応用臨地実習	6週間×2	540	藤田学園以外の施設において6週間の実習を2回行う 実習の目的：理学療法士・作業療法士となるための応用的評価・治療過程を体得し，その展開を体験する

員は学生指導に限らず，職員の臨床・研究の指導にも関わっている．

(3) OSCE の導入

本学科では，リハ専学で開発を進めた OSCE を2004年の開学と同時に学生の能力試験

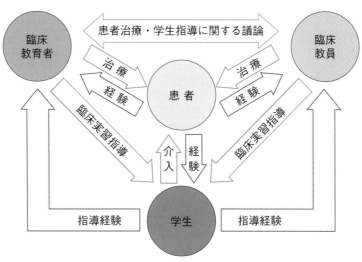

図3 COSPIREの概念図

表2 OSCEの概要

Level 1	療法士に必要なコミュニケーション能力や介助能力を身に付ける
	標準予防策，リスク管理，コミュニケーション技法，ホットパック実施の補助，上肢管理（三角巾），下肢装具の装着補助，車いす駆動介助，移乗介助
Level 2	療法士に必要な検査・技術能力を身に付ける
	療法士面接，面接所見からの高次脳機能障害の推測，脈拍と血圧の測定，呼吸パターンとSpO_2の評価，関節可動域測定，筋力測定，形態測定，整形外科疾患別検査，筋の触診，感覚検査，反射検査，脳神経検査，脳卒中の麻痺側運動機能の評価，構音障害のスクリーニング，運動失調検査，立位バランスの評価，下肢装具・歩行補助具の調整
Level 3	療法士に必要な機能障害に対する介入方法を身に付ける
	関節可動域運動，筋力増強運動，促通手技，振り子運動，部分荷重練習，物理療法，呼吸練習・排痰手技，構音練習，摂食嚥下練習
Level 4	療法士に必要な能力低下に対する分析および介入方法を身に付ける
	ポジショニング，起き上がり，起立・着座，移乗，車いす駆動，歩行，食事，更衣（上衣），更衣（下衣）

の一つとして本格導入し，現在では「臨床技能能力演習」の科目試験と位置づけ，各臨床実習の前後に実施している（**図2**）．本学科のOSCEは第2版として，コミュニケーションと介助技能8項目，検査測定技能18項目，介入技能18項目の計44で構成されている（**表2**）．

2．教育病院と関連施設との連携

（1）関連施設との連携

本学科は，三つの教育病院との連携のみならず，前身であるリハ専学の時代からリハビリテーション全般において本学園と協力体制にある関連施設に，計画的に卒業生を輩出

し，連携強化に努めてきた．また，卒後の継続的な教育として，関連施設においても定期的に教員による臨床指導と技能研修を実施している．

(2) 臨床指導とOSCEを活用した技能研修

臨床指導は，OJT（On the Job Training）として教員が職員と学生とともに臨床に参加し，実際に臨床の現場で直接指導している．また，技能研修では，対象を新人職員から若手職員（施設によって対象は異なる）として，Off-JT（Off the Job Training）として教員が実技指導研修を開催し，その研修成果をOSCEで判定している．この研修は，特に若手の職員が「独自の技能」に偏らぬよう，施設における標準的な技能と位置づけ，臨床実習に関わる若手の職員が，学内にて学生に指導した技能に基づいた実習指導を行えるようになることを目的としている．さらに，OSCEの結果は，施設の管理職とも共有し職員の技能到達状況の把握に役立てている．

(3) 指導者による学内教育

さらに，三つの教育病院と関連施設の職員を本学の講義や実習の非常勤講師として招聘し，臨床実習に限らず学内教育においても連携強化に務めている．こうした臨床実習施設の指導者による学内教育は，学生との交流機会が増え，学生の動向を把握できるとともに，指導方針など教員と協議することができる良い機会となり，臨床実習にも活かされている．

3. CCSに基づいた臨床実習への転換

(1) CCS導入の背景

COSPIREの概念に基づいた療法士教育に取り組んだ結果，本学科の3年生と4年生の臨床実習の成績は実習の経過とともに向上し，一定の成果を果たすことができた（**図4**）．

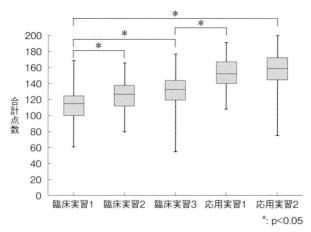

図4　リハビリテーション学科の臨床実習成績
対象：リハビリテーション学科の卒業生計164名（4, 5回生）．
実習成績合計点は，4回の期間で有意に増加していた．

そこで，本学科では実習終了時の到達水準を高める方策の一つとして，臨床実習の方法論の見直しに着手する運びとなった．本学科のこれまでの臨床実習では，基本的には学生が特定の症例を指導者と共に担当し，評価，介入を実践し，症例レポートにまとめる形態をとっていた．どのような方法論がベストなのか議論を重ねた結果，本書第1版 CCS の方法論を参考にすることとした．

(2) 導入の計画と準備

CCS に基づいた臨床実習の導入計画は，2016年度を準備期，2017年度を導入前期，2018年度を導入後期と3期に分けた．

2016年度の準備期には，教員と指導者を含めた教育病院職員の理解促進と研修，実習方法や到着目標，また学生評価方法の見直しを行った．特に，本学科の3年生の臨床実習では，理学療法専攻と作業療法専攻を合わせた約100名の学生を実習グループと学内座学グループに分け，約50名の学生が三つの教育病院で同時に実習を行い，100名以上の職員が関与することになり，実習方法の大きな転換は現場の混乱を招くことが予想されたため，職員の理解・実習方法の見直しには十分に時間をかけて検討を重ねた．

まず，従来の臨床実習の問題点と CCS に基づく臨床実習の理解を深めるために，2016年2月に中川法一先生に講師を依頼し，研修会を開催した．その後，三つの教育病院から実習方法の転換のコンセンサスを得るため，教員と管理職クラスの職員が方法論の見直しに関して協議する機会を設けた．次に市立吹田市民病院，フジタ病院，大野記念病院の協力のもと約半日の見学研修の機会を得て，全教員と各教育病院にて臨床実習運営の中核を担う職員が参加した．研修後には，各教育病院にて研修に参加した職員が中心となった，啓発活動を目的とした説明会や勉強会などを開催した．

また，準備期の後半には三つの教育病院において試験的に導入し，導入に伴う課題を抽出し，対策を検討した．

2017年の導入前期には，三つの教育病院で導入を開始するとともに，4年次の応用臨地実習の一部の施設（関連施設の中から5施設を選定）において試験的に導入した．

(3) 到達目標の見直し

療法士の教育において，卒前卒後のシームレスな教育目標の構築が急務であると考え，卒前教育から卒後教育5年間での到達目標を，臨床技能と指導技能の視点で考案した（図5，表3〜6）．臨床技能（clinical skills：C）は，STEP C1〜C5 の5段階とし，STEP C1〜C3 は卒前教育，STEP C4，C5 は卒後教育の目標として設定した．指導技能（teaching skills：T）は，STEP T1〜T3 の3段階とし，STEP T1 を指導者準備，STEP T2，T3 を指導者の目標として設定した．

臨床技能は，基本的態度13項目，臨床技能（大項目10，中項目69），臨床思考過程（大項目5，中項目11，小項目34）に分け，各技能の難易度を考慮しながら，8割の学生もしくは療法士が到達できる段階を想定して，技能ごとの到達目標時期を設定した．また，臨

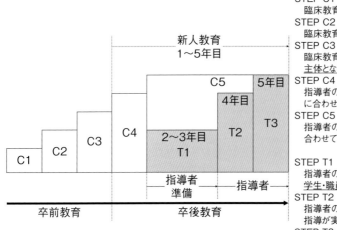

図5 卒前卒後における到達目標

表3 項目別到達目標

項目	目標と細項目	到達目標
基本的態度	療法士において備えるべき態度	STEP C1～3
臨床技能	療法士として最低限必要な技能 　コミュニケーションスキル 　リスク管理 　情報収集 　検査・測定／治療 　運動指導 　環境設定 　記録 　連携	STEP C1～5
臨床思考過程	患者を捉えるために必要な臨床推論 　検査項目の決定 　目標設定に対する問題点の理解 　治療プログラム立案 　治療結果の検証	STEP C1～5

床技能は5大疾患別にも分類した．

(4) 具体的な実習の方法論

　本学科の臨床実習の指導体制を図6に示す．従来より三つの教育病院では，理学療法と作業療法とも複数の臨床チームが形成されており，臨床チームの中で職員同士が相互に学生指導のサポートを行っている．また，教員も臨床チームに参加し，学生指導とともに職

表4　基本的態度到達目標（PTOT共通）

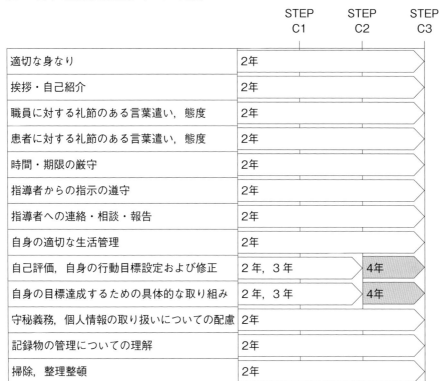

STEP C3：自身が主体となり実施できる
STEP C2：指導者の実施を模倣できる
STEP C1：指導者の実施を見学できる
矢印内に記載されている学年は，到達目標学年を示す

員のサポートに関わり，学校との連携を担う役割を果たしている．

　臨床実習における方法論は本書の第1版を参考に，学生がCEに付き，見学，模倣，実施の順を原則とした（表7）．また，学生の到達度が把握できるよう，「臨床実習を考える会」が中心に考案したチェックリストを改変し活用した．基本的態度，臨床技能，臨床思考過程の項目を作成し，各学年の到達目標に合わせた進行とした．

　2016年度までの臨床実習では，担当患者のレポートとケーススタディ，デイリーノート，ケースノートを課していた．2017年度の実習では特定の担当患者は設けず，CEの担当患者の臨床に参加することとし，課題は実習中の記録などに活用するデイリーノートのみとした．デイリーノートは学校側でフォーマットを作成し，日々の記載シートのほか，開始時，週ごと，中間時，最終時の記載シートを準備し，目標設定や到達度の自己評価が随時できるような工夫をした．実習時間内に手書きで記録できるよう，実習施設内にフォーマットを保管し，随時補充するようにした．2016年度と比べ，課題が減った分，機会が増えた臨床の参加に備えた予習や復習，技能練習の時間を多く費やせるようにした．

表5 臨床技能到達目標（PTより一部抜粋）

STEP C5	指導者（や教員）の助言・指導がなくとも患者の状態に合わせて実施できる
STEP C4	指導者（や教員）の助言・指導を受けながら患者の状態に合わせて実施できる
STEP C3	実習指導者または教員の監視・責任のもとで主体となり実施できる
STEP C2	実習指導者または教員の実施を模倣できる
STEP C1	実習指導者または教員の実施を見学する

※8割の学生・療法士が到達できることを想定
※矢印内に記載されている学年は、その学年を終える時点を示す
※中項目の＊はOSCE課題を示す

大項目	中項目	脳血管	運動器	心大血管	呼吸器	廃用	STEP C1	STEP C2	STEP C3	STEP C4	STEP C5
コミュニケーションスキル	コミュニケーション技法＊	○	○	○	○	○	2年	3年	4年	卒後2	卒後3
介助・補助スキル	ホットパック作製	○	○	○	○	○	2年	3年	4年	卒後1年	
	車椅子の駆動介助＊	○	○	○	○	○	2年	3年	4年	卒後1年	
	移乗介助（2人介助）＊	○	○			○	2年	3年	4年	卒後1年	
	三角巾の装着介助＊	○	○			○	2年	3年	4年	卒後1	卒後2
	下肢装具の装着介助＊	○	○			○	2年	3年	4年	卒後1	卒後2
リスク管理	脈拍測定＊	○	○	○	○	○	2年	3年	4年	卒後1年	
	血圧測定＊	○	○	○	○	○	2年	3年	4年	卒後1年	
	衛生管理（手洗い、マスク着用、ガウンテクニック）＊	○	○	○	○	○	2年	3年	4年	卒後1年	
	転倒防止対策＊	○	○	○	○	○	2年	3年	4年	卒後1年	
	点滴管理＊	○	○	○	○	○	2年	3年	4年	卒後1年	
	カテーテル管理＊	○	○	○	○	○	2年	3年	4年	卒後1年	
	外観（顔色・表情など）	○	○	○	○	○	2年	3年	4年	卒後1	卒後2
情報収集	社会的情報（家族、医師、看護師からの情報収集）	○	○	○	○	○	2年	3年	4年	卒後1年	
	医学的情報（カルテ画像、検査結果等）	○	○	○	○	○	2年	3年	4年	卒後1	卒後2
	問診技術＊	○	○	○	○	○	2年	3年	4年	卒後1	卒後2
検査・測定/治療	意識レベルの評価	○	○	○	○	○	2年	3年	4年	卒後1	卒後2
	疼痛の問診・評価スケール	○	○	○	○	○	2年	3年	4年	卒後1	卒後2
	形態測定＊	○	○	○	○	○	2年	3年	4年	卒後1	卒後2
	関節可動域測定/練習（モビライゼーション含む）＊	○	○	○	○	○	2年	3年	4年	卒後1	卒後2
	筋力検査/練習（持久力、機器・用具の使用含む）＊	○	○	○	○	○	2年	3年	4年	卒後1	卒後2
	座位保持練習	○	○	○	○	○	2年	3年	4年	卒後2	卒後3
	立位保持練習	○	○	○	○	○	2年	3年	4年	卒後2	卒後3
	片麻痺機能検査/練習＊	○				○	2年	3年	4年	卒後1	卒後2
	筋緊張検査	○	○			○	2年	3年	4年	卒後1	卒後2
	反射検査	○	○			○	2年	3年	4年	卒後1	卒後2
	感覚検査＊	○	○			○	2年	3年	4年	卒後1	卒後2
	運動失調検査＊	○				○	2年	3年	4年	卒後1	卒後2
	姿勢反射検査	○	○			○	2年	3年	4年	卒後1	卒後2
	基本動作の観察＊	○	○	○	○	○	2年	3年	4年	卒後1	卒後2
	ADL（セルフケア）の観察＊	○	○	○	○	○	2年	3年	4年	卒後1	卒後2
	装具・補助具の調整＊	○	○				2年	3年	4年	卒後1	卒後2
	呼吸・循環機能評価＊	○	○	○	○	○	2年	3年	4年	卒後2	卒後3
	姿勢・アライメント観察＊	○	○	○	○	○	2年	3年	4年	卒後2	卒後3
	バランス検査/練習＊	○	○	○	○	○	2年	3年	4年	卒後2	卒後3
	起き上がり動作練習（寝返り含む）＊	○	○	○	○	○	2年	3年	4年	卒後2	卒後3
	移乗動作練習＊	○	○	○	○	○	2年	3年	4年	卒後2	卒後3
	起立・着座動作練習＊	○	○	○	○	○	2年	3年	4年	卒後2	卒後3
	歩行動作練習（免荷歩行含む）＊	○	○	○	○	○	2年	3年	4年	卒後2	卒後3
	応用歩行動作練習（スロープ、不整地など）	○	○	○	○	○	2年	3年	4年	卒後2	卒後3
	階段昇降練習	○	○	○	○	○	2年	3年	4年	卒後2	卒後3
	車椅子駆動動作練習＊	○	○	○	○	○	2年	3年	4年	卒後1	卒後2

表6 臨床思考過程到達目標（PT OT 共通）

大項目	中項目	小項目	STEP C1	STEP C2	STEP C3	STEP C4	STEP C5
評価項目の決定	評価項目の想起	疾患等から症状，障害を想定し評価項目を検討する	2年	3年	4年 卒後1	卒後2	卒後3
		既往歴，合併症から評価項目を検討する	2年	3年	4年 卒後1	卒後2	卒後3
		処方（依頼）内容から評価項目を検討する	2年	3年	4年 卒後1	卒後2	卒後3
		コミュニケーション能力に基づいて評価項目を検討する	2年	3年	4年 卒後1	卒後2	卒後3
		主訴，ニードに基づいて評価項目を検討する	2年	3年	4年 卒後1	卒後2	卒後3
		動作やアライメントから評価項目を検討する	2年	3年	4年 卒後1	卒後4	卒後5
	評価項目の優先順位付け	評価項目の優先順位について検討する	2年	3年	4年 卒後1	卒後4	卒後5
目標の設定	目標の検討	主訴，ニードを踏まえた目標を設定する	2年	3年	4年 卒後1	卒後3	卒後4
		社会的背景を踏まえた目標を設定する	2年	3年	4年 卒後1	卒後4	卒後5
		個人因子を踏まえた目標を設定する	2年	3年	4年 卒後1	卒後4	卒後5
		予後を踏まえた目標を設定する	2年	3年	4年 卒後1	卒後4	卒後5
	目標達成期間の検討	目標達成までの期間を設定する	2年	3年	4年 卒後1	卒後4	卒後5
	目標の優先順位付け	目標の優先順位を判断する	2年	3年	4年 卒後1	卒後3	卒後4
問題点の抽出	肯定的側面の把握	心身機能・身体構造に関連する肯定的側面を把握する	2年	3年	4年 卒後1	卒後4	卒後5
		活動に関連する肯定的側面を把握する	2年	3年	4年 卒後1	卒後4	卒後5
		参加に関連する肯定的側面を把握する	2年	3年	4年 卒後1	卒後3	卒後4
		環境に関連する肯定的側面を把握する	2年	3年	4年 卒後1	卒後4	卒後5
	否定的側面の把握	機能障害，構造障害を把握する	2年	3年	4年 卒後1	卒後4	卒後5
		活動制限を把握する	2年	3年	4年 卒後1	卒後4	卒後5
		参加制約を把握する	2年	3年	4年 卒後1	卒後3	卒後4
		環境面における阻害因子を把握する	2年	3年	4年 卒後1	卒後4	卒後5
	問題点の整理と解釈	肯定的側面から相互関係を整理する	2年	3年	4年 卒後1	卒後4	卒後5
		否定的側面から相互関係を整理して問題点を抽出する	2年	3年	4年 卒後1	卒後4	卒後5
		肯定的・否定的側面の両面から相互関係を整理して問題点を抽出する	2年	3年	4年 卒後1	卒後4	卒後5
		問題点の優先順位を判断する	2年	3年	4年 卒後1	卒後4	卒後5
介入プログラムの立案	目標設定に対する介入プログラムの立案	目標を達成するための介入プログラムを立案する	2年	3年	4年 卒後1	卒後4	卒後5
		個人特性（性別，年齢，体格，等）を考慮した介入プログラムを立案する	2年	3年	4年 卒後1	卒後2	卒後3
		リスク管理に基づく介入プログラムを立案する	2年	3年	4年 卒後1	卒後2	卒後3
		介入プログラムの優先順位を判断する	2年	3	4年	卒後2	卒後4	卒後5
介入結果の検証	即時効果の判定	介入前後，介入中の変化を確認する	2年	3	4年	卒後2	卒後3	卒後4
		変化（不変）の要因を検討する	2年	3 4 卒後1	卒後2	卒後3	卒後4
	経時的効果の判定（介入プログラムの妥当性検証）	経時的効果の判定に必要な期間を考える	4年	卒後1	卒後2	卒後4	卒後5
		介入前後の変化を確認する	2年	3	4年	卒後2	卒後3	卒後4
		変化（不変）の要因を検討する	2年	3 4 卒後1	卒後2	卒後3	卒後4

臨床実習を考える会作成試行版ver.4　平成28年10月28日　引用にて改訂

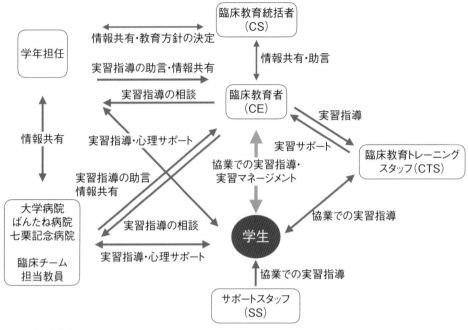

図6 指導体制

表7 臨床実習指導の原則

1. 見学, 模倣, 実施の順を原則
2. CE1名に対し学生1名を配置 （実習期によりCEが不足する場合はCE1名に対し学生2名を配置）
3. 学生は原則CEにつきCEにつけない場合はCTSにつく
4. CEとCTSにつけない場合は同一チーム内のSSにつく
5. 見学すべき疾患はチームを問わず見学の機会を設ける
6. 1日のスケジュールは前日に提示
7. 臨床教員による最低週1回の学生指導（Off-JT）

　学校教員のかかわりは学年担任以外に，複数人の臨床教員が週2～4回，臨床チームに関わり，学生の実習進行状況の把握と心理的サポートに努めた．

(5) 学生評価方法の見直し

　本学科では，これまで**表8**に示した評価表を用いて実習指導者である職員を中心として学生評価（実習指導者の独断とならぬよう，現場のチームに教員も参加しながら意見を集約し評価していた）を実施していたが，実習形態の変更に伴い，臨床実習成績は出席状況，デイリーノートの提出状況・質，実習態度，実習報告会の出席状況を教員が評価するよう変更した（実習態度は，毎日接している現場の意見が妥当と考え，CEによる判定とした）（**表9**）．

表 8 従来の臨床実習成績表

		項目
基本的姿勢	Ⅰ-1	適切な身なりをしている
	Ⅰ-2	時間を守ることができる
	Ⅰ-3	礼節をわきまえた行動・言葉使いをしている
	Ⅰ-4	守秘義務，個人情報の取り扱いについて理解し配慮している
	Ⅰ-5	職員に対して節度ある態度がとれる
	Ⅰ-6	指導者からの指示や課題を遂行することができる
	Ⅰ-7	知識・技術に対する向上心や探究心を発揮できる
	Ⅰ-8	適切な自己評価ができる
	Ⅰ-9	理学・作業療法士の役割，他職種とのかかわりについて理解できる
	Ⅰ-10	治療業務の流れや個々の内容（備品の管理も含む）が理解できる
		項目
評価	Ⅱ-1	適切な評価器具を選択し，オリエンテーションをしている
	Ⅱ-2	安全性への配慮ならびにバイタルサインの管理をしている
	Ⅱ-3	反射をみることができる
	Ⅱ-4	麻痺の運動機能評価（SIAS, Brunnstrom stage test）ができる
	Ⅱ-5	高次脳機能検査を行うことができる
	Ⅱ-6	身体計測を行うことができる
	Ⅱ-7	ROM の測定ができる
	Ⅱ-8	MMT の測定ができる
	Ⅱ-9	ADL（FIM, Barthel index など）の評価ができる
	Ⅱ-10	動作分析，歩行分析ができる
	Ⅱ-11	感覚検査ができる
	Ⅱ-12	起居動作（寝返り・起き上がりなど）の介助ができる
	Ⅱ-13	座位保持・立位保持の介助ができる
	Ⅱ-14	トランスファーの介助ができる
	Ⅱ-15	立ち上がりの介助ができる
	Ⅱ-16	歩行介助ができる
	Ⅱ-17	患者の全体像を把握している
	Ⅱ-18	他部門からの情報を得ることができる
	Ⅱ-19	評価結果を専門用語を用いて記録することができる
	Ⅱ-20	評価した内容から問題点を列挙し，その理由を述べることができる
	Ⅱ-21	評価で得られた結果からゴールを設定できる
	Ⅱ-22	ゴールを達成するための治療プログラムを立案できる
	Ⅱ-23	文献などから典型的な症例と比較し，考察できる
	Ⅱ-24	評価結果をまとめ発表できる

(つづき)

		項目
治療	Ⅲ-1	適切な治療器具を選択し，オリエンテーションをしている
	Ⅲ-2	安全性への配慮ならびにバイタルサインの管理をしている
	Ⅲ-3	患者の状態変化を観察できる
	Ⅲ-4	立案した治療プログラムを実施できる
	Ⅲ-5	治療の経過中に，常に評価を行い必要に応じて治療計画の修正ができる
	Ⅲ-6	治療に関わる記録や報告ができる

＜基本的姿勢基準＞
5：指導なしで正確に理解・行動できる
4：一度指導すれば正確に理解・行動できる
3：繰り返し指導すれば正確に理解・行動できる
2：繰り返し指導すればある程度の理解・行動ができる
1：繰り返し指導しても理解・行動できない
0：未試行

＜評価・治療基準＞
5：指導なしで正確に評価・治療できる
4：一度指導すれば正確な評価・治療できる
3：監視・指導があれば，正確に評価・治療できる
2：監視・指導すればある程度の評価・治療ができる
1：監視・指導しても評価・治療できない
0：未試行

表9　臨床実習成績表

3年次	新3年次　案	2年次	新2年次　案
実習の出席状況（50） 　欠席なし：50点 　1日～1/5未満：45点 　1/5以上：40点	実習の出席状況（50） 　1/5以上：40点＊補習実習終了後	実習の出席状況（50） 　欠席なし：50点 　1日～1/5未満：45点 　1/5以上：40点	実習の出席状況（50） 　1/5以上：40点＊補習実習終了後
デイリーノート（25） 　提出状況（5） 　　毎日提出：5点 　　1/10未満未提出：3点 　　1/10以上未提出：0点 　内容の質（20） 　　良い：20点 　　やや良い：15点 　　どちらとも言えない：10点 　　やや悪い：5点 　　悪い：0点	デイリーノート（25） 同左	デイリーノート（20） 　提出状況（5） 　　毎日提出：5点 　　1/10未満未提出：3点 　　1/10以上未提出：0点 　内容の質（15） 　　良い：15点 　　やや良い：10点 　　どちらとも言えない：8点 　　やや悪い：5点 　　悪い：0点	デイリーノート（25） 　提出状況（5） 　　同左 　内容の質（20） 　　良い：20点 　　やや良い：15点 　　どちらとも言えない：10点 　　やや悪い：5点 　　悪い：0点
実習態度（15）＊施設側 　チェックがある項目数（全12項目） 　11-12項目：15点 　8-10項目：10点 　5-7項目：5点 　0-4項目：0点	実習態度（15）＊施設側 　チェックがある項目数（全13項目） 　10-13項目：15点 　7-9項目：10点 　4-6項目：5点 　0-3項目：0点	実習態度（24）＊施設側 　チェックがある項目数（全12項目）×2点	実習態度（20）＊施設側 　チェックがある項目数（全13項目） 　10-13項目：20点 　7-9項目：15点 　4-6項目：10点 　1-3項目：5点 　0項目：0点
実習報告会の出席状況（10） 　欠席なし：10点 　1/5日以内：5点 　1/5日を超える：0点	実習報告会の出席状況（10） 同左	実習報告会の出席状況（6） 　欠席なし：6点 　欠席あり：0点	実習報告会の出席状況（5） 　欠席なし：5点 　欠席あり：0点

(6) 学内で教育した臨床技能に基づく指導

本学科では,「CCS に基づき,学内で教育した臨床技能を実践応用させる」ことを重要と考えている.臨床で異なる「やり方」を教える際にも,学内で教育した臨床技能を基準として「なぜ,異なるやり方を用いるのか?」「なぜ,そのやり方がよいのか?」を指導することを心がけている.

4. 現状と今後に向けた取り組み

(1) 現状

現在(2018 年 3 月時点)まで,CCS 導入が起因となる大きなトラブルは報告されていないが,実際の現場では実習方法に悩む指導者が存在した.そのような指導者には,臨床チームまたは臨床教員がサポートし,問題解決に努めている.このような問題や指導者から出た意見は各期ごとに集約し,対策を検討した.指導者からは,学生の臨床実践経験が増えたという意見,また,学生からは臨床実習が楽しいという感想が多かった.特に 4 年生の臨床実習において,従来の臨床実習と双方を経験した学生の感想は,「臨床実習が楽しかった」「従来の臨床実習に比べ,多くの経験を積むことができた」という意見が圧倒的に多かった.ただし,「楽しい」という感想が必ずしも「良い実習」とは限らず,学生にとって,これまで経験ない新しい課題に直面する機会は,「楽しい」という感想だけではなく,時には悩み考え,技能を鍛錬し苦しむことも,成長のうえでは重要な経験となる.しかし,継続して学習する過程において「楽しい」という感想は,行動を継続させる動機づけとして,重要な要素となるため,CCS 導入の成果の一つと捉えている.

現状,挙げている課題は,指導者の能力によって臨床実習の質が大きく影響することである.今後,CCS に基づく臨床実習の効果の検証とともに,指導者の育成が課題と考えている.

(2) 学園外の実習施設における CCS 導入への取り組み

導入計画の後期として 2018 年度に 4 年生の応用臨地実習に,この実習形態の導入を開始する予定である.応用臨地実習は,理学療法専攻と作業療法専攻を合わせて,延べ 91 施設で実施する予定であり,また,すべてが関連施設ではない.2018 年度の実習において,CCS 導入をアンケート調査した結果,92 施設において 53 施設は,前向きに導入を検討との回答を得た.そこで,2018 年度は関連施設を中心として 10 施設で導入を予定している.

(3) 技能習熟の評価

現在の本学の臨床実習評価の対象は,実習の出席状況とデイリーノート,実習後の報告会であり,技能習熟は「臨床技能能力演習」にて OSCE で評価している.「臨床実習」と「臨床技能能力演習」の評価はカリキュラム上では別扱いとなるため,今後,カリキュラムの整合性を図るとともに,OSCE を活用した臨床実習の技能習熟の評価を検討している.

(4) まとめ

導入は，2019 年度を目処に完了する．しかし，4 年生の実習施設の中には，本学科が提案する実習形態をそのまま導入することが困難な施設も存在しており，現在，その対応策を検討中である．

今後，長期の臨床実習，教員による臨床教育，OSCE による技能評価といった本学科の教育の特徴を活かしながら，CCS に基づく臨床実習を定着させ，これらの教育成果の多視点的に検証する必要があると考えている．

COLUMN

【CCS 導入時（後）の壁に関すること】

本校においても，2016（平成 28）年度より CCS 実習を導入した．現状では，学生が CCS を行っていないという実習地にあたる割合が多いようである．そのような意味で，学生にとってつらいケースの一つは，学生が実習を行った前期の長期実習が CCS に積極的な実習地であり，後期の長期実習においては全く CCS に関心のないレポート重視の実習地で実習を行った学生かもしれない．理想的には，CCS を積極的に導入している施設に本学の全実習をお願いしたいところであるが，現実的にはそのようにうまくはいかない．「学生向きのケースがですね…」と指導者からたびたび話が出る．やはり，CCS の概念を推進する努力が私たちに足りないのだろうか？　と日々悩むところである．

土井　篤（熊本保健科学大学 リハビリテーション学科 理学療法学 専攻長/教授）

2　富山医療福祉専門学校での導入後の教育効果

1. はじめに

　教育は，知識や技術を有する者が学習者にそれらを伝えるといった行為であるが，大切なのは教育課程において，学習者の望ましい方向への変化を意図した働きかけがなされることである．セラピストを志した者が生涯にわたり，社会的な責任と役割を果たしていくために，形成的に継続して学習ができるように，現実的かつ効果的な教育課程を提供することが教育に求められることであると考える．

　セラピスト教育において，臨床経験を積み重ねさせることは，学習者の臨床力を向上させるために必要なことは周知のとおりである．セラピストの教育課程において，エビデンスベースの専門的知識，研究の裏づけから確立されていく専門的技術は，文字情報を媒体として伝授されていくが，セラピストのプロフェッショナルとして有するべき臨床力，特に専門的知識・技術を目の前の対象者にどのように提供するかといった能力は臨床教育の場でしか伝授することができない．そのため，セラピストの養成課程において学習者は，臨床実習を通じて初めて療法技能を伝受（受け取る）することができる．

　しかし，従来の実習で行われている患者担当制で学生が単独で患者に関わり，症例レポートを通じて，指導者より指導を受ける実習形態では法的な問題が大きく，また，実習指導者は技能を伝授（伝える）しにくく，一方で学生はそれを伝受（受け取る）しにくいといった現状がある．これらの問題を解決するために富山医療福祉専門学校（以下，当校）ではCCSを導入した．本稿では，CCSを導入した当初に明らかとなった成果と，その後の新たな取り組みによる成果，今後の課題について紹介する．

2. CCS導入の取り組み

①教育課程の履修条件の変更：臨床実習における学生の法的身分を保障するため，実習前までの期の配当科目単位の修得を臨床実習の履修条件とした．

②臨床実習の流れ：3年次から始まる評価実習と4年次の各臨床実習を形成的に行うために，3年次の評価実習を臨床実習Ⅰと改め，評価だけでなく治療，効果検証の体験も含めた（**表10**）．

③臨床実習評価表：従来用いていた4段階の評定尺度の臨床実習評価表（**表11**）を，臨床に必要な理学療法技能を細分化し，各項目について行動評価ができるようなチェック表（**表12**，**表13**）に変更した．チェック表の記載は，学生が自己評価した内容について実習指導者が確認し行うこととした．

④従来の臨床実習評価表における総合評定は，その結果を導くはずの評価表の細項目との相関がみられず，実習指導者間で評定にばらつきがみられたために削除し，コメントのみとした．

⑤臨床実習単位認定は，臨床実習での行動結果を表すチェック表と，臨床実習後に学内で症例報告と理学療法内容の実演を行うセミナーでの評価点を，総合的に判断して行うこ

表 10 臨床実習過程の比較

	従来の臨床実習	CCS を導入した臨床実習
①臨床実習の流れ	2年次：見学実習 3年次：評価実習 4年次：臨床実習Ⅰ（病院） 　　　　臨床実習Ⅱ（病院） 　　　　臨床実習Ⅲ（施設等）	2年次：見学実習 3年次：臨床実習Ⅰ（病院） 4年次：臨床実習Ⅱ（病院） 　　　　臨床実習Ⅲ（病院） 　　　　臨床実習Ⅳ（施設等）
②臨床実習評価表 （評定尺度）	39項目 （4段階の評定尺度）	167項目 （実施可・不可のチェック）
③臨床実習評価表 記載者	実習指導者	臨床教育者，学生
④総合評価欄	あり（4段階の評定尺度）	なし（コメントのみ）
臨床実習単位認定	実習指導者の総合評価	臨床実習評価表（チェック表） ＋実習後のセミナー評価点

表 11 従来の臨床実習評価表（一部抜粋）

Ⅰ．専門職としての適性および態度	優	良	可	不可	優	良	可	不可
1．時間を守ることができる								
2．状況に即した挨拶と言葉遣いができる								
3．医療人としての身だしなみに心がけられる								
4．職員に対して，実習生としての節度ある対応ができる								
5．患者に対して，人間性を尊重した誠実な対応ができる								
6．室内の整理整頓に心がけられる								
7．指示されたことを責任をもって果たせる								
8．適性および，知識・技術に対する向上心・探求心を発揮できる								
9．必要な援助を自発的に他に求めることができる								
10．適正な自己評価ができる								
総評					優	良	可	不可

ととした．

　従来の臨床実習評価表は，情意領域の評価項目として「専門職としての適性および態度」の10項目，「他職種との連携と課題の提出・報告」の5項目，精神運動領域の評価項目としては，「理学療法を施行するための評価・記録」「症例に即した理学療法の実施と経過」の19項目，認知領域の評価項目は「症例に即した理学療法の治療計画の立案」の5項目の計39項目で構成されていた．

　評定尺度は4段階（優：良好：監視・助言を与えるだけでできた，良：普通：適宜，助言・指導を与えるならばできた，可：やや劣る：十分な助言・指導を与えるならばできた，

表 12 CCS を導入した臨床実習評価表　大項目・中項目

大項目	中項目	小項目数
Ⅰ．職業人としての習慣・態度・業務理解（情意領域）	1．社会人としての基本的マナーが守れる	/5
	2．対象者との良好なコミュニケーションがとれる	/4
	3．指導者との良好なコミュニケーションがとれる	/4
	4．他職種との良好なコミュニケーションがとれる	/4
	5．体調等の自己管理ができる	/4
	6．職場の規則を守ることができる	/5
	7．職場環境整備を意識した行動がとれる	/5
	8．理学療法業務について理解している	/4〜6
	9．専門職としての成長・向上しようとする態度がとれる	/5
	10．対象者との信頼関係を構築しようとする態度・行動がとれる	/5
	11．指導者との信頼関係を構築しようとする態度・行動がとれる	/4
	12．必要に応じた相談・連絡・報告ができる	/3
Ⅱ．基本的な理学療法の実施過程　1．症例に即した評価の過程（精神・運動領域）	1．処方や指示内容を正確に読み取ることができる	/3
	2．対象者に即した情報収集を実施できる	/9
	3．症例に即したリスク管理に必要な情報を確認できる	/5
	4．症例に即した評価項目を選択できる	/3
	5．評価に必要な事前の準備・確認ができる	/6
	6．評価時のオリエンテーションができる（説明と同意）	/5
	7．症例に即した検査・測定を実施できる	/7
2．症例に即した理学療法の治療・対応計画の立案（認知領域）	1．症例の問題点を（ICF 分類に従って）挙げることができる	/6
	2．症例の問題解決への道筋を考えることができる	/7
	3．長期・短期治療目標を設定できる	/5
	4．理学療法目標に対する理学療法治療・対応計画を立案できる	/7
3．症例に即した理学療法の治療と経過（精神運動領域）	1．症例に即した基礎知識・臨床医学の知識確認ができる	/3
	2．理学療法実施に必要な事前の準備ができる	/6
	3．オリエンテーションができる（説明と同意）	/5
	4．症例の安全性とリスク管理に配慮できる	/5
	5．症例に即した治療・対応ができる	/7
	6．必要に応じて治療・対応内容を調整・変更できる	/6
	7．症例に対応した経過記録を書き，その報告ができる	/6
Ⅲ．理学療法士観の育成（情意領域）	1．カルテ，症例報告を記載し，思考を整理できる	/1
	2．問題志向的に評価・治療は進められ妥当なものとして実施されたか検討することができる	/1
	3．記録や受けた指導から行動を修正できる	/1

表 13　CCS を導入した臨床実習評価表　小項目（一部抜粋）

臨床実習評価表（到達目標)									
Ⅰ．職業人としての習慣・態度・業務理解									
実習区分		Ⅰ		Ⅱ		Ⅲ		Ⅳ	
1．社会人としての基本的マナーが守れる		(2/5)		(5/5)		(/5)		(/5)	
1）挨拶ができる		✓	☑	✓	☑		☐		☐
2）医療人としての身だしなみに配慮する		✓	☑	✓	☑		☐		☐
3）適切な言葉遣いができる		✓	☐	✓	☑		☐		☐
4）時間を守ることができる		✓	☐	✓	☑		☐		☐
5）状況や環境への適応ができる			☐	✓	☑		☐		☐
臨床実習Ⅰコメント									
臨床実習Ⅱコメント									
臨床実習Ⅲコメント									
臨床実習Ⅳコメント									

不可：劣る：十分な助言・指導を与えてもできなかった）で，実習指導者によって評価されていた．

CCS 導入後の臨床実習評価項目は，中川らの報告[1]を参考に，学習の一般目標（general instructional objective：GIO）を達成するための 33 項目の行動目標（specific behavioral objectives：SBO）に対応した，167 の行動評価項目を設定した．評価項目はチェック表に記載されており，まずは学生自身が体験した技術項目，技術の施行結果について振り返り，チェックする．最終的に，CE（臨床教育者）は，評定基準に基づき臨床実習中の学生の行動結果を判定し，行動目標が達成された場合に，対応する行動評価項目にチェックをつける様式とした（**表 13**）．

3．臨床実習評価結果の比較

（1）実習時期と臨床実習評価点

①従来の臨床実習結果

CCS 導入前 5 年間の実習時期別の臨床実習評価点については，統計学的に有意差が認められなかった（**図 7**）．

②CCS 導入後の臨床実習結果

CCS を導入した臨床実習評価点の算出にあたっては，学生の行動評価項目のチェック数を加算し，項目数で除したものを臨床実習評価点とした．CCS を導入した臨床実習の臨床実習評価点は，実習期間が進むにつれ有意に高くなった（**図 8**）．

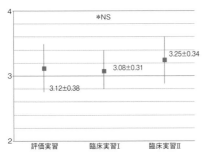

図7　従来の臨床実習での各期実習評価点

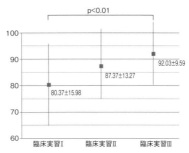

図8　CCSを導入した臨床実習での各期実習評価点

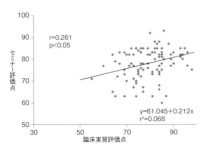

図9　従来の臨床実習とセミナーの評価点の関係

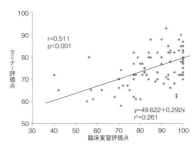

図10　CCSを導入した臨床実習とセミナーの評価点の関係

(2) 臨床実習評価点と臨床実習後の症例報告会の評価点（セミナー評価点）

実習施設，実習指導者の違いによる評価格差を取り除き，臨床実習の一般目標の達成度を評価する目的で，実習終了後に学生が行う実演を含めた症例報告に対して，複数の理学療法学科教員が評価を行った．評価は，当校で作成した評価表の12項目について，5段階の評定尺度（5：非常に良かった：助言・指導なしに行える，4：良かった：適時，助言・指導があれば行える，3：普通：十分な助言・指導があれば行える，2：あまり良くなかった：常に監視・助言が必要，1：良くなかった：助言があっても行えない）で行った．

従来の臨床実習の臨床実習評価点と臨床実習後のセミナー評価点との間には，相関関係は認められなかったが（図9），CCSを導入した臨床実習の臨床実習評価点と臨床実習後のセミナー評価点との間には，相関関係（$r=0.511$，$p<0.001$）を認めた（図10）．

(3) 実習終了後のアンケート結果

部分的な導入も含めると，8割ほどの実習施設でCCSでの臨床実習が行われており，新たな実習形態に対しては戸惑いがみられたが，有効に活用されていたと考えられる．CEから「評価表の項目が多く，見にくい」といったコメントが多かった反面，「学生の課題を明確にすることができ，問題解決に向けての取り組みが行いやすくなった」とのコメントも多くみられた．学生からは「自分の課題が明確となり，目的を持って臨床実習に取り組め

る」「療法の体験量が増えた」とのコメントが多くみられた.

また,症例レポート作成に代わり,業務内でのカルテ記載を含めた業務過程について指導を受けることにより,書きものに要する時間より技術練習にかける時間が増加し,実習期間内の平均睡眠時間が2,3時間増加した.

4. CCS 導入後の教育効果

本来は臨床実習教育課程において,目標達成のために形成的な学習成果を求めるべきであるが,従来の臨床実習の臨床実習評価点では,各期の実習の間で有意な差は認めず,従来の臨床実習過程における3年次の評価実習と4年次からの臨床実習の目標・方略が別のものとして取り扱われ,評価されていたと推察される.CCSを導入した結果,臨床実習評価点は,実習期間が進むにつれ有意に増加した.実習施設により学生が関わる疾患や業務内容に違いがあるが,基本的な理学療法業務の体験の積み重ねによりスキルが獲得されていくことが,臨床実習評価点の向上に関係していると考えられた.

また,チェック表の活用により,療法スキル向上のための学習支援の方略と評価が妥当に行われたと考えられる.臨床実習評価点と臨床実習後のセミナー評価点との関係において,従来の臨床実習では相関関係が認められなかったが,CCSを導入した臨床実習では両者に相関関係を認め,学生の能力をCEが妥当に把握していたと考えられる.

初期評価レポートが完成しなければ治療させないというような,従来の臨床実習で行われていた積み上げ式教育から脱却するためには,学生,教員だけでなく実習指導者の意識改革が必要であり,CCSを導入したことが,実習全期を通じての形成的な教育成果に結び付いたと考える.

5. 新たな取り組みと今後の課題

CCSを導入した臨床実習を行うようになったわれわれの新たな取り組みは,専門職業人育成のための生涯学習を基盤として,学生と教育者の双方が学習・教育目標を共有し,目標を達成できる1年次から順次性のある一貫したカリキュラムを設定することである.学習・教育目標がわかりやすく共有できるように,学習・教育範囲の項目をチェック表で,水準はルーブリックで示すよう取り組んでいる.

知識積み上げのカリキュラムから臨床能力レベルに応じた学習方略を取り入れたカリキュラムとして,Miller[2]の臨床能力の階層(**図11**)をもとに,講義,演習,実習の組み合わせと適切な評価の設定を行っている.このカリキュラムの中で,臨床実習に参加する学生の適性と質を保証するための,共用試験に代わるものとして国家試験出題基準に拠って作成した多肢選択試験と客観的臨床能力試験(OCSE)を実施している.また,3年次の臨床実習後に実習前と同様のOSCEの実施を開始した.OSCE後に教員は評価結果をもとに学生に実習の振り返りを促し,次の実習での課題を自主的に探索できるように学習支援を行っている.今後も取り組みについて,検証を加えながら,臨床環境に適した臨床実習形態を検討していく必要がある.

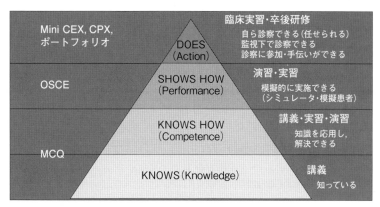

図11 臨床能力の階層における評価（文献2より改変引用）

　われわれが臨床実習にCCSを導入した目的は，学生がセラピストと一緒に患者と関わり，臨床的感性観を育成し，職業人としての自覚・責任感を養い態度を身に付けること，知識偏重である学内教育で育成された受動的な学習スタイルから，技能修得のための体験重視の能動的な学習スタイルへの行動変容を図るためである．導入当初は，実習指導者のCCS導入に対する戸惑いや抵抗感も少なくなかったが，CCSでの臨床実習を行い，成功体験を得た臨床実習指導者，学生が増え，CCSでの臨床実習が行われるようになってきた．

　しかし，いまだに法的な根拠がないにもかかわらず，学生を監視下に置かずに患者を担当させ，レポート上に記載されている内容に対して学生指導，成績評価を行っている養成校，臨床実習指導者が存在する．法を遵守した，より効果的な教育方法の確立に向けて，各養成校が連携し，臨床実習に参加する学生の適正と質を保証し，患者の安全と権利保護を担保した，CCSでの臨床実習が行われるように取り組んでいかねばならない．

COLUMN

【CCS導入時の学校としての工夫に関すること】

　CCSによる臨床実習を導入していくにあたり，臨床教育者（CE）と養成校とで，一緒により良い臨床実習の方法を作り上げていくというスタンスが大事だと考える．導入年度の臨床実習指導者会議において，CCSに関する説明を丁寧に行い，導入2年目以降は，CCSによる実習がうまく導入できた施設のCEから体験談を話していただいた．

　また，実習施設に出向いて，CCSによる実習の勉強会を積極的に開催し，実習施設のセラピスト全員にも，CCSによる臨床実習を理解いただけるように努めた．実習終了後には，CEにCCSによる臨床実習についてアンケート調査を行い，良い点，やりにくい点などをフィードバックしてもらい，次年度の実習方法の改善に活かすようにした．

務台　均（信州大学 医学部保健学科 作業療法学専攻 准教授）

2 各場面における参加

　社会でもOJTへの批判が強い時期があった．その原因は，職場に放り込んでおけば自然と学習し身に付くという誤解から生まれた放任である．OJTをその主軸に据えるCCSにも同様の危惧があり，スタイルだけ（担当患者がなく，レポートを書かせなければCCSだという誤解）を真似るような形骸化したCCS様の見学実習であったり，実習生が臨床現場で放置されるような放任教育がその代表である．そこで，下記にCCSを正しく実践するための7つのキーワードを示し解説する．

1. Intentional（意図的）
2. Systematic（計画的）
3. Ongoing（継続的）
4. Interactive（双方向）
5. Individuality（個別性）
6. On the job（業務内）
7. In process（過程指導）

　本章では，まずこのキーワードに従って臨床実習では無計画になってしまいがちな「退院前訪問指導」と「カンファレンスへの参加」をピックアップして説明する．その後，その他の場面については，CCSの大原則である「見学→模倣→実施」という学習プロセスの実践例を紹介する．

1 退院前訪問指導

　住宅改修案の作成および福祉用具を用いた動作指導は，われわれセラピストがある程度経験していたとしても，環境次第では苦慮する可能性が高い項目である．特に実習生であれば，普段の臨床場面から在宅生活をイメージするといった視点が湧きにくいのは当然であろう．

　これらを踏まえると，実習生との事前の準備が重要となる．ここでは，実習生が見学に至るまでのポイント，見学におけるポイントを実践のキーワードに沿って記載していく．

1. intentional：意図的

　退院前訪問指導は，専門的視点からみた住宅改修の必要性と改修すべき箇所や方法についての検討（**図12，図13**），ADL指導を中心に行われている．また，同時に手すりの設置や福祉用具導入などさまざまなことを検討し，在宅生活の準備を行う[3]．最近は，回復期リハビリテーション病棟のみならず，一般病棟の患者に対しても行っている施設が多

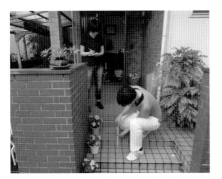

図12 道路から玄関までの計測場面

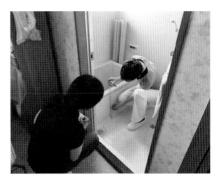

図13 浴室の計測場面

く，実習生を同行させるケースは少なくない．これに伴いCE（臨床教育者）は，「なぜ必要なのか，実際何を実施しているのか」などの解説を行うことが重要である．

2. systematic：計画的

　患者とその家族，関係者に実習生が同行することの了承を得ておくことは当然である．
　CEは退院前訪問指導が実施される患者を把握しているので，その患者に対して，訪問日より前から見学を開始させておくことが望ましい．さらに，他職種の練習場面も見学させることで，より具体的なイメージを湧かせやすくしておく必要がある（筆者はPTであるため，ここではOTの練習場面とした．練習場面とは，患者宅の浴槽を想定したまたぎ動作や家事動作を指す）．
　訪問日前の見学では，CEは事前に得ている家屋情報（上がり框や浴室，階段など）に対し，「どのような方法を選択しているか，なぜその方法なのか」を解説しておくことが重要となる．また，OT練習場面の見学を行う際にも同様である．これから同行する退院前訪問指導に備え，「他職種の視点」「実際の動作練習場面から在宅をイメージさせるような解説」は，非常に重要な準備となる．

3. ongoing：継続的

　退院前訪問指導は，頻繁に行われるものではないため，その後にOT練習場面の見学や実習生の実家を想定したシミュレートを行わせることがポイントとなる．また，CEが以前に実施した症例に対する見学や，その結果をもとに解説を行うことで理解を深めることが期待できる．

4. interactive：双方向

　家屋の見取り図は，経験を積まない限り短時間で記載できるものではない．実習生をできることから参加させるには，CEが計測した数値をメモさせることから始める．また，CEの思考（福祉用具の案や改修の案など）を言語化し，各場面においてメモをとらせることもポイントである．実際の見学では，時間的な制約を受ける場合が多いため，十分な

解説まで至らない場面が多い．しかし，上記の内容を実施することで，後の記録やフィードバックにおいて双方にとって有用となり得る．

5. individuality：個別性

実習生にとって難易度が高いようであれば，再度 **1.**，**3.**，**7.** の解説を行う必要がある．実習生にとって，身体機能や他職種との関連，在宅への流れを理解させるためには，CE の解説が重要な部分となる．

6. on the job：業務内

4. の内容を実施しておけば，見学後，実習生とともに報告書を作成することが可能となる．見学場面で解説しきれなかった内容を踏まえながら作成すれば，フィードバックの時間短縮にもつながる．

7. in process：過程指導

これまでの準備を踏まえ，実際の見学までに至るプロセス（なぜ今の時期に行うか）や退院までの流れの解説を行うこともポイントである．また医療ソーシャルワーカーに協力を依頼し，介護保険における住宅改修の制度の解説を行っておくこともポイントである．

おわりに

実際の訪問場面では，改修業者やケアマネジャーも同席しており，時間的な制約を強いられ見学に留まる可能性が高い．しかし，入院から退院，在宅生活の流れを考えるうえで退院前訪問指導は，必須と言っても過言ではないだろう．ぜひとも見学は実施してほしい項目である．

2 カンファレンスへの参加

チームアプローチにおいて，欠かすことのできない場面の一つにカンファレンスが挙げられる．多職種が集結し情報の発信・受信を行い，それらを統合し問題点の抽出，方向性の決定が行われるカンファレンスの位置づけは要と表現しても過言ではないだろう．

では臨床実習の中で，CE とともにカンファレンスへどのように参加させるのか．ここでは実践のキーワードに沿って記載していく（各施設において名称はさまざまであるため，一括してカンファレンスと称した．施設の特性によっては，見学レベルで留めることが望ましい場合もあるが，ぜひ，見学は実施してほしい項目である）．

1. intentional：意図的

実習生にとって，われわれが行っているカンファレンスの見学は，「何を」「どうみていいのか」予測すら立たないものなのではないだろうか．いきなり参加させたとしても，普

表 14　カンファレンスの主な目的

1. 職種間における評価，問題点抽出，これらの情報の共有
2. チームとしての目標設定，課題の検討
3. 設定した目標の確認および修正

表 15　チーム職種の説明（文献 4 より改変引用）

- 医師
  チーム医療の責任者
- 看護師
  病棟運営，ADL 評価，連絡調整，自立支援，環境づくり，家族支援など
- 医療ソーシャルワーカー
  各施設との連携窓口，福祉・保険等関係諸制度利用に関する援助，社会的問題の解決など
- 栄養士
  低栄養患者への援助，褥瘡対策，栄養指導など
- 薬剤師
  薬剤管理指導など

表 16　認知的徒弟制（文献 5 より引用）

1. 指導者の作業を見て学ぶ（modeling）
   師匠は，徒弟に自分の技を観察させる
2. 指導者が手取り足取り教える（coaching）
   師匠は，徒弟に学んだ技を使わせてみる．そしてその様子を観察し，アドバイスを与える
3. できることを確認し自立させる（scaffolding）
   徒弟が行っている作業が実行困難な場合に，師匠は一時的支援（足場づくり）を行う
4. 指導者が手を引いていく（fading）
   上達に伴って支援を徐々に取り除く

段から他職種とコミュニケーションをとる機会が少なければ，緊張感も増し，内容が残らない可能性が生じてしまう．CE は，実習生をいきなり参加させるのではなく，まず始めに実習の時期にかかわらず，カンファレンスへの参加経験の有無を問うことから始めるのが望ましい．また，目的（**表 14**）やチーム職種の説明（**表 15**）[4]などの解説を行い，セラピストの役割やチームアプローチのイメージを，湧かせやすくしておくことがポイントとなる．

2. systematic：計画的

　カンファレンスの見学では，CE が「何をどのように」伝えているのか，見て聞いて学ばせる必要がある（modeling；**表 16**）[5]．当然ではあるが，CE は自身が担当している患者のカンファレンス開催予定日を把握しているはずである．どのようなカンファレンスが開催されるのか，入院から退院などの一連の流れの中で，カンファレンスの位置づけを理解させるには，CE のスケジュール作成がポイントとなる．

3. ongoing：継続的

　一度の参加だけでは解釈できる可能性は低い．同一患者での継続した参加が望ましいが，困難なケース（早期退院など）であれば，類似した内容のカンファレンスへCEとともに参加させることは可能である．施設の特性によっては，内容が異なってくるかもしれないが，たとえ別の患者であったとしても，前述した**1.**，**2.**の内容を繰り返し伝えておく必要がある．

4. interactive：双方向

　前述した**1.**～**3.**を実施することで，実習生の内部ではさまざまな想いが芽生えていることが予想される．CEは「何をどのように感じ，考えたのか」などのやり取りを行うことで，模倣への段階か否かを判断することが可能となる．

5. individuality：個別性

　これまでの過程の中で，実習生にとって難易度が高いようであれば，再度**1.**からの準備を行う必要がある．また，模倣が可能と判断すれば，事前にCEがカルテに記載した内容を，実習生がCEに報告する形で模倣を行う（カルテには簡潔に記載しているため，話し方はCEの模倣を要することになる）．

6. on the job：業務内

　実際のカンファレンスの中では，リアルタイムの解説は困難である．しかし，**1.**～**5.**のような事前の準備を継続して行っておけば，フィードバックに要する時間を短縮することが可能となる．

7. in process：過程指導

　カンファレンスがどのような形式であっても，解釈を深めるためには内容の解説に加え，そこに至るまでの過程も解説しておく必要がある．入院からの経過や，CEの思考，チームでのかかわりの経緯について，手取り足取り解説（coaching：**表16**）[5]を行うことが望ましい．

おわりに

　認知的徒弟制（**表16**）[5]や正統的周辺参加[6]は，臨床場面だけでなく，カンファレンスの場面においても重要な概念である．CEは実習生を積極的に参加させ，話し方や考え方など手本を示し，卒後へつながるように配慮することが必要である．

3　情報収集

　多くの実習生は，療法を実施する前に情報を収集しないといけないことはよく理解して

いる．それも，少しでも多くの情報を手に入れないといけないと信じている実習生が少なくない．一方でプロのセラピストは，臨床ではあまり検査・測定をしない．なぜなら，疾患に関する知識を豊富に持っており，その疾患の自然経過を「経験知」として理解しているため，その患者で必要最小限な情報は何かを判断して収集し，得られた情報をもとにして，患者の障害像を組み立てられるからであろう．このことを，知識や経験知が乏しい実習生に伝えることはきわめて難しい．そのため，実習生をセラピストの診療に参加させ，セラピストがその時々に，どのようなことを考えているかを話し続けることが重要である．

以下に，臨床教育において情報収集と収集した情報の利用の仕方を実習生にいかに指導するかを述べる．

1. 疾患についての知識を持つ

療法を実施する際，ベースとなるのは疾患に関しての知識である．したがって，実習生には疾患について十分に学習させる必要がある．方法は本や文献を読み込ませるしかない．また，疾患についてのレポートを課すより，翌日の実習予定を伝え予習することを促し，それを習慣づけることが大切であろう．もちろん，CEは実習生が予習してきた内容を確認し，不足があれば不足する部分について教え，さらに学習するよう指導する．そのうえで，CEが経験に裏打ちされた臨床的な解説を加えることで，実習生はより興味深く学習できるものと考える．

2. 疾患の自然経過を学習する

患者へのアプローチを実施するうえで，障害を引き起こした疾患の大まかな自然経過を知ることはきわめて重要なことであり，セラピストは，その経過の中の，その時その時に何をすべきか，そして，実施したプログラムで患者がどのように変化するのかを経験的に知っている．しかしながら実習生は，疾患の原因や症状，標準的なプログラムなどは学習しているが，発症から退院，あるいは地域での生活までの物語のような自然経過は十分に学習していない．豊かな経験を持つ指導者が，セラピストという立場で患者の自然経過を語ることは意義深い．しかしながら，セラピストが働く臨床現場の現状は，主に発症からの期間によって分断され，急性期で働くセラピストは，回復期や生活期（維持期）での患者のことが理解しづらい．逆に回復期や生活期（維持期）で働くセラピストは，急性期で患者が，どのような治療を受けたか知らない場合も少なくはないであろう．これからは，養成校の教員が疾病ごとの自然経過を，これまで以上に実習生に語る必要があるのではなかろうか．

3. 収集する情報項目を選択する

疾患に関する知識とその自然経過を理解したうえで，障害改善にアプローチするための情報を収集する．先にプロのセラピストは検査・測定をあまりしないと述べたが，それらを十分に理解していない実習生に同じことを求めても，現実的な教育とはなり得ない．し

たがって，実習前に学習してきた検査・測定などに関する項目とそれぞれの臨床的意義について実習生に確認する．また，それぞれの項目で優先順位づけ（重みづけ）をさせておくことも重要である．さらに，それぞれの情報の入手先も決めておかなければならない．カルテから入手可能なものもあるし，患者に直接触れないとわからないものもある．また，患者や家族と話をしないと収集できない情報も多い．特に高齢者の場合，主病名は「氷山の一角」であり，どのような病気が隠れているかわからない．したがって，カルテ情報は詳細に把握し，多面的な情報収集に配慮しなければならない．

4. 情報を収集する

　収集する情報の項目が決定したら，患者や家族の理解と協力のもと実技を実習する．実習には，ROM測定や筋力テストなどの検査・測定や，患者の生活についての情報収集などが含まれる．しかしながら，臨床現場は多忙であるうえ，患者の権利意識強化や医療安全の厳格化などもあり，実習生に十分に検査・測定を経験させることができない．

　このような場合は，CEが検査・測定を行い，その結果を実習生に渡し症例報告をまとめさせる方法もある．また，発症（受傷）前の生活の状況などは患者本人あるいは家族から聞くことになるが，患者本人や家族の中には，治療に難渋し医療スタッフの言動そのものに敏感になっていたり，患者権利を強く主張する方も少なくはない．その際も，CEが直接患者や家族に話をし，その結果を学生が横で可能な範囲でメモをする，といった対応が必要になろう．極度に不安になっている患者や気難しい家族に対して，CEがどのような専門職的振る舞いで，どのようにコミュニケーションをとり信頼関係を作るか，そして，情報を収集していくかを実習生に見せ，経験させることは大切なことであろう．情報を収集するということは，実習生にとって簡単なことではない．したがって，上記のようにCEが情報を収集する場面を十分に見せ，可能なものから模倣・実施させていく．

　収集する情報は，検査・測定あるいは聞き取りなどで得られたものだけではなく，介入することによって得られるものも少なくはない．例えば，歩行練習の際の介助量が大きいと歩行の自立度は低く，介助量が少ない場合は自立度が高いといえるが，このことは，実際歩行練習をさせてみないと実習生は理解できない．実際に歩行練習をさせてみてCEと実習生とで歩行の自立に関しての意見交換をし，介助するときの介助量を情報として患者評価に活かしていく．また，ROM運動の際の end feel も，実際に患者治療に参加させないと学習できないことである．患者の理解と協力のもと，実習生に治療をさせ，その結果得られた end feel についてCEと意見交換する．

5. 情報をもとに患者への治療的介入とリハビリテーションを考える

　収集した情報は，十分に分析され，患者への介入とリハビリテーションに利用して初めて意味のあるものになる．しかしながら，情報を分析し利用することが苦手な実習生は多い．特に，高齢者や重度の後遺障害を持つ患者のリハビリテーションを考える場合，患者の生活を理解しておくことはきわめて重要であるが，実習生は生活を理解するだけの経験

がないため，患者を把握できないままで立ち往生してしまう．

このような実習生を指導する場合，筆者は，収集した情報をもとに実習生とミニカンファレンスのようなものを行っている．具体的には，例えばカレンダーの裏紙のような比較的大きな紙に収集した情報を自由に書き込んでいき，情報間の関連性を矢印で結び付けたりして可視化し理解しやすいようにする．そして，CE自身の生活や臨床で得られた経験を話しながら，実習生に患者の障害像を理解させていく．

おわりに

CCSでの臨床教育の基本は，実習生が診療に参加し，CEが実際に患者に行うアプローチを近くで見て手伝うことで，セラピストという職業について学んでいくことだと思う．情報収集に関しても同様で，CEが患者に対し，情報収集する姿を見せることが大切であろう．それは医学的に必要な項目の選択だけではなく，患者や家族に対する思いや専門職的振る舞いも含まれる．実習生はこのようなCEを見ながら学習し，そして，育っていくのである．

4 他動運動

他動運動は，関節可動域制限の改善や関節可動域を維持することを目的に臨床場面で用いる頻度が高い．疾患やその障害，または急性期・回復期・生活期の各時期のリスクは当然変わるため，まずCEは，実習生に医学的所見などのカルテ情報を伝える．これらを実習生に説明することで対象者自身を理解させ，全体像をイメージさせる．そこからリスクや他動運動の目的などをCEは意味づけしながら，実習生に説明することが必要である．

他動運動の技術習得のためには，他動運動を構成するサブスキルを明確にし，診療へ参加させていく．サブスキルごとに診療参加し教育を行うことで，診療時間内に終えることが可能である．また，CEは実習生に知識レベルを要求し終始みるだけの見学に留めるのではなく，一連の流れを通して，スキル教育として関わっていくことが重要である．

ここでは，見学→模倣→実施の流れを通して，いかに技術を習得していくのか概説する．

1．見学

CEは，可能な限り「いかなる障害に，どのような手段で，何をしている」を実習生へ解説しながら診療にあたる必要がある[7]．

まず，①どの位置から，②どこを把持して，③どのように誘導（関節包内運動）して，④何に気をつけながら，⑤代償運動は抑制できているか，⑥どのような反応をみるか，⑦end feel（終末感；制限因子の確認）はどうかなど，他動運動に対するポイントを細かく実習生へ解説する（①～⑦がサブスキルとなる）．大腿骨頸部骨折術後の他動運動を行う場合，①対象者のそばに立ち，②大腿部と下腿部全体を把持する，③大腿骨頭を触診し滑り運動を誘導，④術後疼痛や骨盤の動きに注意する，⑤代償を抑制，⑥対象者の表情に着目，

⑦end feel を確認するなど①〜⑦に沿って，前述したポイントを整理しながらCE は実習生へ解説する．

上記のように"対象者"というフィルターを通して，実習生が他動運動に対するイメージを形成できるようにするのがCE の役割である．

2. 模倣

他動運動における"模倣"とは，実習生がCE の思考過程を理解し，技術習得のために繰り返し経験する最も大切なプロセスである．

【模倣前期】

"見学"の中でCE が実習生に解説した①〜⑦のポイントを確認しながら"模倣"させていく．実習生は一度でわかることやできることが少ないため，"模倣"を繰り返す中でCE は何度も説明する．「end feel はどう感じたか」「CE が行っている方法との違いはわかるか」など，実習生が感じたことをCE は否定せず共感的な姿勢で確認する．他動運動を通して，実習生の"気づき"をCE が感じ取れるかが重要であり，CE は実習生と双方向に建設的な対話が行えるようにする．他動運動の習得過程において，対象者のフィードバックは非常に重要なものである．CE と実習生が行う他動運動時に，それぞれから受ける感覚の違いを表現できる対象者には，その違いを表現してもらう．この対象者のフィードバックは，実習生にとって向上心と意欲を高める要因にもなる．

【模倣後期】

実習生にはできることからやらせていき，細かい身体の使い方や力の加減など，いわゆる"コツ"は言語的手段で伝えられないため，継続的に模倣を繰り返しながらスキルを伝達する．実習生のできることが徐々に増えてくれば，できることは実習生へ任せ，CE は手を引き自立を促すようにしている．

3. 実施

繰り返し再現した他動運動をCE の監視下に可能となれば，"実施"の段階となり，実習生へ任せる．疾患やその障害，リスクが変わる場合は，また"見学"に戻り実習生へ説明を行う．

【指導ポイント】

①対象者に行う他動運動の目的などを説明する
②"見学"：CE の技術を解説しながら観察させる
③"模倣前期"：見本を示し直後に実習生に模倣させる
④"模倣後期"：繰り返し行った技術をCE に代わり実習生が担う．その場で指導・修正を加え習得へつなげる

⑤"実施"：実施可能と判断したら実習生に委譲する．CE は常に側で見守る
⑥実習生に知識レベルを要求し，終始傍観するだけの見学に留めない．対象者への他動運動に参加し，一連の中でスキル教育を行う

5 関節可動域計測

　1990～2016年の理学療法白書[8]をみると，日常の臨床場面で ROM 障害に対する治療頻度は理学療法対象障害の上位に位置しており，ROM 計測は非常に臨床場面での実践頻度が高い評価項目に挙げられる．また，リハビリテーション医療の対象者には，必ずといっていいほど ROM 制限が存在していると報告されている[9]．これは，臨床実習における実習生の ROM 計測経験頻度も，非常に汎用性が高くなることを示唆している．

　では，実習生に臨床実習場面でどのようにして ROM 計測を経験させていくのか，見学→模倣前期→模倣後期→実施の一連の流れを通して紹介していく．

1. 見学の前に（provide）

　ROM 計測時は，肢位変換や代償動作抑止など，対象者に対する指示と計測時の協力が必要であり，実際の患者に計測を実施する際には，さまざまな配慮および考慮が必要とされる．臨床実習に臨むにあたり，参考可動域，基本軸，移動軸測定肢位および注意点についての基本的な ROM 計測に関する知識の見直し，実習生同士での ROM 計測のシミュレーションなどの事前学習は経験済みであると思われる．しかしながら，機能障害を抱えた患者に対し，経験値の少ない実習生単独での実施は大変困難であり，リスクを伴う可能性が高い．そのため，いきなり ROM 計測を実践させるべきではなく，CE は ROM 計測についての「目的」「注意・確認」「原則」「検査環境」「判定基準」を事前に実習生に解説したうえで見学に入ると，よりスムーズな指導が可能となる（**表17**）[10]．

表17　ROM 検査のポイント（文献10より一部改変引用）

目的	・関節運動範囲を判定 ・ROM を阻害している因子の考察 ・徒手筋力検査の判定材料 ・対象者への動機づけ
注意・確認	・肢節はゆっくりと動かし，痛みや痙性を誘発しないように注意する ・代償運動を観察
原則	・ROM 表示ならびに測定法
検査環境	・測定部は最大限露出し，骨指標を確認する（プライバシー，室温に配慮） ・体位変換は最小限とし，原則と異なる肢位を用いた場合は測定肢位を明記する
判定基準	・end feel を確認する ・ゴニオメーターの目盛りと目線は，できる限り同じ高さにする

　いきなり ROM の見学や計測をさせるのではなく，CE は実習生とともに ROM 検査のポイントを確認し，見学するときのポイントを理解してもらうことが重要である．

2. 見学 (modeling)

　CEは，対象者の状態説明を加えながら（患者には事前に承諾を取っておく）単一患者のみではなく，骨折，THA，腰痛，前十字靭帯損傷などの整形外科疾患やCVA後の片麻痺など，さまざまな疾患に対するROM計測の実践場面を実習生に見せていく．ROM計測技術そのものは，基礎疾患が異なっても差はないことが多い．そのため，疾患ごとの特性によるROM計測時のリスク管理と注意・留意事項などを踏まえたROM計測方法を説明しながら，実習生自身の理解度を上げることを要点に見学させる．

　例えば，大腿骨頸部骨折術後2週間経過し，術創部にまだ軽度の痛み（VAS 3）があるため股関節を動かすことに対しての不安が強く，ベッド上では常に背臥位で股関節および膝関節を屈曲位に保持している対象者の術側股関節のROM計測場面と，発症後2カ月が経過し，上下肢ともに共同運動パターンが動作時に出現するが，安静時には弛緩様の筋緊張を示すCVA後の麻痺側股関節のROM計測場面の見学を実施したとする．この時，CEはただ漫然と見学させるのではなく，実習生に対し，疾患ごとのリスクや体位変換時の注意点や特徴的な留意事項，術後および発症後の経過と機能障害の程度，動作およびADL制限などについて説明しながらROM計測を実施し，その実践場面を見学させる．異なる疾患の同一関節のROM計測を，どのような手段で実施しているのかを理解させることを心がけ観察学習が成立させるように努める必要がある．

3. 模倣前期 (coaching)

　CEは，見学時に実習生と確認したROM検査ポイント5項目（「目的」「注意・確認」「原則」「検査環境」「判定基準」）と，疾患ごとの特徴的な注意事項やリスク管理，代償動作や痛み，痙性誘発の有無などについての理解を促しながら，どの部位を，どのように把持し，どれくらいの力加減で動かし，どのようにしてゴニオメーターを用いて計測するのかを具体的に説明し，実践指導しながら進めていく．この時，何の指示・指導もなく実習生に「養成校で習ってきたでしょう．さぁ，やってみて」と実践させるのではなく，徐々にゴニオメーターでの計測や代償動作予防目的の固定補助など，少しずつ補助的な役割を実習生に与え，指導しながら一緒にROM計測を実践し経験値を高めていく．

4. 模倣後期 (scaffolding) および実施 (fading)

　CEは，実習生がROM計測にあたってのポイントが理解でき，ROM計測時の補助がほぼ自立していると判断できれば，技術指導は口頭指導のみとし，これまでの補助的役割から実習生単独でのROM計測を進めていく．さまざまな疾患のROM測定を実践しながら，各疾患のおける計測時のリスク管理，術後の禁忌動作や関節運動方向などについて，CEは実習生とともにチェックシートやポートフォリオを通じて確認し，実習生が能動的に考えて動けるように促し，最終的には実習生単独でのROM計測実施へと移行させる．

解説

　実習生のROM計測における見学→模倣前期→模倣後期→実施の一連の流れについて紹介してきた．ROM計測については学内教育で修得してきたものではあるが，この教えられた知識が臨床場面で活かされるとは限らない．この修得してきた知識を実際の対象者に適用させるために，はじめは十分にCEの実施するROM計測を見学させ，臨床での実践場面をみせることで，「教科書に書いてあることを実際に行う」ということを理解させていく．そして，ROM計測のポイントが，なぜ必要不可欠となるのかについて現場で繰り返し学習を促していき，最終的には能動的な学習へとつながっていくのである．

6　徒手筋力検査

　徒手筋力検査（manual muscle testing：MMT）は，臨床場面で最も多く使われる検査法の一つで，対象者の筋力を簡便に検査する方法として広く用いられている．卒業までに修得すべき技術の一つであるが，汎用性からも，実習の早い段階で習得しておきたい．検査結果としての段階づけ（0～5）は，客観的な要素のみならず検者の主観的な判断によるところも大きく，指導に際して精度を高めていくためには，経験の積み重ねだけでなく，経験のさせ方にも工夫が必要となる．

1. 見学（modeling）

　CEは実習生に解説を加えながら，実際の測定場面を見学させる．

　見学の手順は，①対象者の病歴や治療経過，測定上のリスク管理に関する説明，②実習生に観察するポイントを伝達，③結果の説明，という順序で行っていく．

　まず，CEは実習生に対象者の現病歴や治療経過の概要を簡単に説明し，測定上のリスク管理に関する説明を行う．また，対象者へのオリエンテーション方法や肢位や固定部位，抵抗のかけ方などについて，注意深く観察するポイントを実習生に伝える．測定後は結果とその解釈について説明を加える．

（例）二次性変形性股関節症〔股OA（osteoarthritis）〕でTHA（人工股関節置換術）術後3週の対象者に対する術側股関節外転筋のMMT

①CEは，THA術後3週時点の股関節外転筋力を今から測定すること，術前の筋力は「3+」で，これまでの術後経過に大きな問題がないこと，現在の股関節ROMは外転25°，内転5°であり，伸展制限もないこと，そのため原則どおりの測定方法で行うことなどを説明する．

②見学する際には，対象者への説明内容，声かけのタイミング，どこを持ってどこに抵抗をかけているかを，しっかり観察するように説明する．

③結果は「3+」であり術前と変化がなかったこと，手術により構築学的に筋力を発揮しやすい環境になり，軟部組織の修復も進み創部痛が軽減してきた時期なのであらため

て測定したが，術前と同じ判定になったこと，結果は現病歴などと考え合わせると妥当な筋力低下だが，引き続き筋機能を含めた筋力改善エクササイズを行っていく必要性が確認できたことなどを説明する．

2. 模倣（coaching）

見学を数回経た後に，実習生が実際に行う．

模倣の手順は，①対象者の病歴や治療経過，測定上のリスク管理に関する説明，②実習生が特に注意するポイントの伝達，③実際の場面での指導，④フィードバックという順序で行っていく．

まず見学と同じく，CE が実習生に対象者の現病歴や治療経過の概要を簡単に説明し，測定上のリスク管理に関する説明を行う．実習生の注意が不十分だったり見逃すことの多い事項，例えば代償運動の出現や，対象者に重篤な影響を与えてしまう可能性のあるリスクに関しては，あらかじめ注意するように指導しておくことが必要である．

そして CE は実習生の測定の様子を観察し，不十分な手技に対しては，その場で具体的にアドバイスを行い，修正を行う．チェックポイントとして，対象者に適切な説明をしているか，検査肢位は適切か，肢位の変換がスムーズに行えているか，筋収縮が確認できているか，固定の方法や抵抗部位，抵抗量，抵抗方向，声かけなど具体的な手技は適切か，代償運動を適切に抑制できているか，判定は適切か，計測時間は長すぎないか，そして対象者のリスクを考慮して行えているかなどを観察して指導していく．

訂正をその時その場で行うことにより，実習生自身が，何ができていて何が不十分なのかを実感し，把握することができる．また，あとで行われるチェックリスト作業時に，なぜ実施レベルでなく模倣レベルに留まっているのかを CE が実習生に説明することで，CE と実習生の共通認識を構築していくことも大切である．

測定後は結果とその解釈について説明を加える．

（例）前述した見学の例と同じケース（THA 術後 3 週の対象者に対する術側股関節外転筋の MMT）

①CE は前述の見学とほぼ同じ説明を行う．THA 術後 3 週時点の股関節外転筋力を今から測定すること，術前の筋力やこれまでの術後経過に大きな問題がないこと，現在の股関節 ROM から原則どおりの測定方法で行うことなどを説明する．

②測定の際には，対象者への説明や声かけを丁寧に行い，代償運動の出現・抑制に注意するように説明する．

③実際の測定に際して，実習生が対象者に説明を始めたが測定理由の説明が不十分であった．CE はただちに実習生に対象者への説明が不十分なことを伝え，訂正を求める．それでも不十分なときには CE が代わりに正しい説明を行い，次の手順に移る．さらに，測定時に股関節屈曲の代償運動が出たが，実習生はそれに気づかなかった．そのときもただちに実習生に股関節屈曲の代償運動が出現したことを伝え，それを十分注意したうえで再度行わせる．このようにして，不十分な点を認めたときにはその

都度アドバイスし，正しい手技で行えるようにする．
④測定終了後，実習生から結果の報告を受ける．その際，肢位の選択や声かけは上手にできていたが，骨盤の固定が弱かったために代償運動が出てしまったので，次回は十分に気をつけるようになどの指導をする．

　前述のチェックポイントの中で最も重要なのはリスク管理であるが，最も指導が困難なポイントは抵抗量の加減と判定である．抵抗量についてはCEが行った後に実習生が行い，対象者からCEと実習生の違いを伝えていただくなどの方法がある．
　判定については，あらかじめ実習生に正解を伝えてから実施させ，「3+」や「4」の抵抗感がどの程度かを実習生に経験させる．次に同程度か少しレベルの異なる対象者に対する検査の実際を経験させることで，先ほどよりも筋力が強かったか弱かったかを確認させていき，少しずつ判定基準の尺度の精度を高めていくという具合に，実習生にCEの技術を伝える工夫が必要である．また，「5」という判定についても，対象者の年齢や性別，生活環境を総合的に捉えたうえで評価する必要があるため，多くの対象者で繰り返し経験させていくことが重要である．
　また実習当初は，すべてのチェックポイントにおいて不十分な場合がほとんどであるが，一度にすべてを指導しても実習生は消化不良に陥ってしまう場合がある．実習生の学習能力に応じて，アドバイス量を調整するなどの教育的配慮は必要である．

3. 実施（fading）

　CEは実習生が各チェックポイントについて，それぞれ一定のレベルに達したと判断したら，徐々に指導の数を減らしていき見守りの態勢に移行していく．このとき実習生に，（MMTに関しては）一般的な対象者に対しては実習生として十分なレベルに達したので，以降のMMTはまず実習生が行うこと，ただしその際のリスク管理はしっかりと行うこと，CEが実習生の技術レベルでは困難だと判断したときはCEから指示すること，実習生自身が難しいと判断したときも速やかに申し出ることなどを伝える．
　MMTは頻繁に行われる検査なので経験を積むことが容易にできる．しかし，ほぼすべての対象者に実施される検査であっても，一人ひとりの対象者ごとに検査の目的や検査手技の注意，着目点が異なり，実習生が習うべきことは多岐にわたる．CEは実習生の実力を推し量りながら適切な場面設定を設け，実習生が効果的に学習でき，技術を身に付けられるよう計画的に行う必要がある．いずれにしても，臨床場面で繰り返し経験していくことが習得の近道である．

7 動作観察

　臨床場面において，われわれ理学療法士・作業療法士はさまざまな状況で対象者の動作を観察・分析し，治療・介入計画の作成に役立てている．実習生は，学内講義での知識修

得や実習生間での練習をとおして，動作観察の方法を学んでいる．しかし，臨床場面では対象者情報や現在の身体機能・動作能力などによって，観察する視点は多岐にわたる．時には，直感的に判断していることも多く，実習生にとって難しい評価項目の一つである．CEは「どこを中心に観ているのか」を可能な限り可視化（言語化・文章化など）し，実習生の理解を深めるよう指導を行うことが必要である．動作観察は決して実習生一人では習得できない．実際場面の中で，CEと実習生が一緒に対象者の動作を観察し，一つひとつ確認し，経験値を積み上げていくことが習得へつながる．

　臼田は，動作観察とは対象者の示す動作を理解するために，注意して詳しくみることであり，動作がどのようであり，どのように生起するかという事実を確かめることである．動作分析とは対象者の示す動作を分解して，それを成立させている成分，要素，側面を明らかにすることであり，動作をある基本的な理論に基づいて調べることである．したがって，生じている動作を観察した結果を空間的・時間的に記載し，表現するに留まらず，なぜそのようになっているかまで言及する過程が動作分析である[11]，と述べている．

　ここでは，立ち上がり動作の動作観察について概説する．

1. 見学（modeling）

　対象者が動作を行う中で，実習生はどこをみていけばよいのか，当然わからない．"見学"において重要なことは，実習生に対象者の病態をイメージさせ，障害と動作の関連性を解説し，動作観察の着眼点がわかるように伝達することである．

　まず静止時の端座位の状況を観察する．環境因子のベッドの種類や高さ，手すり使用の有無などをCEは実習生へ説明する．また，転倒への配慮や適切な観察位置も説明する．

　次に，動作全体の観察を行う．観察するポイントは，①自立度，②安定性，③左右対称性，④リズム，⑤スピード，⑥バランス，⑦代償動作の有無，⑧正常動作との比較（どこが異常なのか）などである．動作終了後に，①～⑧の観察ポイントを実習生へ解説する．

　全体像を観察したあとに細かな観察へと移行していく．立ち上がり動作を大きく3つに分けて[12]，①端座位から殿部が離床するまでの屈曲相，②殿部離床時の殿部離床相，③殿部離床から立位までの伸展相の3相に分けて観察する．また，頭部・上肢・体幹・下肢の位置と関節の動き，重心の軌跡を解説する．

　しかし，これだけでは実習生が整理できないため，CEが対象者の動作を真似しながら自らの思考過程を言語化し実習生に伝える．

2. 模倣（coaching）

　動作観察における"模倣"とは，対象者の動作をCEと同じ視点（CEがどのように観察しているか）でみられるようにすることである．

【模倣前期】

　まず，"見学"同様，動作全体を観察する．脳卒中片麻痺者の立ち上がり動作観察の場

合，前述した①〜⑧の観察ポイントの中から対象者をみると，①自立度は低い，②安定性はなく転倒の危険性が高い，③非麻痺側重心優位で非対称，④屈曲相から伸展相にかけて規則的な連続性に欠ける，⑤ゆっくり動作を行っている，⑥立ち上がり動作の伸展相で骨盤が後方に引かれバランスは低い，⑦非麻痺側優位の代償が出ている，⑧麻痺側下肢は外転・外旋肢位をとり支持性が低いなどの問題が生じている．これらの観察（模倣）を数回繰り返しながら，動作の全体像を把握していく．

【模倣後期】

観察以外にも，実習生自身の身体を使って真似る"模倣"を行っている．これは，自らの身体を使うことで漠然とでもいいから問題点に対する"気づき"を与えるためである．その"気づき"をもとに次は細かな観察へと進める．立ち上がり動作の伸展相で問題があれば，そこを重点に下肢の位置や関節の動き，重心がどのような軌跡になっているかをみていく．ここでは，実習生がCEに観察したありのままを説明する．不十分な部分に対してはCEが動作の見方や思考過程を解説する．

3. 実施（fading）

動作の全体像から，部分的にフォーカスを合わせていき，動作の全体を把握させる．同一対象者の観察した内容把握から，疾患やその障害が変わっても，少しの助言によって内容が再現できるようになれば，"実施"と判断する．

【指導のポイント】

①"見学"：CEは動作観察の着眼点を実習生へ解説する．言語化または図式化し，実習生の理解を深めるようにする．
②"模倣前期"：動作の全体をみていき，CEと同じ視点で観察できるようにする．
③"模倣後期"：細かな箇所の観察を行い，実習生は観察したありのままを説明する．不十分な点はCEが補足し，対象者の動作の全体像を把握に努める．
④"実施"：同一対象者の観察した内容把握から，疾患やその障害が変わっても少しの助言を与えれば内容が再現できる．
⑤すぐに習得できるものではないため，CEと実習生は共に動作を観察し，着眼点が合うよう経験を積み重ねていく．

8 動作介助

ここでは，どのようにして動作介助へ実習生を参加させ，実践へと導き，理解を促すことができるのかについて，見学→模倣前期→模倣後期→実施の一連の流れを示しながら，知識および技術向上を図るための流れを紹介する．

1. 見学の前に (provide)

　見学までに必要な準備としては、障害者トイレや電動ベッド、車いすなどの対象者の過ごす物理的な環境の理解を事前に図る必要がある．われわれセラピストは、毎日の業務の中で使用する環境については当然理解しているため、行動はすでに自動化され、無意識に使用できているが、初めての環境である実習生に同様のことを早急には望めない．そのため、CEが実習生の立場に戻って説明していく必要がある．その際、単に道具や機器などの設置および設定場所や使用方法を教えるだけではなく、使用基準や特徴、予測されるトラブルや注意点なども説明していくことが重要である．

　例えば、病院や施設では当たり前に設置されているナースコールだが、一般家庭では使用することがないため、使用する基準やタイミングを医療従事者以外が知らないのは当然のことである．「患者○○さんのトイレの際には、終了後に自らコールを押すことができないため、その場を離れてはいけない」など、物理的環境と対象者個々の状況に合わせていく視点を学んでいけるように働きかける．

　また、ここで注意することは、実習生は経験が少ない分、自分本位に動きがちとなり、対象者の立場や気持ちへ配慮が向かなくなる可能性があることである．そのため、接遇やプライバシーへの配慮に関する説明を十分に行い、対象者との接触や排泄・入浴時におけるCEの対応・行動へも注意を向けるように、チェックリストを用いて意識させていく．

2. 見学 (modeling)

　臨床実習開始時は、「今日は○○さんのトイレ動作を見学してください」と指示し、実習生個々の行動や積極性を引き出すことを主体として実習を進めることも多い．しかし、限られた実習期間を有効に活用するためにも、実習初日からCEの行動や会話が聞き取れる場所へ誘導することが望まれる．

　CEは、対象者や実習生から「なぜこのような方法で行っているのか？」と常に問いかけられていることを意識し、自らの行動を解説する．例えば、トイレ介助において「○○さんは右足（麻痺側）の筋力が弱いため、腋下を後方から支えて便器へ移乗させていくことが必要です．前方から行うとターンした際に車いすが間に入り、着座への支援が難しくなるため、後方から行っています」などの解説を、適時加えながら見学を進める．

　すべての動作介助の見学から模倣・実施に移行するためにも、"自分でできるようにイメージさせる"ことが重要である．「次回は、車いすから立ち上がるところまではやってもらいたいので、しっかり見学してください」「明日から△△君にお願いしますよ」などの声かけを行いながら、見学に対する意欲を高めるように進める．

3. 模倣前期 (coaching)

　見学の準備や見学を何度か行うことで、基本的なことは理解し、大まかな行動を実習生なりに予測できるようになってくる．この段階で、例えばトイレ動作介助の際にすべての工程ができなくとも、手すり把持にて立ち上がるまでの理解が得られているならば、その

部分は実習生へ参加を促していく．ただしCEは，実習生の経験値が少なく，予測行動や適切な介助方法の選択自体に未熟な点があれば，実際に動作介助を誘導する中で，実習生の行動をサポートしながら実施していく．見学では体験できない力加減や声かけのタイミング，手を添える位置などの理解を深めるため，CEは教示しながら動作介助を実施していく．

4. 模倣後期（scaffolding）

　CEはすべての動作介助工程ができるように見守りながら，注意点や適切な介助方法の選択など，すべての工程について，ある程度理解した行動がとれる・習熟してきたと判断できるようになれば，教示のみで実習生に実践を促していく．実習生が，対象者の状態変化や環境の違う場所における適切な行動がとれるようになるためには，CEは常に対象者の最新の情報に注意し，実習生の実施できる環境であるかどうかを確認する必要がある．実施への移行に必要なことは，あくまでも"現状に対する動作介助"であることを，実習生へ意識させることが必要である．

5. 実施（fading）

　対象者の状態変化や環境の違う場所における適切な行動がとれるようになれば，CEは見守りに徹し，教示のみでの指導に切り替えていく．対象者の回復過程により動作の介助方法が異なるため，口頭での教示は，主に対象者の身体・精神面の変化を常に意識していく視点で与えていく．そして，実習生が動作介助の実践を通じて対象者の変化に目が向くようになれば，それを肯定しながら，実施した項目についてチェックリストで確認し，常に対象者の状態を評価できるようOJTで指導していく．

解説

　セラピスト業務における動作介助は，対象者に関わるうえで頻回に実施される技能であり，対象者の行動に合わせて行うため，幅広い知識と技術が必要である．学内教育における基礎知識をもとに対象者に合わせた柔軟な対応が求められる．対象者個々，さらに対象者のタイミングに合わせた動作介助を行うという点については，臨床場面以外で経験を積むことは決してできない．そのため，実習中に多くの対象者を通して経験値を上げることが重要である．

　動作介助は，CE自身がこれまでの臨床経験の中で最も経験値を積んでいると思われる技能であり，経験という意味で実習生との大きな差のある技術であることを自覚しながら指導にあたる必要がある．セラピストはこれまでの経験の中で「この方法で行った場合，○○なことが予測される」「このような対応をすると，対象者は不快を感じる」など，実際に苦い思いをしたことや聞いたことによって，自らの行動を選択している．

　CEは動作介助の指導をするにあたり，教科書どおりの行動ができるかどうかではなく，臨床に必要な行動・思考が学べる機会を作っていくことに，努力していくことが重要である．

9 日常生活活動指導（入浴）

　入浴動作は，日常生活活動（ADL）の中でも自立が難しい活動項目であり，介護負担を強める動作でもあることより，自立，あるいは介助量軽減に向けた理学療法・作業療法は重要である．また，対象者のプライバシーの問題もあるため，原則として同性介助が求められ，必要以上の見学などが制約されるものである．さらに，裸体・裸足であることに加え床面が濡れているため，転倒の危険性が高い項目でもある．最近は生活面での自立を目指す視点より，PTやOTが入浴場面で直接的指導することも増えてきており，本項では，入浴指導を実施していくうえで重要となるポイント（表18）について，順に説明する．

表18　入浴練習場面における水準

	水準1	水準2	水準3
事前確認	入浴前後のバイタルサイン確認		入浴練習方法の判断
入浴場面	入浴練習環境の準備	浴槽出入り時の指導	
入浴動作練習の準備	身体状況と自助具のマッチング		
退院時指導			自宅の入浴環境の確認と指導

1. 事前確認

　どのような入浴動作で入浴を行うことができるのか？　ということについて，あらかじめアセスメントしておくことが必要である．通常，基本的動作能力をもとに判断することもあるが，経験を重ねたセラピストの場合は，直感的にどのような入浴動作が可能かを判断していることも多い．このような判断を伴う臨床推論は，日頃の反復的な臨床活動の中で培われるものであり，実習生にとっては難易度が高く【見学】に留めることになる．そのため，「○○の状態を観察することで，○○と判断し，○○という方法での入浴ができるだろうということで練習しようと考えています」とCEの考えを言語化し，実習生に伝えることが必要である．一方，入浴前後のバイタルサインの確認などについては，他の場面で経験を蓄積してきた実習生は【模倣・実施】として参加させることも可能である．

2. 入浴場面

　実際に，PTやOTが入浴動作を直接的指導する場面に参加させる．最初に【見学】を行う．対象者にとって単に見世物的にならないように配慮することが大切である．したがって，単に見学させるのではなく，入浴用椅子の固定を補助するなどの役割を持たせることが有益となる【役割と責任】．転倒の危険性が高い入浴動作練習であり，種々の安全性確保のためには，一人でも手が多いほうがよい．なお，この場合においても，単に入浴用椅子を押さえておくという指示だけではなく，入浴用椅子を押さえながらも他に注意しておくべき事項について，事前に具体的に指示しておくことが有益である【見学】．

何回かの見学を行った後では，実習生が中心となり，入浴指導の【模倣】段階へと進む．対象者との距離関係や転倒しそうになったときに支える部位などの配慮について，CEと同じようにするのであるが【模倣】，見ていることと実際に行うこととのギャップも大きいことを理解して指導することが必要である．したがって，具体的な距離感や身体の支え方などを直接，その場で指導することで臨床的スキルの向上に努めることが大切である．そして，CEは実習生が失敗しそうになったときに，さっと補助ができる距離感を保ちながら実習生を見守ることが必要である．

3. 入浴動作練習の準備

入浴動作は浴槽に浸かるだけではなく，身体や髪を洗うことを含めた多種にわたる一連の動作である．手が届きにくい部位があるなどの問題を抱える対象者もいるため，どのような自助具を用いるとよいかについて考えることも必要となる．最終的に，対象者の状態に応じた自助具を的確に選択できるようになることが求められるが，実習生はどの自助具を用いればよいのかという実感がないことが多い．自助具の名前と目的は答えられたとしても，実際に自助具を使わなければならない対象者と接するのは臨床実習が初めてという実習生も多く，適応の判断がつかないことも多い．そのため，最初はCEがどの自助具を使用することが必要なのかを説明するとともに，実際にそれらを揃えてみせる【見学】．そして，次回以降，対象者が入浴するときに必要となる道具類を揃え，入浴動作の練習をする環境を作るという，事前準備についての役割を担えるようになることが実習生としての成長である【実施，役割と責任】．

4. 退院後に向けて

院内での入浴が自立し退院が近づいてくるとともに，退院先の環境により近い状況での練習が有用となる．そのためには情報を収集することが大切であり，実際にどのような情報を，どのように収集するのかという段階を実習生に説明したり，実際に収集するところを見せたりすることが必要となる【見学】．また機会があれば，退院前訪問指導などで実際に出かけていくこともあるだろう．その場合には時間的な制約もあるため，実習生にチェックさせるというよりもCE自らがチェックしてみせ，実習生には必要に応じて記録などの補助役を担わせることが有益である．

以上のように，入浴動作における指導力を獲得させるための実習は，種々の制約の中で実施する必要がある．そのため，CEが実習生にどのようなことを求め，学習してもらいたいのかを考えたうえで，意図的に実施していくことが不可欠である．

10 他職種への介助指導

セラピストは対象者に直接的に治療やリハビリテーションを提供するだけでなく，対象者に関わる他職種（看護師や介護福祉士，看護助手など）や家族に対して，適切な介助法

を指導しなければならない．セラピストは，一日の中で限られた時間しか関わることができないため，長く頻繁に接する他職種や家族に対して，対象者の身体機能や動作能力にとって適切な関わり方を指導することは非常に重要である．

　他職種に対する，介助指導における実習生参加の手順は以下のとおりである．また，家族に対する介助指導も，以下に示す他職種に対する指導への参加手順を踏襲して実施可能である．

1. 前段階

　他職種への介助指導に実習生を参加させる前段階として，介助における基本的事項を整理して伝達する．実習生が知っておくべき，介助における基本的事項にはいくつかあるが，ここでは以下の4点を示す．

1）介助中における介助者への身体負荷の指導（図14）

　介助をする際の姿勢の違いで，介助者の身体に加わる負荷の場所と程度がどの程度変わるかを見学により実感させる．具体的には，介助者と被介助者との距離は近ければ近いほど介助者は楽であり，かつ介助者の姿勢は低くするほうが安全で楽であることや，介助者の支持基底面の作り方を説明した後に実習生を被験者として実際に示す．その後，実習生にCEを被験者として模倣させる．

2）介助者の身体の使い方の指導（図14）

　上肢だけの力で被介助者を操作するのではなく，被介助者を動かす駆動力は介助者の体幹や下肢の筋力であり，被介助者に接触する上肢は体幹や下肢からの力を伝達する要素が

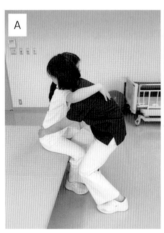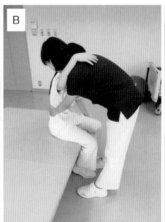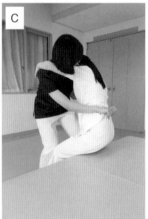

図14　立ち上がり介助時の注意点（殿部離床まで，[見学・模倣レベル]）
図は実習生に対して，CEが実際に立ち上がり動作の初期を介助しているところを示している．Aのようにセラピストは膝を曲げて姿勢を低くし，身体部位の中で骨性に安定した場所を手がかりにする．Bの悪い例では，セラピストの重心（腰の位置）が高く，腰部への負担が大きい．Cの悪い例では，着衣（この場合は下衣）を引っ張るようにして持ち上げようとしている．見学から模倣へ進む前段階として，良い例・悪い例の双方について，介助をされる側として実習生に経験をさせ，不快な状況を理解させることも有用である．A：良い例，B・C：悪い例

大きいことを見学させた後に，実習生を被験者として実際に示す．その後，実習生にCEを被験者として模倣させる．

3）ランドマーク（図14）

介助に際しては，着衣のみを把持して行うことは慎むべきであり，身体各部位のランドマークを作用点として行う必要がある．まずは，見学により介助の際に有用となるランドマークを実際の動作を例に理解させる．

4）セラピストと他職種との介助頻度の違い

セラピストが動作を介助するのは1日に数回で実施時間も数分である．しかし，普段の生活で介助が必要な場面は1日に頻回にわたり，合計すると長時間に及ぶ．介助方法を指導する際には1回だけならなんとかできるという方法ではなく，何度でも実施してもらえるような方略を選択しなければならない．そのため，実施環境にもよるが，福祉用具の利用も考慮に入れるとよい．

2. 参加手順

1) 目的動作における対象者の最大能力の提示

　　見　学
- 被介助者の機能評価に基づいた最大能力を理解させ，CEの介助によりその動作が可能であることを提示する
- 前段階で指導した内容を実際の場面で解説する
- 介助者にかかる負担と被介助者にかかる負担について提示する
- 適切な福祉用具があれば，それを用いた方法についても提示する

2) 動作遂行上のリスクの説明

　　見　学
- 最大限の能力による動作を遂行させることにより，生じるリスクを説明する

3) 最大限の能力を引き出す介助方法の実践

　　模　倣
- 実際にCEが実施した介助方法を実践してみる
- 介助方法の確認
- 介助者に対する身体的負担を実感させると同時に，被介助者にかかる負担についても想起させる

4) 他職種への指導の実践

　　見学と模倣
- まずはCEが指導場面を見学させるが，CEが実習生に介助方法を指導して，実習生が介助を実施できた手順を踏まえてから模倣させるのもよい

11 歩行練習

　理学療法士が行う歩行練習は，歩行障害の問題点のあり方だけではなく，対象者のニーズや環境など広範囲に考察し正しい目標設定のもと，安全な歩行の獲得が求められる[13]．内山[14]は，安全な歩行は多角的に捉える必要があり，①物理的な安定性，②転倒やつまずきへの心理的不安や身体的負担のない安寧・安楽性，③目的とする一連の手段としての実用性を包含した，理学療法の治療・介入に結び付く形で，機構の理解や評価を整理することが求められる，と述べている．対象者によって歩行練習内容は多岐にわたる．歩行練習場面に実習生を参加させ，できることから経験を積み重ねていくことが重要である．
　ここでは，脳卒中片麻痺者の歩行練習について概説する．

1. 見学（modeling）

　まず，CEが歩行練習の手本を見せる．その際，対象者になぜ杖や装具が必要か，障害と歩行の関連性，歩行練習の目的を実習生へ解説していく．次に，歩行周期を立脚期（初期接地・荷重応答期・立脚中期・立脚終期・前遊脚期）と遊脚期（遊脚初期・遊脚中期・遊脚終期）に分け，どこに異常があるかを解説する．
　脳卒中片麻痺者の杖歩行を実習生が見学している場合，CEは歩行周期の区分に応じて，「なぜこの徒手的操作を行っているか」を解説しながら手本を示し，実習生はCEが行っている技術を観察する．具体的には，麻痺側の立脚期（初期接地～立脚中期）の骨盤後退を防ぐこと，重心が後方に残らないように体幹と股関節伸展を操作することなどである．遊脚期では，麻痺側下肢の振り出しをスムーズにするような徒手的操作を行っていることを解説している．
　このように，"見学"ではCEの思考過程（病態と障害，評価結果，統合と解釈，問題点，それに対する歩行練習）と，実用性を高めるための歩行練習を実習生がイメージできるようにする．一度では伝えらえることが少ないため，何度も歩行練習を観察させ，模倣へとつなげることがポイントである．

2. 模倣（coaching）

　"模倣"とは，CEが行っている技術を部分的に手伝い，歩行練習に実習生を参加させることである．

　【模倣前期】
　まず，杖の接地場所や口頭による誘導から実習生に介入させる．次に，見学のときに実習生へ説明した歩行周期別の操作を模倣させていく．CEは実習生が誘導や徒手的操作の模倣をしている間，対象者が転倒しないように支えるための位置どりをする．CEは実習生ができることから介入させ，不十分な点に対しては繰り返し模倣させる．

【模倣後期】

　できることが増えてくれば，その部分は実習生が担い，CEは不十分な点に対しサポートする．模倣後は，実習生が感じたことや対象者の歩容がどう変わっているかなどに関してディスカッションを行い，CEは具体的なフィードバックを与え，技術の習得につなげていく．

3. 実施（fading）

　実習生は繰り返し模倣した技術を自己経験とし，CEは実習生に委譲していく．その際，CEは必ず対象者の側に位置どり，転倒防止など安全性の確保に努めることが重要である．

【指導ポイント】

①"見学"：CEが歩行練習の手本を示す．対象者に合わせた歩行練習に必要な情報やポイントを説明する

②"模倣前期"：実習生に模倣させていくが，CEは対象者が転倒しないように位置どる

③"模倣後期"：できることが増えてくれば実習生がその部分を担い，CEはサポートする．歩行練習後は実習生とディスカッションを行い，具体的なフィードバックを与える

④"実施"：実習生に委譲していくが，CEは必ず対象者の側に位置どり，転倒防止など安全性の確保に努める

⑤対象者によって歩行練習のあり方は変わるため，必要な情報や歩行練習のポイントをCEは実習生に説明する

⑥"模倣"を繰り返すと実習生ができることは増えてくるため，できてきたことは実習生が担い，CEはサポートする．CEは必ず対象者の側に位置どり，安全性の確保に努めることが重要である

12　運動指導

　地域支援事業をはじめとした予防領域で運動指導を行うことが増えてきている．セラピストは，個人に対して疾患のリスクを説明しながら運動実施の意義を理解させ，いわゆる訓練を想起させるような反復エクササイズを指導することは得意かもしれないが，運動の楽しさを実感させ，個人のライフスタイルに運動実施を定着させることは不得意である．

　また集団に対する運動指導の意義や方法についての指導が，学内教育で実施されていない養成校がほとんどである．そのため，集団に対する運動指導は，セラピストの苦手な業務の一つとなっている．ここでは，個人と集団に対して運動を指導する際の，実習生参加の手順について示す．

1. 個人への運動指導

1) 情報収集
　[見学と模倣]
　　・まず，運動指導に必要な情報（診断，リスク，運動実施の目的，その他一般的な情報など）を収集する

2) 運動種目，強度の設定
　[見学]
　　・運動負荷試験の結果があれば，それを踏まえて強度設定について説明する
　　・エアロビック運動（有酸素運動）か筋力強化（レジスタンストレーニング）かについても考慮する

　エアロビッグ運動の場合
　　[見学]
　　・種目の設定
　　　　トレッドミル，自転車エルゴメータ，歩行，ランニング，水泳など
　　・強度の設定

　レジスタンストレーニングの場合
　　[見学]
　　・種目の設定
　　　　マシントレーニング，フリーウエイトなど
　　・負荷の設定

3) 運動前の評価（事前評価）
　運動実施前後（即時的・長期的）に比較できるものを選択し，見学の後に模倣レベルで情報を集約させる
　　・体重，血液検査，体脂肪率，いわゆる体力テストなど

4) 運動直前の評価
　バイタルサインなど
　　・学内教育で十分に修得できている検査では模倣から始めるのもよい

5) 実際の運動指導
　[見学]
　　・自覚症状の確認
　　　　息切れ，主観的運動強度（rating of perceived exertion：RPE），痛みなど
　　・他覚的所見の確認
　　　　チアノーゼの有無，呼吸の乱れ，姿勢・動作の安定性・安全性など．経時的にバイタルサインを計測している場合にはその数値の確認
　　・当初のプロトコルの見直し
　　　　自覚症状・他覚的所見を考慮して，プロトコルを継続するか修正するか判断する
　　＊実際の運動指導に際しては，見学によりリスク管理（自覚症状・他覚的症状の理解と対応）を十分に行う必要がある
　　＊模倣に際しては，実習で必要なレベルかを検討のうえ，慎重に実施する

6）運動直後の評価
　　バイタルサイン，運動実施の感想など
　　　・運動直前の評価に準ずる

7）運動による長期的効果の判定
　　［見学］
　　　・運動前に評価したものの変化をフィードバックする

8）日常的に実施する運動の指導
　　［見学］
　　　・種目，強度，中止基準，頻度，実施時間など
　　　・模倣としては，対象者への指導内容を試作し，CEへ提示させるのもよい

2．集団への運動指導

1）集団に関する情報収集
　　［見学］
　　　・属性，運動実施の目的や目標など
　　　・ここでは，対象者に対して運動をする意義まで理解させるのか，運動の意義は理解しているので新たな集団運動を指導すればよいのか判別する

2）集団の傾向に合わせたプログラム作り
　　［見学］
　　　・プログラム作りに際して確認すべき事項
　　　　　実施時間と目標（目標心拍数？　爽快感？　その他），その場で立位や座位で行うのか，移動しながらサーキットトレーニング形式で可能か
　　　・音楽を使う場合の選曲（集団の属性に配慮）

3）運動前評価
　　運動実施前後（即時的・長期的）に比較できるものを選択し，見学の後に模倣レベルで検査を実施させる
　　　・SF-36®（MOS 36-Item Short-Form Health Survey）などのアンケート，バイタルサインなど

4）運動実施
　　［見学］
　　　・セラピストの留意点
　　　　　大きな声で集団をコントロールできるか，個々の対象者を観察できるか，セラピスト・対象者ともに楽しそうにしているか
　　　・運動実施者の評価と運動継続の判断
　　　・自覚症状と他覚的所見（「個人への運動指導」参照）
　　　　　症状や所見によっては中止する

　　　　　[模倣]
　　　　　　・対象者の性質により，模倣に際して声かけや指導をさせる
5) 運動後評価
　　　　　アンケート，バイタルサインなど
　　　　　　・運動前評価に準ずる
6) 目標達成度の評価
　　　　　[見学]
　　　　　　・運動実施前後の評価所見に基づいて判定する
　　　　　　・見学に際しては判定における思考過程を重視する
　　　　　　・模倣としては判定結果を試作し，その過程と併せてCEへ提示させるのもよい

13　急性期リスク管理

　医療機関の機能分化が進み，急性期医療機関の急性期化の進捗は著しい．セラピストにとっても，急性期というより救命期という状況でのセラピスト業務が増加し，さまざまなリスクを回避する知識と技術は不可欠である．このような知識と技術は書籍などで学ぶことができるが，やはり大切なことは「なんとなく変!?」というような，リスクに対しての危険予知能力といった感性を磨くことであろう．それは，学んだ知識と技術に加え，失敗体験を含めた質の高い経験を積み上げることにほかならない．
　一方，臨床実習にきた実習生のリスク管理に関する知識は，筆者の経験からは決して十分なものではない．したがって，臨床実習での教育が重要であり，実習施設とCEの役割は大きい．以下，急性期リスク管理に関する教育方法について述べる．

1. 実習生が臨床実習で学ぶべきリスク管理

　日本理学療法士協会「理学療法教育ガイドライン（第1版）」では，臨床実習教育における到達目標のミニマムを「ある程度の助言・指導のもとに，基本的理学療法を遂行できる」としている．基本的理学療法を行ううえでのリスク管理とは何であろうか？　例えば，心拍数や血圧，経皮的動脈血酸素飽和度（以下，SpO_2）が測定できることであろうか？　これだけでは，患者に対し安全にリハビリテーション医療（以下，リハ医療）を提供できるとは言いがたい．
　急性期医療機関で働くセラピストに求められるリスク管理には，情報管理と安全管理がある．情報管理は個人情報を保護することなどであり，安全管理には各種ライン自己抜去の予防や転倒・転落予防などの事故防止と，標準予防策（スタンダードプレコーション）遵守などの感染症対策がある．実習生とはいえ，将来セラピストとして患者を診療する以上，これらのことについては十分理解しておかなければならない．

2. リスク管理をどのようにして指導するか

　先に述べたように，実習生にリスク管理を学ばせるには，まず書籍や文献，研修会，そ

れに加え，CEによる説明などで多くの知識を身に付けさせなければならない．知識がないとリスクそのものを回避することができない．また，目の前で起こる有害事象を解釈することも困難である．

一方，実習生は多くの教科書を実習に持参するが，医療安全などのリスク管理に関するものはあまり持ってはいない．急性期医療における日常のリハ医療業務で，患者は人工呼吸器や輸液ポンプ，シリンジポンプなど，さまざまな医療機器を装着している場合が多い．また心拍数や血圧，SpO_2などの数値を観察しながらリハ医療を実施することも少なくない．さらに，リハ医療実施中に血圧低下や最悪の場合は心肺停止など患者の急変も十分考えられる．したがって，急性期リスク管理が必要な患者の診療の前には，対象患者に関しCEが持つ資料を提示したり，インターネットでの検索を促したりして，あらかじめ十分に学習させておく必要がある．

筆者の勤務する施設（山口労災病院）では，年間を通して多くの院内研修会が開催されており，できるだけ実習生も参加させている．また，数年前より危険予知トレーニング（以下，KYT）を職場（中央リハビリテーション部）で実施しており，これにも参加させている．KYTに関する具体的なことは他書を参照していただきたいが[15]，危険予知能力を高めるためのツールとしては有用であると考える．

これらのように，実習生はリスク管理の実習を行う際，当然ながら事前に学習をしておくべきであろう．具体的には，呼吸や循環に関しての基礎医学的知識，モニターの心電図や心拍数，SpO_2などの意味，点滴などの各種ラインの管理方法，急変時の対処方法などである．もちろん，臨床実習ですべてを十分マスターすることなどはできないが，臨床現場（実習施設）でしか，学習（経験）できないものが少なくないのも事実である．

CCSでの臨床実習は，見学，模倣，実施というプロセスで実習生の実習を進めていく．しかしながら，急性期リスク管理の実習についてはこのプロセスでは指導しづらい．特に，実習期間の短縮化が進む中では，実際の診療場面に参加させ，その診療場面でCEは何を考えているのかを説明し，そして，診療の手伝いをさせながら，実際の診療に参加させるという指導方法が実際的ではなかろうか．

具体的には，まず，診療する患者の概略を説明する．特にリスク管理に関して，CEの考えをすべて説明することが重要である．患者のどのような症状変化に注意しているか，あるいは，周辺医療機器や各種ラインの注意点など，どんなに些細なことでも説明する．次に，CEがリハ医療を実施する際の手伝いをさせる．「SpO_2を見ていて90以下になったら教えてください」や「呼吸器につながっているチューブをこうやって押さえていてください」「血圧を測定してください」などと指示をしながら手伝わせて，CEはリハ医療を実施する．

そして，実施しながら，あるいは終了後に，例えば，SpO_2が90以下になったらなぜいけないのか，呼吸器の回路の清潔管理についての考え方，患者にとっての血圧測定の意義などを説明する．また，急性期は医師や看護師と協働することが少なくない．厳しい患者の身体状況に，沈うつな心理状態の家族と接しながらの実施も多い．そのような環境で，

CEがいかに患者のリスクを管理しながら,リハ医療を実施するかを実習生に見せることも重要なことであろう.

急性期医療の場面では,細心の注意を払っていても輸液の逆流や点滴ラインの抜去,転倒・転落などのトラブルが発生する.それらのトラブルへの対応方法や再発予防のための分析手法などはさまざまである[15].臨床実習では,そのときのCEの対応方法(患者救済方法)をつぶさに見せることが重要である.そして事後に,発生したトラブルの原因や対応方法などを実習生に説明する.比較的重大なトラブルが発生した場合,職場においていろいろな分析手法を用いて分析を行うが,可能な限り実習生にも参加させ,リスク管理に対しての感性を高めるよう誘導する.最後にCEは,トラブルの再発予防策について実習生に説明し,十分理解させる必要がある.

おわりに

急性期医療でのリスク管理を実習生に指導することは,CEにとっても非常に難しいことであろう.少なくとも従来行われていた患者担当制の実習教育方法で指導することはできないと考える.本項の冒頭でも述べたように,急性期リスク管理で大切なことは,「なんとなく変!?」というような,リスクに対しての危険予知能力といった感性を磨くことである.そのためには,実際の臨床場面でプロのセラピストであるCEが行うリスク管理技術を数多く見せ,その時その時のCEの頭の中にある考えや思いをできるだけ多く説明することが,最も効果的な指導方法であろう.

一つ間違えば患者に取り返しのつかない事態をもたらすような有害事象が起こり得る急性期医療機関において,十分なリスク管理ができないセラピストを診療に参加させることはできない.このことは急性期医療だけではなく,回復期においても生活期(維持期)においても変わることはなかろう.臨床実習において,実習生とはいえ,リスク管理についての感性とリスク管理能力を身に付ける努力を伝えることは不可欠である.

14 物理療法

物理療法は,運動療法と並んで理学療法の有力な治療手段である.しかしながら,臨床の中でややもすれば,隅に追いやられたり,助手任せだったりと,PT自らが実施していない光景も見受けられる.また,実施していても,単にスイッチのon/off操作を行うスイッチマンと化していることもある.その影響を受けるのか,臨床実習において物理療法を経験することが少なかったり,助手代わりにすべて任せられてしまったりすることがある.この場合の助手とは,無資格でパート的に手伝っているようなものであり,診療参加型臨床実習におけるクリニカル・クラークとはまったく別物である.

物理療法を的確に実施できるようになるためには,計画的に経験を積み重ねていくことが大切である.物理療法は,実習生が実施しやすい項目がある一方,使い方によっては危険性を伴うため,見学に留めることが必要なこともある(**表19**).本項では,臨床実習の

表19　物理療法の水準

	水準1	水準2	水準3
ホットパック	準備，適用，後片づけ		
超音波療法	平坦な部位	アキレス腱部など狭い部位　術創部周囲	褥瘡など感染リスクのある部位
電気刺激療法	電極貼付と取り外し	感覚強度の訴えが乏しい症例	褥瘡など感染リスクのある部位
水治療法	渦流浴の準備・後片づけ	水中運動療法との併用	

中で物理療法をどのように実習生に経験させていくのかについて，状況を例示して解説する．

1. ホットパック

　臨床で使用されることが多いモダリティーである．しかしながら，湿熱・乾熱のいずれで用いるのか，また，ホットパックを何分適用するのかなど，その用い方は施設によって異なっている．そのため，まず，どのようにホットパックを作り適用しているのかを説明し，みせることが必要である【見学】．特殊な使用法でない限り，ホットパックの作り方は一度みれば覚えることができるであろう．したがって，次からは同じように作ることに取り組み【模倣】，問題がなければ，【実施】に移行することができる．また，対象者が使用した後のホットパックを再度ハイドロコレーターに戻す作業については，危険性も少ないため，ホットパックを作る以上に早期に【実施】に移行できる．

2. 超音波療法

　超音波療法の適用範囲は非常に広い．また，実施上の注意点も多いため，見学に際してどのような症状に対して超音波療法を適用しようとしているのかを説明する．有効照射面積（effective radiating area：ERA）の2倍以内の照射範囲にすることや，超音波導子の操作法として回転法やストローク法があることを知識として持っていたとしても，実際に超音波導子を適切に動かせるとは限らない．治療対象に応じた照射場面を実際にみせることが大切である【見学】．次に実際に超音波導子を持たせ，照射範囲ならびに導子の操作速度などをCEが実施したのと同じようにする【模倣】．腰部などの平坦な部位では，超音波導子が浮き上がることも少なく超音波導子の扱いは行いやすい．一方，アキレス腱部などの狭い部位では，超音波導子が照射部位から浮き上がってしまったり，照射範囲が広くなりすぎたり，操作速度が適切でなかったりするため，CEは超音波導子を一緒に持つなどして"手取り足取り"の指導をすることが必要である．模倣が安定的にできるようになってくれば，【実施】に移行することが可能となる．

　超音波療法の適用範囲は拡大してきており，中には，褥瘡治療において創縮小を目的として実施する場面もみられるようになってきている．しかし，創傷部に対して超音波を照

射することは，創の治癒を促進することもあれば，遅らせてしまうこともある．さらに，場合によっては感染するリスクもある．したがって，臨床実習において，創傷に対する超音波療法については見学に留めることが適当であろう．

3. 電気刺激療法

　電気刺激療法の種類も増え，物理療法機器も数多くの機種が開発されてきている．そのため，養成校内の実習において使用した機器と実習施設に置いてある機器とが同じであるとは限らない．したがって，まず機器の操作について説明を行い，準備をしておくことが必要である．そして，実際に対象者への適用場面において，電極の貼付位置や貼付方法，また機器を操作し出力を上げていくところをみせる【見学】．さらに，電極を外した後の皮膚の確認など，治療前後の治療部位の確認や効果判定についても説明する【見学】．その次に，CEの直接的監督のもとで電極の貼付ならびに機器操作を行う【模倣】．電極を外した後の皮膚の状態確認についても，問題の有無を同時に確認し，状態について共有できるようにすることが必要である【模倣】．治療後の状態確認まで確実に模倣できることをCEが確認した後，実践を繰り返していくことになる【実施】．

　電気刺激療法において，どの程度の出力にするのかについては，対象者の自覚的な感覚に頼らざるを得ないことも多い．しかし，治療対象によっては，対象者の自覚強度を参考にできないこともあるため，個々の状態に応じた治療強度の選択については，症例を増やしていく中で経験値を高めていくことが必要である．また，それらの使い分けが的確にできるように，CEも日頃から物理療法を活用しておくことが求められる．

4. 水治療法（渦流浴）

　物理療法の中で，ホットパックと並んで使用頻度の高いモダリティーである．しかし，単にお湯の中に上肢や下肢を浸けるだけの治療ではない．渦流浴の用い方についても施設間で差があるが，最も効果的な使用法は運動療法との併用である．すなわち，渦流浴として浴槽内に上肢や下肢を浸けているときに，同時に運動療法を行うというものである．併用することの意義を含めて，臨床現場での水治療法の実施について説明するとともに，経験できるようにしていくことが大切である．

　（例）コーレス骨折などの術後，手指の他動運動を行う場合，組織の伸張性を高めることを目的として渦流浴が選択される場合がある．最初に，渦流浴として浴槽の中に対象者の手部を浸けてもらい，水中で他動運動を実施しているところをみせる【見学】．その後，実習生が，CEの代わりに水中に手を入れて他動運動を実施する【模倣】．

15 自助具作製における参加

　本来，自助具作製の手順は，①ニーズの確認，②身体能力の検査・測定，③達成させたい動作の観察（分析），④問題点のまとめ，⑤自助具のデザイン・作製，⑥自助具の使用練

習といった流れがある．その流れに従って手順を踏めば，ほとんどの実習生は③と④で多くの時間を費やし，何度もCEと意見交換をしなければならない．自助具は必要なときに提供できなければ，対象者にとって有用なものではない．そのため，時間を費やしすぎると対象者は自助具に対して有用性を感じることができず，実習生の苦労は報われない．そういった失敗体験は実習生のモチベーションを減退させるのみであり，避けなければならない．CEは実習生のモチベーションを成熟させるために，どの場面から見学させるかということを計画しなければならない．

1．見学（modeling）

自助具作製において見学させる場面は，「⑥自助具の使用練習」から開始すべきである（図15）．すでにCEが評価し作製した自助具は対象者にとって有用であり，対象者は使用練習の中でその便利さを自覚し，動作の自立度が改善する．自立度の改善は対象者にとって喜ばしい場面であり，セラピストに対して感謝の意が表される場面でもある．

こういった成功体験から見学に入ることは，実習生にとって自分がこれから取り組む自助具の作製が，対象者にとって有用であることを予測させることにつながり，モチベーションの成熟に寄与するものである．見学の場面で重要なことは，自助具が対象者にとって有用であると実習生自身が気づくことであり，そのような自助具を作製したCEに対して，あこがれの思いを抱かせることである．つまり実習生自身に，「CEのように対象者にとって有用な自助具を作りたい」と思わせることがポイントである．ここで，実習生のモチベーションが成熟すれば，次の模倣段階はスムーズに進んでいくものである．

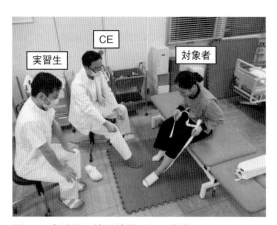

図15　自助具の使用練習からの見学

2．模倣（coaching）

模倣の場面で重要なポイントは，できることから参加させることである．前述の①〜⑥の自助具作製の手順の中で，実習生ができそうなところから参加を促せばよい．見学がそうであったように，模倣においても積み上げ式にこだわらない柔軟な発想と計画がCEに

は必要である．例えばソックスエイドを作製する場合，手順⑤における作業は型紙どおりに材料を切り取ることや金具を固定することなどがあるが，この工程は特別な知識や視点がなくても指導すればできることである．実習生がなんらかの役割を担ってでき上がった自助具を対象者に渡せば，実習生は自分の行為の意義を少なからず感じることができる．そういった役割を感じることが意味のある参加であり，実習生が医療者側の人間として存在を自覚することにつながるのである．

そして，模倣の段階で最も重要なポイントは，Now & Here の原則である．つまり，間違いは「すぐにその場で指導する」ことである．CE と実習生は常に一心同体であり，材料を切り取ることや金具を固定することも一緒に行うことが重要である．CE にとっては些細なことでも，ある程度工程が進んでからやり直しを指示されることは，実習生にとって非常に意欲を減退させるものである．間違いは「すぐにその場で指導する」，Now & Here の原則を厳守しなければならない（図16）．

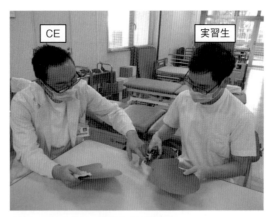

図16 自助具作製場面での模倣
模倣では，やり直しをさせない工夫が必要．

3. 実施（fading）

実施レベルで重要なことは，項目ごとでレベルの判断を行うことである．自助具作製の手順①～⑥がすべてできなければ，実施レベルにはならないと判断しないことである．自助具作製のようなモノ作りは，通常，経験した数だけスキルが上達する．したがって，数多くの自助具作製を行えば，③と④は模倣レベルでも，①と②，⑤と⑥が実施レベルになることも多い．しかし，従来の実習形式であれば③と④ができないために，自助具の作製や使用訓練そのものが経験できない実習生も存在したかもしれない．また，自助具に有用性を感じることができず，苦手意識だけが実習生に残ってしまったかもしれない．項目を細分化し，実施項目を一つずつ増やしていくことは，実習生の自己効力感や責任感を向上させる．そして，実施レベルで CE が最も意識しなければならないことは，上手な fading である．模倣レベルで，いつまでも CE が助言や指導を続けすぎると，実習生は主体的に

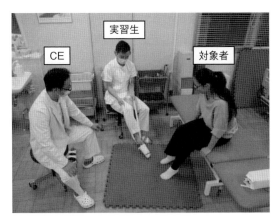

図17　自助具の試行場面
実施では，その自助具が実用に耐えうるか施設の基準で
考える．

動くことができない．複数回模倣した項目は，一度引いた位置から全体を見渡して，まだすぐにその場で指導すべき内容の話なのか否かを考えなければならない．したがって，上手にfadingできると実習生の主体性は向上し，その項目は模倣レベルから実施レベルになるといえる．

　CEと実習生では経験値に差があってしかるべきであるが，自助具の出来栄えや使用練習に稚拙な部分があっても，実用に耐えうるレベルか否か，各施設の基準をクリアできるか否かを判断しなければならない（**図17**）．近年，製造物責任法がOTの作製する自助具に対しても適応されていることをCEは理解し，十分に監督することが必要である．

16　問題点共有

　リハビリテーションにおいては，医師，看護師，PT，OT，社会福祉士などの各専門職と家族からなるチームが構成される．そして，各職種の到達目標が決められ，最終的にリハビリテーションゴールへの到達を目指す医療である．そのため，リハビリテーションゴール達成を実現するうえでは，各職種の設定した到達目標や問題点を把握し，共有していく必要がある．この問題点を共有するためには，カルテやカンファレンス，個別の伝達など，常にチーム間での情報網を広げるための積極的な行動が必要とされる．ここでは，CEが対象者の問題点共有を目的として，実習生の知識・技術拡大を図っていくための指導の流れについて紹介する．

1．見学（modeling）

　われわれセラピストは，対象者の最新情報を常に把握可能にするために，他の専門職や対象者本人および家族などからの直接的聴取や，朝の看護師間で行われる申し送りへの参加や記録閲覧などの間接的聴取を臨床業務中に実践している．そして日々の臨床業務にお

いて，その中から必要な情報を取捨選択している．これは，障害像自体の把握をするうえで必要な情報に関する基準・物差しが，これまでの経験値の積み重ねで形成されているからにほかならない．しかし，臨床経験のない実習生にはその基準となる物差し自体の形成ができていないため，この情報の取捨選択ができない．そのため，CEは実習生が各専門職の到達目標や家族のニーズなど，多くの情報の中から必要かつ重要な情報を得る術を教授し，問題点を共有するために必要な情報交換の場面へ多く参加させるよう誘導する必要がある．

以上のようにただ漫然と見学させるのではなく，実習生には対象者の障害像理解を深めていくための行動を，経験から学ばせていくことを念頭において見学させることがポイントである．

2. 模倣前期（coaching）

CEが重要だと判断した情報や記憶に残している情報をメモしている場面を見せるか，実習生にメモをとるように指導し，何がこの情報から得られるのかについて，その場で簡潔に教示を与える．そうすることで実習生に，CEが必要だと思う情報をどのような視点で何をみることによって把握し，どのようにして問題点の共有につなげていくのかについての気づきを促していく．

「今日もカルテから〇〇さんの状況確認ですか？」などの発言が聞かれたら"情報をどこから，どのタイミングで得るのか"を理解できるようになったものと判断することができる．CEは実習を進めるうえで「今から何をするのかわかりますか？」など，自らのスケジュールを実習生に問いかけ，実習生の理解度を確認していくようにする．

このようにして，問題点共有に必要となるカンファレンスへの参加や，カルテや家族などからの情報収集作業など，必要な行動についての経験値を上げ，毎日繰り返しチェックリストを利用し，実習生自身にも経験値が高まっていることを確認させながら，問題点を共有するために行動する必要性を理解させることが重要である．そして，このような行動が理解できるようになれば，簡単なことから参加を促していき，実習生にどのような情報を得ることで問題点の共有化がなされるのか，その形成過程について理解が深まるよう説明を繰り返し行っていく．しかし，あくまでも指導のために時間を設けるのではなく，CEは自らの業務に支障が出ないように行動していく．

3. 模倣後期（scaffolding）および実施（fading）

カルテ内容から必要な情報を選択していくことは，疾患の特徴や治療方針の理解，関連する知識も必要となり，非常に難易度の高い技能である．例えば，血圧180/110 mmHgという情報であっても，安静が必要な場合と安静を必要としない場合がある．CEは，このような情報に対して「この方に関しては〇〇な理由で〇〇だと判断します」など，実習生へ説明しながら理解を促していく．また，主治医から「収縮期血圧180 mmHg以上の場合には安静にするように」とのリスク管理上の指示が出ている対象者については，なぜ主治

医がこのような指示を出しているのかについて，基礎疾患のリスクや現状の対象者の病態などに触れながら，実践場面で解説していく．

そこでは，われわれセラピストだけでは解決できない問題点の存在を示唆するとともに，目標達成のためにチームの一員として関わる中で，他職種の情報から問題点（この場合はリスク管理）を共有する必要性を学ばせる．CE から目標達成に関わる問題を発信することも多い．カルテ記載・報告書などの文書伝達やカンファレンスにおける口頭伝達，動作統一を目的とした介助指導など発信方法も複数あり，セラピストの業務として欠かせない役割でもあることを実習生に学んでもらう．そのため，本項では「模倣＝実施」と位置づけている．

解説

問題点共有のための情報発信への参加として，実習生と共有した対象者とのかかわりからどの部分が重要であったのか，どのように判断しているのかを，CE がカルテや報告書を作成し実習生へ説明する．このように CE と同じ行動をとるよう実習生に促すことで，どんな項目を情報として共有するためには，どのような行動をすることが必要なのかについて，またチーム内で問題点を共有する重要性について教示し，理解できるように働きかけることが大切になる．

カルテ記載や報告書作成は，法的な問題もあり実際には実践することができないが，今後の業務遂行には必須な技能であり，実習期間に経験を積む必要がある．実習期間内に自立して実施することが難しい項目ではあるが，チェックリストを用い，仮カルテや仮報告書など実習生のための環境作りを行い，指導していくことが望まれる．

17 症例研究

医療技術は日々進歩するため，セラピストも日々の研鑽が必要である．研鑽の方略にはいくつかあるが，症例研究はその中の有効な一つと考えられる．症例研究の意義としては，症例の観点と介入効果の観点から考慮して，以下のものが挙げられる．

■症例の観点
・臨床的に稀有な疾患や障害像の症例
・手術手技や投薬などの医学的治療の新奇性が強い症例
・顕著な成果が得られた症例
・成果が得られなかった症例
・同じ疾患や同じ手術手技など，共通点のある相当数の症例

■介入効果の観点
・一般に多くのセラピストがあまり経験しない症例の介入過程とその結果
・他のセラピストの参考となる

・広く一般的な見地からも妥当な結果であったかを検証する

　また，症例研究には後向き研究（retrospective study）と前向き研究（prospective study）がある．後向き研究では介入を終了した症例の経過，および介入継続中の症例ではその途中経過をまとめて報告する．前向き研究では，セラピストの手技や介入方法の有効性を検証するために，前もって介入方法や評価尺度を決定しておきながら経過を追う．後向き研究，前向き研究ともに単一の症例で行うこともあれば，複数症例をまとめてその傾向をみる場合もある．症例研究は当然ながらセラピストの介入過程やその成果を世に問うものであるので，セラピストとして免許された者が行うべきものであって，臨床実習レベルではCEが行う症例研究を見学させ，そのプロセスを経験させるレベルで留めておくべきものである．

1．後向き研究の参加手順

　1）正確な診療録の作成
　　　　客観的な評価（検査測定）の実施
　　　　日々の介入前後における即時的変化（効果）の記録
　　　　ある一定期間後の評価（検査測定）結果の記録（いわゆる中間評価）
　2）文献収集
　　　　研究対象として抽出した症例と同じ疾患や同様の障害像を呈する症例についての症例報告を収集し，以下の点について理解を深める
　　　　　・予後，一般的に獲得され得る動作と獲得までの期間，他の報告での介入方法
　3）文章化
　　　　はじめに（緒言）
　　　　　・症例報告の目的や報告の概要を述べる
　　　　症例紹介
　　　　　・症例の診断や現病歴，読者が理解すべき種々の情報，評価結果の概略などを述べる
　　　　経　過
　　　　　・方法，頻度，時間などを読者が再現できるように記述する
　　　　結　果
　　　　　・症例紹介のところで述べた指標がどのように変化したかを明らかにする
　　　　考　察
　　　　　・類似する疾患や障害像の症例ではどのような結果が報告されているのか
　　　　　・他の報告と比較して，自分の症例ではどのような結果が得られたか
　　　　　・他の報告との相違点があればその要因は何か
　　　　おわりに（結語）
　　　　　・簡単に要約し，最終的に何を伝えたかったかを述べる

4）学会への応募や雑誌への投稿，症例検討会での発表

2. 前向き研究の参加手順

1) 興味のある領域の確認（症例の選択）
   - 評価指標から（筋電図，動作解析，筋力，アンケートなど）
   - 獲得動作から（スポーツ動作，歩行，入浴，摂食など）
   - 介入結果から（職場復帰，スポーツ復帰など）

2) 担当者割り振りへの配慮
   - 症例研究を目的とするスタッフがいる場合，その研究の対象となり得る症例を優先的に担当できるように配慮する

3) 必要な検査項目・評価項目の選定
   - 研究内容をまとめる際に必要な指標をもれなく抽出しておく

4) 文献収集
   - 後向き研究での文献収集と同様であるが，それに加えて研究者の興味や評価方法に関連したものも収集しておく

5) 実験系の設定
   - シングルケースデザイン，対照群の設定，無作為化比較試験（randomized controlled trial：RCT）など

6) データ収集
   - 選択した評価指標について記録する

7) セラピストによる介入

8) データ収集

9) 文章化

　＊以降は後向き研究と同様の手順で進める．

3 臨床思考図の導入

1 臨床推論を指導することの難しさ

　臨床推論とは「対象者の訴えや症状から病態を推測し，仮説に基づき適切な検査法を選択して対象者に最も適した介入を決定していく一連の心理的過程」[16]とあり，セラピストにとって必要不可欠な臨床技能であることは言うまでもない．一方，学生にとっては難易度の高い技能であり，「統合と解釈ができない，あるいは不十分」と指導者から評価されることがほとんどである．しかし，学生が臨床推論力を獲得するために，指導者自身はどのように学修支援を行うべきか考えたことはあるだろうか．筆者自身，過去には「明日までに問題点を挙げてきて」とレポートを書かせ，学生が作成してきたレポートに赤字で修正を加え，臨床推論力を指導したつもりになっていた．

　ではなぜ，臨床推論力を指導・教授することが難しいのだろうか．有馬[17]は，「臨床推論教育のポイントとして，学生はどのような知識を用いて，どのように思考しているかを明確にキャッチできるかである．しかし，推論は頭の中で起こっているため実技のように物理的に目に見える形では表出されない．ここに推論教授法の困難さがある」と述べている．そして，その解決策として学生の推論過程の「外在化」と「可視化」の必要性を提言している（図18）．

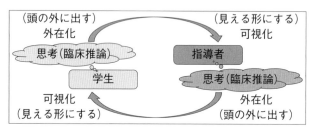

図18　臨床推論過程の「外在化」と「可視化」（文献17より一部改変引用）

2 レポートを用いた臨床推論指導の問題点

　多くの指導者は学生の臨床推論力を指導する方法として，レポート課題を用いていると思う．「レポートを書かせないと学生の考えがわからない」という意見もよく聞かれる．しかし，レポート添削による指導を行っても，臨床場面での「統合と解釈」の成長に結び付かない学生がいる一方，考察は書けなくとも，話をすると意外と問題点を整理できている

学生も存在する．論述形式のレポートでは，学生の語彙力や表現力の問題により，その推論過程を指導者が把握することが困難な場合がある．つまり，学生の臨床推論力の問題というよりも，文章作成能力の問題により「可視化」の過程でエラーを生じていることが考えられる．

　また，その他の問題として第5章でも述べたが，「情報の統合は認知的スキルである」という点である．スキル（精神運動領域）について効果的な指導を行うには，「見学」「模倣」「実施」と段階を踏む必要があり，まずは学生に対し，指導者の推論過程を見学させることから始めなければならない．そのためには，指導者自身も推論過程の「外在化」と「可視化」を行うことが必要となる．レポートというツールを用いて臨床推論力を指導するのであれば，一番効果的な指導方法は学生にレポートを書かせるのではなく，まず指導者がレポートを書いて，学生に指導者自身の推論過程をみせることである．果たして，自ら率先してレポートを書く指導者はどれくらい存在するだろうか，まず皆無と言ってもよいのではないだろうか．

　さらに指導者以外の第三者が，作品として完成したレポートから学生が修得した臨床推論力を評価することは難しいという問題もある．これは添削を受けた過去のレポートが破棄されるなどして，臨床推論指導の足跡を残すことができていないためである．そのため第三者からは指導者の臨床推論と学生の臨床推論の区別がつかず，ともすると学生にレポートの内容について質問した際，「指導者に指摘されたので直しました」とだけ回答する学生も出る可能性は想像に難くない．

　臨床実習においてレポート指導は，その有用性の検証をされず，なかば伝統的に行われてきた感がある．レポート課題・指導の問題については，第5章-5，6「脱・レポート」でも述べられているが，臨床推論指導という側面から考えても，問題があるということを理解してもらえたのではないだろうか．

3　臨床思考図の紹介と活用

　臨床思考図とは，「セラピストの臨床思考過程をキーワードで表出し，各キーワードを結合・拡散・収束させながら図式化したもの」である（図19）．図19は無償のマッピング作成ソフトウェア[18]を用い，実際の症例について作図したものであり，計測結果の相互の関係性を二次元的に結びつけ，臨床推論の全体像が示されている．臨床思考図の利点については，以下のような内容が挙げられる．

1) 学生と指導者が【双方向】の関係を作ることができる

　従来の文章表現から解放されることで，学生・指導者双方の推論過程の「外在化」と「可視化」が行いやすくなり，双方の思考を結び付ける「媒介」となる．

2) 対象者の【個別性】を外在化・可視化できる

　情報統合の過程で用いられる障害学的な視点（国際障害分類，国際生活機能分類）では表現できない複合的関係（例えば同じ枠組み中での関連性や階層性，機能障害における筋

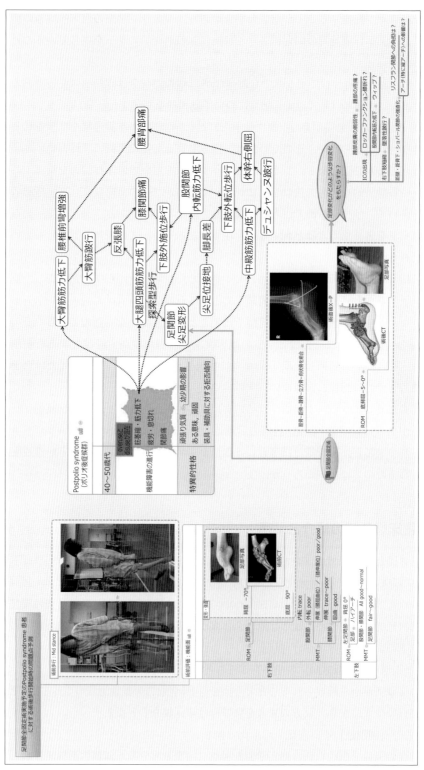

図19 臨床思考図（患者より同意を得たうえで掲載）

出力低下と疼痛の関係など)や,実際に介入する際に必要なセラピスト独自の推論過程を表現することができる.

3) 指導者の【指導過程】を残すことができる

臨床思考図は手書きでも可能だが,図19のようにPCソフトウェアを用いれば作成や修正が容易であり,色彩やレイアウトを学生が記入したものと区別することで,指導者の指導の足跡を残すことも容易となる.

臨床思考図は,従来のレポートを用いた臨床推論指導の問題点を解決することができるツールとなり得る.指導者は語尾や言い回しなど「てにをは」の修正にとらわれることなく,キーワードの位置関係や色の変化などで,学生が考える各関連の重要性や上下,強弱の関係を知ることができる.さらに私見を言えば,学生は実習中に臨床思考図を作成し,レポートについては養成校に戻ってから臨床思考図をもとに作成し指導を受けるなど,臨床推論指導と文章作成指導を分けることも可能となる.実習生の成長は,臨床思考図に示されるキーワードや相互の結び付き関係の深さによって把握することができる.最初は指導者が書き足すキーワードが多いかもしれないが,実習の経過による成長によって,キーワードの書き足しや結び付きの補足は減っていく.

筆者は実習最終において,学生とともに診療参加した症例に関する報告書(A4サイズ1~2枚程度)を,学生と協働で作成している.その目的は,臨床にて患者退院時や転院時などに求められるサマリー作成能力を養うことにある.サマリーは他者に伝わりやすく,かつ簡潔にまとめる必要がある.その際,臨床思考図を用いて問題となる逸脱動作と機能障害・疾患との関連を整理することで,その後の文書作成が容易となる.

4 臨床思考図の有用性および課題

臨床推論指導を行う機会の一つに症例検討会がある.その教育的目的は,症例個々の問題点を把握し最適な治療方法を選択できる能力の育成にあり,臨床では新人セラピストを対象に卒後教育の一つとして行われることが多い.当院(倉敷平成病院)理学療法科では,新入職員に対し院内研修の一環として,臨床思考図を用いた症例検討会を行っている.

筆者は以前,症例検討会における臨床思考図の使用が,発表者および聴講者双方の推論作成および推論伝達に与える影響を調査するため,症例検討会後にアンケートを実施した[19](図20).対象は症例検討会にて発表した新人PT9名と,症例検討会に参加した2年目以上のPT(以下,聴講PT)22名であった.方法はまず,「自分が推論を行う」「相手の推論を知る」「自分の推論を相手に伝える」という3つのテーマに対する,臨床思考図の有用性を3件法(有用と思わない・どちらともいえない・有用と思う)および自由記載形式にて調査した.次に同様の3テーマについて,従来型(論述形式の報告書を用いる従来の症例検討)と臨床思考図を比較した場合,どちらがより有用に感じたかVASを用い測定した(−5 cm~+5 cmと表記された長さ10 cmの直線上に印をつけ,+方向は臨床思考図,−方向は従来型を有用と感じていることを示した).

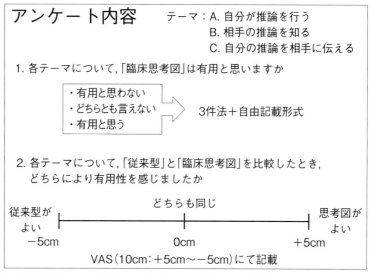

図20 臨床思考図の有用性に関するアンケート調査① アンケート内容
＋方向は臨床思考図，－方向は従来型を有用と感じていることを示す．

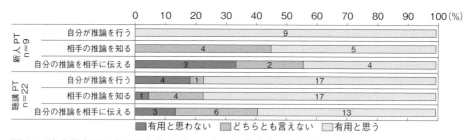

図21 臨床思考図の有用性に関するアンケート調査② 質問項目別割合

結果は，まず臨床思考図の有用性について，新人PTおよび聴講PTの質問項目別割合である（**図21**）．次に従来型と臨床思考図の比較（VAS）についてである（**図22**）．

注目したいのは，臨床思考図の有用性について「自分の推論を相手に伝えるうえで有用である」と回答した新人PTが半数に満たなかったのに対し，「相手の推論を知るうえで有用である」と回答した聴講PTが多かったという点である．さらに，VASでも聴講PTはすべての項目において，有意に＋値（臨床思考図）を示していた．症例検討会にて自己の推論を聴講PTに伝えるためには，キーワードの関連を昇華させ言語化する必要がある．新人PTが自己の推論を聴講PTに伝えるうえで，臨床思考図を有用と感じていなかったのは，新人PTの語彙力の差が影響しており，いわゆる行間の表現の難しさを感じているものと思われた．それでも聴講PTからは，臨床思考図が新人PTの推論を知るうえで従来型よりも有用であるとの回答が得られており，聴講PTにとって，新人PTの語彙力に影響されることなく，臨床推論を把握できるツールであると考えられた．

また，自由記載においても聴講PTからは「新人PTがどの点を重要視し，また疑問に

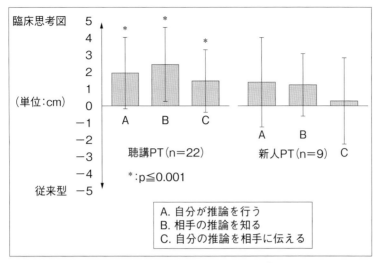

図 22　臨床思考図の有用性に関するアンケート調査③　VAS による比較

感じながら推論を行ったのかわかりやすい」という意見や，「各項目の関連から推論がまとまっていない点もわかりやすかった」という意見が多く聞かれた．これは従来型の書式では，ある程度記載すべき項目がマニュアル化されているため，新人 PT が推論に結び付けられていない項目も記載され，聴講 PT が新人 PT の臨床推論を組み立てて再構築する必要があるのに対し，臨床思考図では記載のない部分やキーワード間の関連の少ない部分は「新人 PT にとって未知概念である」と考え，新人 PT に修得してもらいたい臨床推論のポイントが考えやすかったことが要因と考える．一方，新人 PT にとっては，臨床思考図を作成する過程で，自己の臨床思考を整理するという点において特に有用であり，文章にする前に情報の整理をするツールが臨床思考図であると考えることもできる．

しかし，その他の意見として「自分の推論を整理するにはよいが，発表には使いにくい」「自由度が高く，作成するには慣れが必要」といった新人 PT の意見や「聴講する側も臨床思考図の作成経験があるほうが適切な助言を行いやすい」といった聴講 PT の意見が聞かれた．臨床思考図をもとに，どのように症例提示をすればよいかは今後の検討が必要であるが，学生だけでなく指導者も臨床思考図の作成に慣れ，自らの臨床推論を可視化するように取り組むことが必要と考える．

5　おわりに

臨床推論を指導する方法として臨床思考図を紹介した．臨床推論を指導・教授するには学生と指導者が双方向の関係を築くことが必要である．そのためには双方の思考の「外在化」と「可視化」を行い，まず指導者が「統合の仕方」を学生にみせることが必要である．そして「てにをは」など文章がうまく書けているかどうかを評価するのではなく，学生が臨床推論のどこでつまずいているのかを知ることが大切と考える．

4 介護老人保健施設での実践報告

　介護老人保健施設（以下，老健）は，医療機関と在宅との中間的役割を果たす施設として制度化されたが，PT・OTの配置基準が少ないため少人数職場であることが多い．また「少人数が多数の対象者に対応している」「多職種が共同してケアプランを作成し，そのケアプランに基づいた介入を行う」などの特徴を有している．そのような背景の中で，CCS方式による臨床実習を展開するにはどのようにすればよいのかについて，指導場面をいくつか取り上げて解説するとともに，老健のような少ないセラピストで多数の対象者に対応している実習施設での注意点を述べる．

1 個別的介入への参加

　医療保険から介護保険へという流れ，医療機関の入院日数短縮などを受けて，老健においても機能面に対する介入が必要となってきている．また，医療機関で十分な期間にわたって機能面に対する介入が行われてきたとは限らず，機能面に対する介入によって変化をみることもできる．さらに，限られた実習期間の中で，老健での実習を行うことで，医療機関での実習経験が短縮される実習生もいることであろう．したがって，機能面に対する介入についての実習指導は，医療機関における介入指導と同じ展開で行うことが必要である．

　老健での対象者の場合，即時的な効果はある程度見込めたとしても，日々の大きな変化は少ない．そのような状況においては，老健に入所している対象者だから身体機能面の回復はみられないというイメージを持たせることなく，治療仮説を明確にして指導することが大切となる．一定の期間での変化の有無ではなく，日々の変化に着目しながら，その細かな変化が日常生活にどのようにつながっていくのかについて，説明していくことが効果的である．

　また，老健のセラピスト一人に対する対象者の比率は医療機関に比べると大きく，少数で多数の方をみていることになる．このことを最大限に活かした実習にするためには，一人の対象者だけにじっくりと関わるのではなく，より多くの方に関わることで，人によって違いがあることを実感する指導が有益であろう（**表20**）．

表20　個別介入における老健と医療機関との違い

	老健	医療機関（特に，急性期）
治療による変化	緩徐	大きい
治療期間	長期継続的	短期集中的
治療効果の確認	日常生活での反映	身体機能評価

2 レクリエーションリーダーへの道

　老健においても，個別リハビリテーションが重視されるようになってきているが，集団力動などを含めて，集団でのレクリエーション活動の取り組みも重要である．レクリエーション活動を行う場合の役割分担として，レクリエーションリーダーの他にサブリーダーやサポーターなどがある．レクリエーション全体の見学（オーディエンス）からスタートし，サポーター，サブリーダー，リーダーというように，それぞれの役割を周辺から参加し成長させていくことが必要である（図 23）．

　まず，レクリエーション活動の見学といっても，実習として参加するため，目的を明確にしておくことが必要である．単なる傍観者にならないためにも，どのようなところを中心に見学してもらいたいのかを明確に伝えることが必要である．対象者の表情や動きをみるように指示することが多いが，将来，セラピストとしての振る舞いができるようになることが大切であり，リーダーを務めている臨床教育者（CE）の動きもみるよう指示しておくことが不可欠である．そのうえで，集団力動を用いた集団レクリエーションの意義理解に努めたいところである．多くのことを同時にみることは実習生にとっては難易度が高く，実習生の成長に応じて，観察ポイントを数回に分けて指示することで，実習生を混乱状態に陥らせないようすることも必要である．

　数回の見学を行ったのち，サポーターとして少しずつ活動に参加させていく．実習生ができる役割として，レクリエーション活動の参加者の確認，点呼などの周辺から参加させる．レクリエーション活動を展開している最中には，実習生に対して細かなフィードバックはできない．したがって，レクリエーション活動終了後に，まとめてフィードバックすることになる．その場合には，できるだけ具体的な描写によって，レクリエーションのどの場面での出来事についてなのかを共有するようにしてから，フィードバックすることが必要である．もちろん，レクリエーション活動をしている最中に，実習生の立ち位置の修正などのフィードバックをリアルタイムに加えることができると，より効果的な指導になる．

　レクリエーション活動における到達目標としては，実習生自らがレクリエーション活動を企画し，実践することである．実習生が考えて実践する前段階として，CE が内容を考え，そのうえでリーダー役を実習生が務めるという【模倣】段階を設けることも必要であ

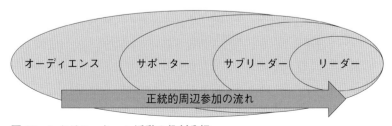

図 23　レクリエーション活動の役割分担

る．実習生が【実施】レベルになったときにも，指導者は常にサポーターとして一緒に参加し，レクリエーション活動中の実習生の言動を確認し，より良い展開ができるように，フィードバックする準備を欠かしてはならない．

3 見学に留まる可能性が高い経験項目

1．ケースカンファレンスへの参加

　老健では，介護職を含めた多職種による介入が基本である．そのため，対象者の状態の確認や目標の見直しを行うケースカンファレンスは重要なものである．実習生が理学療法や作業療法の目標を検討する場合にも，チームとしての目標を軸としておくことが必要である．そのため，他職種がどのような考え方を持っているのかを学ぶ場として，ケースカンファレンスを位置づけることができる．

　理想的には，実習生が発言する機会があればいいが，時間的にも難しい場合も多く，見学に留まる項目になりやすい．【見学】として参加する場合には，単に同じ部屋にいればよいというのではなく，事前に「他職種がどのように対象者を捉え関わろうとしているのかを理解する」「他職種に理解してもらうために，CE自身がどのように伝えているのかを理解する」という，見学に対する姿勢について指導したうえで参加させる．

　実習後半では，カンファレンスで報告すべき事項について，実習生がCEに対して，説明する機会を模倣段階として設けることも有益である（**表21**）．また，実習施設の体制や実習生の能力，対象者の状態に応じては，状況報告を実習生が行うという経験ができれば，さらに良い実習になることと考える．

表21　ケースカンファレンスの見学と模倣

見学	模倣
臨床教育者→多職種チーム	実習生→臨床教育者

2．入所前面接への参加

　医療機関と異なる活動としては，入所前面接がある．入所予定者が入院している医療機関などへ実際に訪問し状況を把握するとともに，入所の可否の判定資料ならびに入所時の入所者報告ができるようにするためである．関連機関との連携についても理解を深めるため，実習生にも参加してもらうことが有効と考える．面接へ出かける前には，入所前面接の意義などについて説明をし，面接場面での振る舞いなどについて，十分な注意を与えておくことが必要である．入所前面接の対象者は初対面であることも多く，実習生が一緒にいることの承諾を得たうえで，見学するに留めることが適切であろう．

4 少数のセラピストが多数の対象者に対応する場合の注意点

かなり以前の臨床実習のときにみかけた光景でもあるが，少ないセラピストが多数の対象者を対象に臨床活動をしていると，細やかに実習生の行動をみていたり，都度都度の説明をしたいができないこともある．そして，実習生が対象者と接する時間が長いほうがいいかのように，一定時間，実習生だけに対象者を任せてしまうことが起きる．しかし，このような実習生任せの状況を作り出してしまうと，教育的意義は損なわれてしまうので注意したい．

第5章でも触れているが，実習生は無資格者であることから単独で対象者と接するということは，問題以外の何物でもない．また，CE が直接みていない事項について，実習生にあとでフィードバックをしようとしても，実際にどのようにしていたのかの確認がとれないため，適切な指導にはつながらない．

そうならないためには，CE と実習生とが同時に対象者と関わることが大切である．CE が対象者の治療をしているとき（図 24-a）には，実習生は CE の動きと対象者の状態とを共に見学する．次に，実習生が治療経験をするとき（図 24-b）には，CE は実習生に指導するとともに，セラピストとしての評価を行うことが必要である．直接的に関わっている治療者が CE なのか実習生なのかによって，対象者の能力に違いがみられることも少なくない．セラピストとしての評価をもとに，実習生のハンドリングなどを直接的に指導し，対象者の状態を変化させることができれば，その変化させた経験が，実習生にとっての成功体験につながることを大切にしたい．

さらに，CE と実習生が共に対象者の治療に関わるとき（図 24-c）である．例としては歩行練習時に実習生が常にそばにいて，いつでも車いすを持ってくることができる環境を作ることで，対象者の能力の限界に挑戦するような練習を可能とすることがある．実習生がいることで，対象者の能力を可能な限り発揮できるということを実習生の役割とすることは，実習生に責任感を持たせることにもつながる．さらに，実習生とともに，対象者へ関わるからこそなし得る内容に向き合うことが，対象者にとっても有益なものとなる．

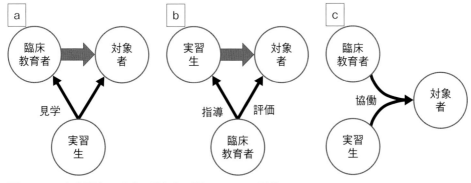

図 24　CE と実習生が同時に対象者に関わる三つの形態

5 まとめに代えて

　老健での臨床実習は特別なものであり，医療機関のようには実施できないと考えられがちであるが，基本的な流れは医療機関となんら変わらない．そして，医療機関以上に生活を意識した介入が求められるという特徴がある．これからの超高齢社会の中で，在宅生活などを支援していくためにも，老健において生活への介入経験を十分に蓄積することは，有益なものになっていくであろう．

COLUMN

【CCS 導入後の臨床実習現場の変化など臨床実習指導サイドの変化に関すること】

　CCSに移行し4年目になりますが，実習訪問時に指導者と学生との3者で話し合うことが一段と増えました．学校でどのように教えたのか，なぜ，年によって，これだけ学んでいることが異なるのかなど，鋭い指摘もあります．学内教育の標準化がなされなければ，今後，実習は引き受けたくないと言われた指導者もおられます．お互いの手の内をさらけ出し，協力し合わなければ学生が良い方向へ向かないことも再認識しました．

　実習後の確認・まとめ作業も重要ですが，実習前の到達確認にも力を注がなければなりません．必然的に臨床実習指導サイドへ開示可能なレベルの，カリキュラムの再考と授業内容の把握・明確化が全教員に求められています．

　　　　　　　　　　　　　　村上博子（山口 コ・メディカル学院 理学療法学科 学科長）

5 訪問リハビリテーションでの実践報告

　臨床実習をCCSで指導すること以上に，訪問リハビリテーション（以下，訪問リハ）で実践するのは困難だろうと考える方は多いと思う．訪問リハでは，実習生を継続的に業務内容に関わらせることは困難であると思われがちで，実施形態をどのようにするのかという課題がある．特に実習生に患者を担当させ，情報収集・検査測定・評価・プログラム立案などのレポート作成を通して，実習生の理解度を把握し，評価成績をつけていた従来の評価方法の場合はなおさらである．

　しかし，チェックリストを使用するCCSであれば，訪問リハでも臨床実習を行うことが可能である．臨床実習を訪問リハで実践した結果，「学生向きの患者」の選定や実習生が評価にあたることによる時間的ロスといった問題を解消でき，業務終了後のフィードバック時間も短縮することができた．特に地域包括ケアシステムの導入により，利用者の自立支援に向けた取組みが重要視されている中で，興味関心チェックシートなどの利用を通して，実習生に対して訪問リハの担う役割を説明できた．

1 訪問リハビリテーションで行うCCS：初回

1. 情報収集

　カルテおよびケアプラン，医療情報提供書などを実習生とともに確認する．訪問リハでは，ケアマネジャーの作成するケアプランを参考に，本人・家族の要望に沿ったリハビリテーションプログラムを作成すること，本人の身体機能改善のみではなく，家族への介助指導や家屋改造の提案，福祉用具導入のアドバイスなども行うことを説明する．

CE：ケアプランに記載されていた本人および家族の目標と，情報提供書の内容を踏まえて実施計画書原案を作成しますね．B君，評価項目を確認していくので，チェックをお願いします．
　　確認したADL動作や問題点，ケアプランからKさんのリハビリプログラムはこの内容で行っていきたいと思います．了承していただけたらサインをお願いします．

　実習生に記載補助をしてもらいながら，確認ポイントの説明も行うことができる．

2. バイタル測定

　バイタル測定を行う際に，疾患特有に現れる症状を説明しながら実施．体温測定・脈拍測定・血圧測定，必要に応じて酸素飽和度を測定しながら，睡眠状態や食事摂取量，内服

状況などの情報を収集．生活動作に支障がなかったか，転倒の有無などを確認することを説明する．

CE：Kさん，おはようございます．これから週2回，学生さんも同行して学ばせていただきます．私の助手的な手伝いをしながら一緒に運動を行うこともありますが，よろしくお願いします．昨夜はよく眠れましたか？　何か変わったことはありませんか？

K氏：夜はよく寝ました．夜中に妻を起こしてトイレに行くんだけど，起き上がるまでに時間がかかって，布団から立ち上がるのが大変なのと，便器前での方向転換に時間がかかるんだよね．危うく転びそうになったけど大丈夫だったよ．最近は薬の効き目が悪い気がするんだよね．

CE：この前の担当者会議で確認した評価項目の中でも，日常生活動作でお困りのことが多いですよね．起き上がりは左右どちらから行うことが多いですか？

K氏：だいたい左側から起きるかな．

CE：Kさんは右側に優位な症状が出ているので，右側の腕や足の使い方を意識した運動を行っていきますね．薬の効きが悪くなった感じがすると言われてましたが，そのことは次の受診時に主治医の先生にも伝えてくださいね．

3. 当日のリハビリテーション内容の説明

利用者には事前にリハビリテーション計画書で内容や目標を説明しているが，実習生に対しても，今日学んでほしい内容を明確にしておく．バイタル測定の中で得られた情報を実際の場面にどうつなげるのか，CEの臨床推論を示しながら，解決すべき動作を生活の中で確認を行いながら説明していく（図25）．

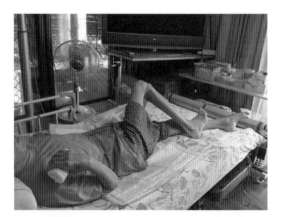

図25　訪問リハビリテーションでの臨床実習の実践
在宅生活を行っている中で支障をきたしている動作，必要となる検査項目や評価を実習生とともに確認する．①この方の姿勢をみて，どういうADL状態か想像できるか？　②どういう筋緊張だと思うか？　③関節可動域制限はあると思うか？　④どういう評価を最初に行うか？　など．

【K氏の場合】

CE：Kさんが一番困っていることは，布団から起き上がって，なおかつ立ち上がることが難しいことです．お一人でできないと介助者の奥さんの介助量も増えることになります．まずは布団からの寝返り〜起き上がり動作の改善を目的に実施していきます．なぜ寝返りや起き上がりが行いにくいか，一緒に考えていきましょう．今日は，Kさんの寝返り〜起き上がり動作の問題点について考えましょう．

疾患特有の徴候を実習生とともに確認しながら動作観察を行う．この際「パーキンソン病の4大徴候は？」「主症状の中で，現在の動作に何が支障をきたしていると思う？」などヒントを与えながら，動作観察のポイントを指導するようにしている．

CE：寝返りを行う際の，頸部−体幹−骨盤の回旋がどの順番で現れるかをみてください．
学生：最初に頸部，その後に体幹と骨盤はほぼ一緒に回旋しています．
CE：そうですね．そのような寝返り動作を「分節的な動きがない」と判断します．では，なぜそのような回旋動作になっているか，確認していきましょう．
CE：まず，分節的な動きが行いにくい理由を考えてみましょう．関節可動域検査と筋力検査の確認をします．ところどころで手伝いや記録をお願いしますね．
CE：関節可動域検査で，上肢の左右差はどうでしたか？
学生：右肩関節自動運動の可動域が左に比べて制限がありました．
CE：寝返り動作時の分節的な動きが欠如していたけど，次は肩関節の動きにも注意して確認してくださいね．
学生：右側への寝返りでは上肢の動きがみられますが，左側の場合は右上肢が固縮の影響で動きにくいように思います．
CE：Kさんは左側へ寝返りすることが多いんだけど，分節的な動きの欠如に加えて，上肢の可動域制限があると，なぜ寝返り動作が行いにくくなると思いますか？
学生：余計な力が入るからですか？
CE：確かにそれもありますよね．もう少し違う視点で考えてみようか．寝返りをするということは身体の中の何が移動するのかな？
学生：重心ですか？
CE：そう，重心の移動．これがうまく行えないことが今の問題です．

問題点を把握した後は，実際のアプローチ場面を見学してもらう．

CE：Kさん，それではもう一度寝返りをしてもらえますか．B君（学生），肩関節の動きと回旋動作に注意して，重心移動がスムーズに起こっているか，確認してみていてくださいね．どうですか？
学生：最初にみた寝返り動作ではみられなかった分節的な動きがみられます．肩関節の動

きが出ていることで，よりスムーズに行えているように思います．
CE：スムーズに行えていますね．それではKさん，さっきの練習を繰り返し行いましょう．

　ここでは利用者の主訴から問題点を把握するまでの流れをみせる．実習生に「どう思う？」と尋ねるのでなく，確認するポイントを事前に提示し，実習生の知識と結び付くように指導する．

【帰りの車中】
CE：今日のKさんの問題点の確認をしようか．寝返りや起き上がりといった動作が自分で行いにくい理由は右側優位の固縮の影響で，分節的な動作が行いにくいからだったよね．今日は布団での動作を中心に確認していったけど，これが立位だとどうなると思う？
学生：バイタル測定の際にKさんがおっしゃっていたように，トイレでの方向転換が困難になると思います．
CE：うん，よく聞いていたね．そのとおり．分節的な動きと重心移動困難という問題点は基本動作だけじゃなく，他の場面でも問題になってくるんだよ．それでは，次回は立位での方向転換を確認していこう．ここで質問だけど，方向転換で転倒しそうになるということは，どのような検査項目を考えたらいいと思う？
学生：バランス検査です．
CE：どのような検査があるのか，検査方法の確認を次回までにしておいてくださいね．B君は今日のKさんを見学して何か質問はありますか？
学生：はい．布団よりもベッドを導入したほうが寝返りや起き上がり動作などはもっとスムーズに行えると思うのですが，なぜ布団での生活を送っているのでしょうか？
CE：Kさんは介護保険の区分では要支援2なんだよね．要支援では電動ベッドのレンタルは基本的にできないことになっているんです．レンタルするには，医師の意見書が必要になるので，ケアマネジャーさんに現状を報告して導入できるように進めていきましょう．

　移動車内がフィードバックの場になるため，業務終了後のフィードバックはほぼ必要がなくなる．当日の治療プログラムの効果判定から次につなげるヒントを与えながら，症例の振り返りを行う．実習生は，成功体験を積むことで自らの考えや意見を積極的に話すようになってくるため，実習生の成長を実感できる場面でもある．

2 訪問リハビリテーションで行うCCS：別の日

1. バイタル測定

CE：Kさん，おはようございます．何か変わったことはなかったですか？

K氏：教えてもらった運動を行うことで，寝返りはだいぶ楽になりました．あと，電動ベッドに変えてから，とても楽になっています．なので夜に妻を起こさなくなりましたが，立ち上がるのが1回では行いにくいことと，歩き始めの一歩が出にくいときがあるけど，歩き始めれば大丈夫です．

CE：Kさん，病気を発症してから自宅にこもりがちになっているとお聞きしましたが，この興味関心チェックシートを利用して，今後の目標を立てていきましょう．

2. 当日のリハビリテーション内容の説明

CE：ベッド上での寝返り～起き上がり動作は楽になってきたということですが，立ち上がりにくいこと．他には，歩き始めの一歩が出にくいとわかりました．今日の訪問リハでは，Kさんの立ち上がり動作と一歩が出にくい，つまり，すくみ足の問題点について考えてみましょう．

CE：はじめに，すくみ足の問題点について考えてみましょう．必要な情報量が多くなってくるので，問題点を視覚化するために図を使って説明します．

　CEの考えている評価項目の解釈を口頭で実習生に説明しても，1回で理解することは困難だと思う．筆者は図26のようなマップを作成しながら，実習生に必要な検査項目や評価のつながりを説明するようにしている．

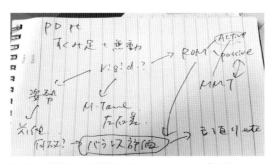

図26　問題点を視覚化するためのマップの例

CE：これまで一緒に評価してきたけど，Kさんは関節可動域検査や筋力検査に問題はあったかな？

学生：左側に比べて右側に固縮の影響で可動域制限がありましたが，ストレッチ後は改善しています．

CE：それでは，姿勢はどうだろう？　前傾姿勢になっているね．以前評価したバランス検

査では前方突進がみられたね．先ほどの図でも説明したけど，立ち上がり動作と歩行開始一歩めの問題はつながっていることが多いんだよ．今日は立ち上がり動作と前傾姿勢を改善するアプローチをすることが，すくみ足の改善にもなることを確認してみましょう．

【模倣】
CE：それでは，Kさん，立ち上がってもらえますか．
K氏：はい．（1回では立ち上がれず）
CE：次は立ち上がりの際に，お辞儀をするようにして足部にしっかりと体重移動することを意識してみましょう．私も前から手伝いますね．両手を出してください．B君，ここでの注意点は重心移動を誘導することです．立ち上がり動作を横からみていてね．上肢の介助は上方向ではないことに注意してください．立ち上がったあと，体幹の前傾を矯正するために脊柱の伸展を促していきますね．
学生：はい．
K氏：楽に立てます．お尻に乗っていた体重が足に動く感じがよくわかります．
CE：数回，繰り返しますよ．そのあとに，B君にも同じ動作介助を行わせてもよろしいでしょうか？
K氏：いいですよ．
CE：ありがとうございます．それではB君，やってみましょう．
学生：立ち上がりを介助するタイミングと，力加減がわかりにくいです．
CE：タイミングはKさんと合わせないといけないよ．足に体重が移動したことを確認してから，上肢の介助を行ってみようか．
K氏：さっきより立ちやすいですね．
学生：立たせようと意識しすぎると，無駄な力が入るように思いました．今はスムーズに行えたと思います．
CE：今の方法はKさんの力を利用して行えていたね．では，Kさん，歩いてもらえますか．B君は私と同じ位置でKさんを確認しましょう．立位で正中面で，荷重は左右どちらに乗っているようにみえますか？
学生：正中面からみると右側に偏移していると思います．
CE：Kさん，どちらの足から前に出そうとしていますか？
K氏：右足です
CE：左側に重心を移動してから，右足を前に出してください．
K氏：簡単に出ます．
CE：立ち上がりもすくみ足も，Kさんの体重移動を注意してみることで，動作の改善を得ることができるんだよね．情報や問題点を図式化することで，つながりを理解しやすくなるので積み上げていきましょう．

実習生に評価項目を考えてくるようにと課題を与えても，漠然とした検査項目の列挙に終始し，検査のつながりを理解しないまま，無駄な時間を過ごしてしまう．図26のようなマップを提示することで，漠然とした評価項目が視覚化され，CEの臨床思考を学ぶことができると考えている．

　活動と参加が着目される中，訪問リハでも自立支援や重度化防止に向けた取り組みが重要になっている．ケアマネジャーや関係機関に情報を提供する業務内容は，セラピストでも簡単に行えることではないため，実習生の時期からケアプランの内容理解を含めた，訪問リハ業務を指導・説明しようとすると，大量の情報を実習生に示すことになり，実習生は情報の消化不良を起こしがちになる．消化不良にさせないためには，実習生に学んでほしい内容を計画的に示していかなければならない．

　訪問リハで臨床実習を行うには，CCSでなければ実施は不可能である．利用者の自宅で行う特殊な環境で，見学実習だけ行うのでは，臨床実習の目的から大きく外れることになりかねない．CCSを導入することで，訪問リハでも臨床実習を可能とすることができる．単なる同行訪問ではなく，臨床スキルを修得させるためには，第7章-2「各場面における参加」でも取り上げているが，下記の7つのキーワードは非常に有益である．

1：意図的（intentional）
思いつきで指導せずに目的を持つ．

2：計画的（systematic）
この問題点が次にどのような検査項目や評価につながるのか，CE自身がストーリーを作成して指導する．

3：継続的（ongoing）
動作観察などは繰り返し確認することで目が肥えてくる．同じ症例を何回も確認できる環境をつくることで実習生の自信も深まる．

4：双方向（interactive）
実習生の考えにダメ出しをするのではなくCEの考えをもとに実習生と意見交換をすることで，実習生の理解度は深まりCEの「教えなければならない」という心理的負担も軽減する．

5：個別性（individuality）
寝返り動作の動作観察が行えなければ歩行分析は指導しないというスタンスではなく，歩行分析から寝返り動作分析のヒントがみつかるかもしれないという構えで対応する．

6：業務内（on the job）
フィードバックは訪問車両の中がベストである．

7：過程指導（in process）
「Now & Here」を行うことで，理学療法の楽しさ・すばらしさを実習生に実感してもらうことができる．

6 精神科作業療法領域における展開

　いまだに「精神科の実習指導は mind を育てる場だから CCS の指導方法は適さない」といった声を聞くことが多い（ここでいう mind とは，患者へ寄り添う気持ちや精神科作業療法士としての精神やあり方らしい）．しかし，CCS の指導で mind を育てるようなかかわりをしないとは一言も言っていない．自分自身の臨床に対する mind（精神・心）は，経験年数が何年になろうとも常にチェックすべきで，むしろ，常に実習生とともに行動して，実習生の発達課題と自身の発達課題について考える CCS の実習スタイルが，CE（臨床教育者）・実習生双方の mind を育てているのではないかと思っている．
　本項では向陽台病院（以下，当院）が CCS を導入した経緯や実践の流れ，ポイントなどを提示する．

1 CCS 導入の経緯

　以前より，経験則依存の育成方法に疑問を持ち，うまくいかないと感じていたため，当院独自の業務改善，業務管理，人材育成を目的とした作業療法課業チェックリストを作成し，定期的に見直しを行っていた．その過程で，精神科領域での人材育成もだが，実習生の指導方法も見直す必要があると感じ，CCS 導入に向けて取り組むようになった．
　現在，最も重要視しているのはコンプライアンスの問題で，以前のような，無資格者である実習生による医療行為，患者の基礎情報を十分把握していない状態での評価，実習生ができるかどうかさせてみて判断するなど，実習生単独での診療（活動）を実施させないこと（実習生の法的身分・患者保護）を重視している．また，従来型の無資格診療で実習中に起こった医療事故に関しては，原則，施設管理者である病院長や施設長が負うことになり，責任は重く，非常に大きなリスク要因を受けるという認識を持って取り組んでいる．

2 CCS の基本原則

　当院が CCS での実習を実施するうえで基本としている項目を以下に示す．
①実習生は，担当スタッフの業務に終日同伴し，スタッフと共に業務を経験する
②業務の補佐や評価，治療実施を部分的・全体的に経験する
③実習生の対象患者は，スタッフの担当患者全員
④スタッフは担当患者・グループの中から，安全に自立して可能と思われる診療技術を経験させる（徐々に実習生の経験範囲を広げる）
⑤実習生が体験する評価・治療技術臨床推論法・記録などについて，診療業務の中でス

タッフから先行提示（事前説明や評価・治療技術を提示する）をした後，実習生が実践を繰り返し，日々修正・指導を繰り返す
⑥実習生への指導はその瞬間・その場で実施し，業務時間内で終了することを原則とする
⑦実習生の診療業務の遂行範囲と到達度（習熟度）を判定する目的でチェックリストを活用する
⑧担当症例は存在しないが，スタッフの担当患者から1名をスタッフミーティングで報告する（チェックリストに担当症例という表現を一部使用）
その他
・実習生は鍵・ICカードを管理しない
・実習生の電子カルテ閲覧はスタッフ同伴時のみ可能

3 CCSの実践

1. 実習の流れ

　実践方法は見学・模倣・実施の流れに沿って行うが，実習の見通しを立てるとともに，実習生が流れを意識して取り組むことができるように「作業療法実習CCSパス」（**表22**）を作成している．ここでは見学（1～3週目）でオリエンテーション，施設の取り組み理解，CEのもとで診療技術を見学する．見学した内容をもとに治療的なかかわりについて考えることなど，模倣（3～5週目）では，CEのもとで診療技術を模倣，他職種の取り組みを理解すること，周辺業務を理解すること，模倣内容をもとに治療的なかかわりについて考えることなど，実施（5週目～）では，CEのもとで診療技術を実施，実習全体のフィードバックなどを主な行動目標にしている．

2. オリエンテーション

　実習初日のオリエンテーションは非常に重要な項目と考えている．ここでのCEの説明とかかわり方で，その後の実習が決まるといっても過言ではない．実習に来る学生は，それまでの（保護された）環境とは異なり，初めての場所や人の中で，今後の不安に押しつぶされそうになっていることが多い．そのため，CEには過度な緊張がほぐれるような雰囲気作りが必要で，許容される退行の度合いを示しながら，しっかり時間をかけてかかわりを持つようにする．当院では施設の紹介（理念・組織・各部門のシステム・地域での役割など）と施設内見学，「作業療法実習CCSパス」を用いた実習期間の流れの説明，チェックリストの説明，そして，なによりスタッフが，実習をどのような機会と考えているのかを必ず伝えるようにしている．そのほか，自身のコミュニケーションスタイルやストレスタイプの診断などを一日かけて行い，翌日からの実習に備えるようにしている．

3. 1日の流れ

　1日の流れを示す（**表23**）．日中はほぼプログラムを通じて患者，CEと関わることにな

表22 作業療法実習CCSパスの一部

向陽台病院　作業療法実習クリニカル・クラークシップ・パス			
第1週	目標：オリエンテーション・臨床実習指導者のもとで見学・施設の取り組みを理解する		
	内容	目的	
	接遇（対患者・対スタッフ）	精神科医療従事者としての基本的態度を身に付ける	
	かかわり行動・基本的傾聴・積極的かかわり	精神科医療従事者としての基本的コミュニケーション技術を身に付ける	
	院内・施設内見学	治療環境について理解する．提供できる治療の限界設定を把握する	
	安全対策	患者の安全確保について理解する	
	物品管理	治療材料や備品から治療環境を整える	
	観察・関与観察	観察と関与の技法と実際を学ぶ	
第2週	目標：情報収集・臨床実習指導者のもとで見学・見学内容を基に治療的なかかわりについて考える		
	内容	目的	
	情報収集	カルテ・多職種からの情報収集ができる	
	導入面接	インフォームードコンセントができる．記録できる	
	作業面接	興味・生活時間の使い方，症状や行動目標など聞くことができる	
	作業療法活動場面の評価	精神症状，作業遂行能力，対人関係能力，参加状況，集団（発達的集団関係・集団の構造・集団の活用）を理解し，記録できる	
	日常生活場面の評価	生活能力（ADL・IADL），余暇の過ごし方を観察し，日常生活場面での精神症状，対人関係能力の理解ができる	

表23 実習1日の流れ

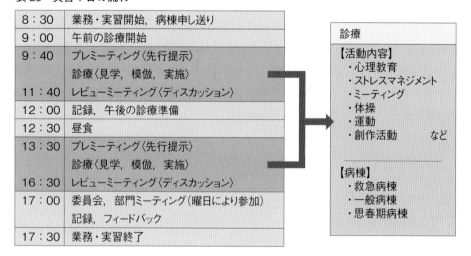

るが，院内業務の中には実習生が参加することができない委員会やスタッフミーティングがどうしても存在するため，そういった時間に養成校からの課題（デイリーノートやケースノート）を作成したり，またはチェックリストを確認するよう指示している．当然，業務時間終了後の実習指導は行わない．

4. 精神科領域での見学・模倣・実施について

　臨床実習で重要なことは，現場で認知スキルの使い方や運動スキルの実践を繰り返すことだが，精神科領域の場合，多くの運動スキルを実践できない特徴がある．レクリエーションなどの集団運営やリーダー業務は見学・模倣・実施の流れを取りやすいが，個別でのかかわりの場合は特に困難な点が多い．それは，精神科領域では患者との関係性が治療に大きな影響と意味を持つため，実習生が容易に病理に触れることができないことからきている．

　例えば，CEが患者に対して，課題の直面化をさせるような場面を実習生が見学したとしても，以降，同様の患者と関わる際，模倣する（させる）ことはできないことや，ミーティングの中で患者が発言した内容に対して，CEがリフレーミングの技術を使ったとしても，実習生は模倣できない（させられない）といったことなどが挙げられる．また，直接病理に触れる個別のかかわりを行うことは，実習期間内だけでは扱いきれないような関係性の問題が生じやすいというリスクも伴っている．

　筆者は精神科作業療法の実習では，直接かかわりを持つ患者の理解，各種活動目的の理解，活動の中での作業療法士の役割理解を主に行うべきと考えている．つまり，認知スキルの活用方法を現場で学ぶこと，認知スキルの見学・模倣を繰り返し行うことが中心で，個別のかかわりに関する運動スキルの実践はコンプライアンスの問題，臨床で最も重要視すべき患者保護の観点から，資格取得後に行っていくことが望ましいと思っている．

　以前のような"即戦力"ではなく，"生涯学習"で考えるならば，運動スキルの実践が実習期間後に行われてもよいはずで，そうであるべきと考えている．それではただの見学実習に過ぎないといった意見も聞こえてきそうだが，意味は大きく異なる．見学実習のように，実習生を現場に配置してCEと同じ場所にいることだけでは，CEから実習生に認知スキルは浸透しない．

　認知スキルの見学・模倣を繰り返し実践する場面では，まずCEが認知スキルのモデリングを積極的に行い，実習生には具体的にかつ段階的に解説する必要がある．さらに，ここでは計画的・意図的・継続的な教育を重要視しなければならない．CEはどの時期に，どういった業務を使って，どの部分を実習生に理解してもらうのか，実習生の強みや弱みを把握したうえで，指導のポイントを押さえ，育てる意識を持つこと，計画的な取り組みができているのか定期的に見直しをする必要がある．

　また，これらを行うには，スタッフ全体の意識も重要で，実習生は診療チームのメンバーであること，実習生を育てて機能させるという教育的な姿勢（風土）が必要になる．これらを考慮して取り組むことで，正統的な役割分担として，本来の診療活動に不可欠

役割を実習生に分担することができる．このようにCEの日々の臨床活動に実習生が参加し，経過の中で，可能な範囲の事に取り組んでいくシンプルな指導方法だが，このような形でなければ，そもそも精神科領域の実習は受け入れられないと思っている．

5. 実践方法「見学」

(1) CEの診療技術を見学する（図27，図28）

理想的には，同様の場面を2回以上見学してもらうように努めているが，見学前・直後の解説や受け答え時の実習生の理解度から回数などは判断している．精神科臨床の場合，解説しながらの見学はほとんどの場面で困難なため，見学前・直後のやり取りが重要で，診療（活動）前にCEはとるべき行動の指示（例：メモは取らない，発言はしないなど），見学の視点（例：スタッフの位置，声がけのタイミングなど），疾患や治療方針，リスクについて伝える．診療（活動）中，実習生は参与，非参与で見学する．診療（活動）後は実習生から見学内容に関する質問を受け，CEから質問の回答，活動内容の解説，次回見学のポイントなどを伝えて整理する．このとき，可能な限り見学直後のかかわりを心がけている．

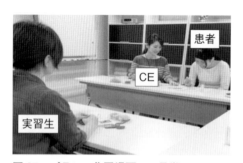

図27　パラレル集団場面での見学

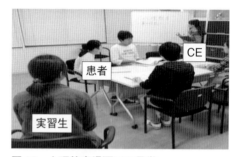

図28　心理教育場面での見学

6. 実践方法「模倣」

CEの監督のもと，許可された診療技術を行う（図29～31）

先行提示と模倣後のディスカッションが重要．ここでも精神科臨床の手本後や修正しながら行うことが困難な特徴がある．CEは診療（活動）前に体験する診療技術の範囲を指示し，方法を確認，指導する．診療（活動）中，実習生は指示された診療技術を実施し，CEはすぐにかかわりの持てる距離に位置し，実習生の技術をフォローする．診療（活動）後には実習生から診療体験に関する振り返り，質問を受け，良い点，改善点，発展的コメントを行う．また，模倣困難な診療技術がある場合，困難な理由を含め解説する．

7. 実践方法「実施」

CEの監督のもと，わずかな助言で診療技術を行う（図32，図33）

実施の際も模倣同様，範囲が限定されることが多く，実際，集団活動の企画・運営（リー

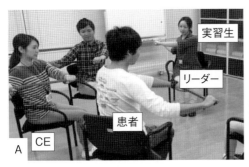
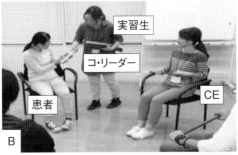

図 29 体操場面での模倣
体操やレクリエーション活動などでは企画によって進行しやすいため，コ・リーダー模倣，リーダー模倣ともに適している（行いやすい）．

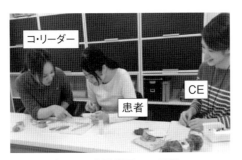
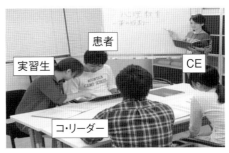

図 30 パラレル集団場面での模倣　　　**図 31 心理教育場面での模倣**
関係性が大きく影響するものや言語を多く介するもの，臨機応変な対応が必要なものは補助で関わるコ・リーダーの役割模倣が適している．リーダー実施が困難な場合は CE と思考過程を共有することを目的とする．

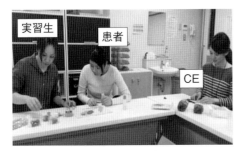
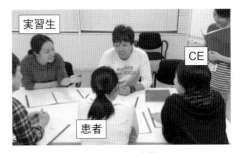

図 32 パラレル集団場面での実施　　　**図 33 心理教育場面での実施**
実習生が主で関わり，CE は視野内で観察する．　病理に触れる，正確な情報を要するようなミーティングの場合，実施まで行わない．

ダー，コ・リーダー）が行いやすい．個人治療計画の立案・実施は，ほとんどの場合パラレル集団内で実施している．診療（活動）前に実習生が立案した集団活動の企画，個人治療計画を CE と共に確認し，診療技術の範囲を明確にする．診療（活動）中，CE は必ず視野内で観察する．診療（活動）後は模倣時と同様，実習生から診療実施に関する振り返り，質問を受け付け，CE からは良い点，改善点，発展的コメントを行うようにしている．

4 思考過程の確認方法

1. ディスカッション

　ディスカッションは最も大切にしている．患者とのかかわり直前直後の基本的な確認方法で，思考過程の確認，可能であれば発展させるように努めている．

　実習生から質問，または実習生にわからないことがあった場合には，指導者の患者の捉え方，問題解決やプログラムの意味，目標設定などの思考過程を解説し，考え方を伝えるようにしている（認知スキルのモデリング）．このとき，積極的に図式化などを用いて可視化できるように努めている（**図34**）．実習生は疾患の特徴について理解が不十分なことも多いため，各疾患の有病率，発症の特性，原因，臨床像，精神症状，作業療法のポイントなどをまとめたシート（**表24**）をオリエンテーション時に配布しておき，説明の際有効に活用している．知識を再確認し，改めて臨床の場でその使い方について説明するよう努めている．また，実習生が理解できていないことに関して課題を出し，翌日提出を指示する

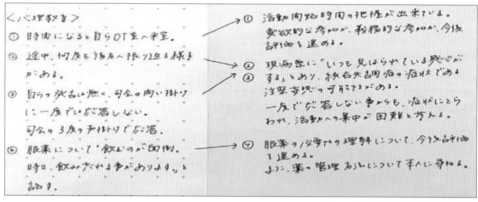

図34　思考過程解説の例

表24　各疾患のポイント（一部掲載）

	統合失調症	気分障害	
		うつ病	躁状態
障害有病率（約）	1%	14%	双極性：1%
発症の特性	①破瓜型：思春～青年期 ②緊張型：青年期に急性 ③妄想型：30歳前後 ・家族の感情表出（EE）は高い	うつ病は，女性は男性の約2倍とされている． 老年期には仮面うつ病と激越性うつ病がある．	
原因	①遺伝要因 ②ドーパミン仮説 ③神経発達障害仮説 ④脆弱性-ストレスモデル	生物-心理-社会的要因の相互作用による脳の神経伝達機構の障害． セロトニン，ノルアドレナリン	

ようなことはなく，わからないことは積極的に教えて，その日の指導が翌日に反映されるようにするため，その日のうちに，その日の出来事について振り返りを行うようにする．

2. チェックリスト

精神科領域では，精神運動スキルを箇条書きにすることや，言葉にして表すことが難しいテクニックなどがたくさんあり，チェックリストの作成は困難な課題だった．それでも，考え続けること自体に意味があると前向きに捉え，さらに，難しいテクニックなどを無理に入れたチェック表を作成するのではなく，人材育成用に作成した作業療法課業チェックリストの前段階にあたる，学生用項目を作ればよいという考えで取り組むようにした．

現在，修正を繰り返しながら，基本的態度・適正，作業療法臨床実践（基礎項目），作業療法臨床実践（評価技術項目）(**図35**)，作業療法臨床実践（治療技術項目），臨床実践外での体験，担当症例と担当グループの6種類のチェックリストを使用している．記入は実習生が行い，その後CEと共に確認し，次に何を経験するかなどの目標を確認，設定する．

評価技術項目		見学	模倣	実施
全身状態	対象者の観察			正下
	観察を通し，表情，意欲，思考障害，自我障害等の精神症状の把握ができるか？			
	対象者とのコミュニケーション			正
	バーバル・コミュニケーション，ノンバーバル・コミュニケーションを通し，表情，意欲，思考障害，自我障害等の精神症状の把握ができるか？			
情報収集	間接入手			下
	指示通りの情報をカルテ等の記録物から収集できるか？カルテから必要な情報をとれるか？			
	直接入手			ー
	指示通りの情報を他職種から収集できるか（アポイント含め）？			
観察	日常生活（病棟）場面			下
	生活能力，余暇の過ごし方，生活場面における対人関係能力を観察し理解できるか？			
	作業活動（レク）場面		正	正下

図35 作業療法臨床実践項目（評価技術項目）

5 その他のポイント

ここでは当院のスタッフ間で共有していることについて一部紹介する．

1. 実習生と関わる際のポイント

(1) 常に一緒にいること

終日実習生がついてまわることがストレスにならないのか？ とよく尋ねられることがあるが，常に一緒にいるからこそ，CEは実習生が心を許す存在になることができる．お互いに信頼する関係が築きやすいのは，とにかく一緒に過ごすことだと考えている．

（2）CE自身が積極的に考え（想い）を語ること

CEが自身の体験や今感じていること，失敗談などを修飾なく実習生に語ることで，実習生が語りやすくなるといった自己開示の返報性を狙ったもの．実習生に「何でも話して」と言う前に，自分たちが話をしてモデルになるという姿勢を持つようにしている．

（3）期待していることを伝える

新人指導でも実習生指導でも「きっと理解できる」「やれるようになる」と頻繁に声をかけることや，実際の患者とのかかわり直後に「このやりとりは良くできていた」と伝えることで，新人や実習生が今後も期待に応えようと努力する効果がある．これらを続けることで，CE自身も無意識のうちによく面倒をみるようになっていく傾向にある．

2．導入前の準備

（1）同意書

作業療法に参加する全患者からCCS実習により，実習生が関わることがあると同意を得て，診療録へ記載している．

（2）臨床実習実施のお願いを掲示

作業療法学生が治療の見学や補助業務を行うことがあると掲示（**図36**）．入院後の同意書説明にスムーズに応じていただくため，外来に掲示している．

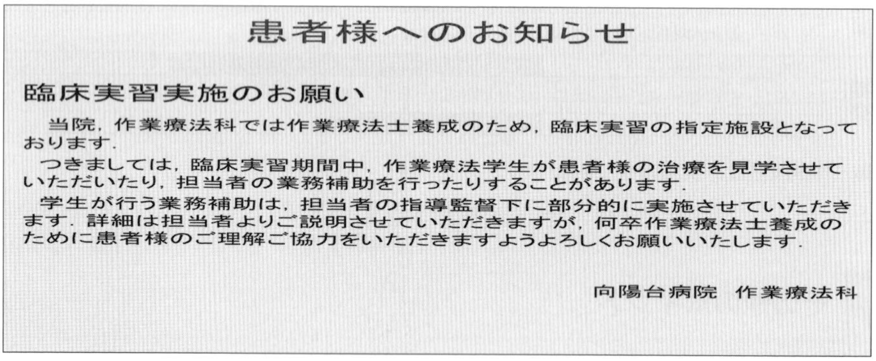

患者様へのお知らせ

臨床実習実施のお願い

当院，作業療法科では作業療法士養成のため，臨床実習の指定施設となっております．

つきましては，臨床実習期間中，作業療法学生が患者様の治療を見学させていただいたり，担当者の業務補助を行ったりすることがあります．

学生が行う業務補助は，担当者の指導監督下に部分的に実施させていただきます．詳細は担当者よりご説明させていただきますが，何卒作業療法士養成のために患者様のご理解ご協力をいただきますようよろしくお願いいたします．

向陽台病院　作業療法科

図36　臨床実習実施のお願い

3．実施を禁止しているもの

各精神科病院の安全文化などによって違いがあると思うが，当院では以下に示す項目は実習生に実施させていない．

・作業療法導入
・疾患教育プログラム
・多職種とのカンファレンス

- 家族とのかかわり
- 委員会業務（例：安全対策・感染防止対策など）
- 隔離室での個別のかかわり（見学のみ）
- 状態不安定（例：興奮状態）の患者へのかかわり（見学のみ）
- 患者の行動範囲を決めるためのミーティングプログラム（見学のみ）

6 おわりに

　長い間続けてきたこと（従来型の実習指導方法）から変化するのは大変な労力と勇気がいることだが，新しいことにチャレンジし，困難な状況を解決するための努力を惜しまない姿勢をみせることが，今後の後進育成につながっていくと信じている．さらに，「精神科領域の作業療法はわかりにくい」と周囲に指摘を受けることや，何をしているのかが理解されづらいと感じている従事者も多いことだろうと思っている．CCSの取り組みをきっかけに，まずは自分たちが行っていることを明確にする作業を始めることが，職種の未来にもつながると確信している．

COLUMN

【CCS導入時の学校としての工夫に関すること】

　臨床実習において，精神運動領域の成長と認知領域の構築をどのように学生に意識させるかが課題であった．そこで，チェックリストの見学−模倣（前期・後期）−実施を臨床スキルの成長判断として捉え，その解釈について検討し，特に，実施を「指導者の監視のもと，検査・測定が実施でき，その結果の解釈が行えるレベル」とした．

　学生には，見学時から担当患者の症候学や障害学的な視点を意識させ，指導者とのディスカッションから内省的変化を促し，チェックリスト＋デイリーノートなどを用いて，担当患者の「解釈（認知面）」を目標として示した．指導者には，従来型による指導方法とCCSとの融合性について説明を行い，臨床思考過程を学び，それを実践する場として統一を図った．

宇戸友樹（麻生リハビリテーション大学校 教務部 理学療法学科）

7 卒後教育における展開

1. 現場で求める即戦力

　わが国では少子高齢化の影響もあり，社会保障と税の一体改革が進められている．2025年問題に向けた医療提供体制の改革により，病床機能分化や地域包括ケアといった医療を取り巻く環境が急速に変化している．こういった医療提供体制改革の下で，リハビリテーション（以下，リハ）は，集中治療領域から早期介入することで心身機能回復を図り，合併症・廃用症候群の予防に努め，リハ効果を引き出し，在院日数短縮に反映させることが求められる．

　回復期では，多職種による医療アプローチにて日常生活動作（activities of daily living：ADL），手段的ADL（instrumental ADL：IADL）の改善に努め，在宅復帰を目指した，さまざまな取り組みを講じていかなければならない．生活期では，その人らしい生活の質（quality of life：QOL）向上を目指し，福祉サービスを利用しながらも，在宅生活を見据えた地域連携が重要視される．専門職の立場から，これらに積極的に関わっていかなければならない．こうした情勢の変化に，われわれは柔軟に呼応して，職能人として求められる専門技術を提供していくが，その専門技術を研鑽し発揮できるよう生涯学習として育成していくためのシステム構築は，喫緊の課題となっている．

　卒後，新人セラピストを「即戦力」と期待して安心・安全に業務に従事してもらうには，何を根拠に判断したらよいだろう．資格を持っているからと安易に患者を担当させてもよいものだろうか．新人セラピストは具体的に何を求められどう取り組んでいけばよいのか，指導する側との相互理解ができているのか．慣れない環境に戸惑いながらも懸命に業務を覚え，患者対応し，リハスタッフや関係部署とコミュニケーションを図りながら，職場環境に順応しようとしていく．常に緊張感の中，日々の業務に追われているといった感じだろう．

　リハを受ける患者や家族としては，リハ効果を期待している．新人だろうがベテランだろうが関係のないことで，リハ効果に差があってよいはずはない．セラピストとして，質の担保が求められる．

　新人セラピストが，臨床におけるスキルとして習得してほしい項目を列挙する．
・コミュニケーション能力
・社会人としてのモラル
・接遇
・職場における協調性
・医療人としての倫理観

- リスク管理
- 検査測定の正確性
- 評価の妥当性
- 治療プログラムの立案, 実施
- 臨機応変に対応できる柔軟性
- outcome検証

　新人教育は，職場によっては経験あるセラピストがCE（臨床教育者）として教育をしていく．指導期間や指導内容は職場で統一されていることもあれば，CE任せになっていることもある．指導内容の検証や教育目標を明確にしなければ，教育効果の判断が難しい．どこまでを統一して，どこまでをCEの判断に委ねるのか．その権限委譲の判断が難しく迷うところである．

　CEは，新人がいかにリスク管理に配慮しながらリハを実践してくれるか不安を抱き，気にかけながらも，自分の業務もこなしていかなければならない．クレームに対しても敏感になる．患者の反応を意識しながらも，新人がどの程度，障害像を把握して治療しているか，その治療内容は妥当なのか，さまざまな状況把握に努めなければいけない．

　新人セラピストを即戦力として期待するなら，こうしたOJTにおける教育システムを組織全体で構築していかなければならない．

2. 教育の重要性

　組織では年間事業計画に基づいて事業運営されていくが，その事業計画を策定する際に人材育成は必然的に列挙されるだろう．リハスタッフを組織的に育成するためには，教育体制を整備することが大変重要で，その後の組織運営に大きな影響を及ぼすといっても過言ではない．人材育成は時間がかかるもので，数年後を見据えた中・長期計画をもとに，教育体制を整備していく必要があると考える．

　事業計画は毎年，計画どおりに目標達成されたか検証することにより，次年度の新たな事業計画が策定される．人材育成に関しても同様で，定期的に振り返ることで教育体制の見直しを行う必要がある．CEが新人セラピストに対して行う臨床現場でも，同様に定期的に振り返りを行い，新人教育が計画どおりに進んでいるか，相互間で確認し理解する必要がある．常にPDCAサイクル（計画Plan→実行Do→評価Check→改善Act）を回しながら，継続的に取り組んでいかなければならない．新人セラピストも，定期的に振り返ることで自身の成長過程を確認して，次の目標へとステップアップしていける．CEはそうした教育体制を十分理解し，自らが果たすべき役割について，心構えをしていかなければならない．

　臨床教育は常に計画を立て，目標を掲げて何をどういう手順で行うか，具体性を考えなければいけない．臨床場面で好ましくないのが，CEが新人セラピストに早く一人前になってほしいと願うあまりに，時間制約のある中で指導内容を詰め込みすぎる場合がある．CE

からの一方的な思いの指導であり，新人セラピストは非常に戸惑ってしまう．その思いが強ければ強いほど，困惑状態に陥る．指導する話の内容が，一方的すぎて伝わりにくいからである．思いの丈を話されても，指導した内容をすべて理解できるわけがない．新人セラピストとCEでは，"臨床経験値に差がある"ということを理解しなければならない．また，臨床場面終了後や業務終了後に，CEがいきなり思いついたように指導を始めることもある．これも臨床に即した指導とは意味合いが違う．新人セラピストからしてみれば，いきなり過ぎた話をされても十分理解できず，臨床場面を一生懸命回想しながら聞いているのだが，話の内容が膨らんでいくので，いったい何を言わんとしているのか理解できないことが多い．

前もって，新人セラピストとCEが共通理解しているところから始めていかなければうまく飲み込めるはずがない．手探り状態から始めては，新人セラピストはうなずくことしかできず，不安は増すばかりである．

まずは年度計画を立て，習得すべき内容を共通理解することが必要である．それを各月，各週，各日とタイムスケジュールを細分化して，この時期に何を習得すべきなのかを，理解できるよう誘導していかなければいけない．

新人教育を進めながらも，定期的に両者間で確認し合い，随時，見直しが行えるよう柔軟性を持ち，新人セラピストの長所・短所を確認する．長所はさらに伸ばし，短所はそれを補うよう，スケジュールや臨床場面を意図的に提供する必要がある．目的意識をしっかり持つことにより，新人セラピストとCEが相互理解できて，習得すべきスキルの内容や期間の効率化が図れると考える．

新人セラピストが習得すべき臨床スキルを積んでいく中で，自立したスキルに対しては賞賛し，自信をつけさせることが大切である．また新人セラピスト自身が，自己評価できるようにしていくことが大切である．さらに心身のストレスを主な原因とした，心の病にも配慮していく必要がある．誰もがセラピストになりたいと思い，養成校に入学して国家試験に合格して就職してきたはずである．セラピストとして働けるという期待を抱いてきたが，患者対応への戸惑い，業務負担が重い，人間関係がうまく築けないなど，何をどうすればよいのかわからないという不安を感じ，ストレスを抱えてしまう．CEは，新人セラピストの身体的・心理的変化や行動変容など，さまざまな様相の変化を鋭敏に感じ取る必要がある．そういったメンタルヘルスにも配慮しなければならない．

3. 卒前・卒後教育の問題点

これまでの臨床実習は，主に数名患者を担当して各種検査測定を全般的・包括的に実施する，いわゆるボトムアップ的な過程で進めることが多い．よって非常に時間がかかるので，少数の患者しか関わることができない．また Off-JT（レポート作成，症例検討会発表用レジュメ作成，業務終了後のフィードバックなど）による指導や目的のない見学に，多くの時間が割かれていた．いわゆる臨床経験値が不足しているということである．

卒後の臨床では，観察や動作分析をきっかけとした仮説を立て，その原因や因果関係を

明らかにする評価過程であり,「今,ここで」すぐに結果が要求される.トップダウン的過程の取り組みである.卒前の臨床実習とは違った臨床評価をしているのである.またレポートは,患者の状態を疾患概論に照らし合わせた内容がほとんどのようにうかがえる.患者の障害像は単純ではない.合併症や既往歴,身体機能やこれまでの生活環境,職業など,現疾患に罹るに至ったさまざまな要因が重なり,障害像を呈している.その状況を把握するには,日々,継続的に患者をみて,触る以外ないのである.評価し,治療して再評価することで改善することもあれば,変化しないこともある.変化しないなら,さらに別の手立てを講じてみる.そういった生で伝わる感覚が臨床では必要であり,大切なのである.

　レポート作成は,回顧的に経過をまとめたものであり,いわゆる振り返りの方法である.レポートを作成したところで,目の前の患者に対しどの程度理解できているのか,治療に活かされているのか,はなはだ疑問である.そして,レポート作成に費やされる時間があまりにも長い.

　レポートの必要性を唱える理由を尋ねると,検査測定した結果から問題点を抽出し,治療プログラムを立てるという一連の流れ,いわゆる「統合と解釈」を理解してもらうことを目的にしているという意見をよく聞く.しかし,実習生が評価をしながらもCEが並行して治療しているので,すでに患者には心身機能の変化が起きている.結局,レポートは変化した状況に合わせて書いていくか,まったく違った空想の患者像に仕上げるしかない.紙面上で患者を評価し,そこに至った原因を探るのであれば,養成校にて症例報告会してもたいして変わることはないはずである.臨床実習時にやらなければいけないことではない.

　果たしてレポート中心の臨床指導は,臨床経験値を増やし,臨床スキルを高めるという成果が見出せるのだろうか.実習生は,CEが満足するレポートに仕上げるために精力を注ぎ,それを完成させたことで,臨床実習をやり遂げたという達成感に浸ってしまうかもしれない.実習合格が行動目標となってしまい,そこに執着してCEの機嫌うかがいをして,患者に目が向いていないかもしれない.こうなると,臨床実習本来の目的を見失うことになりかねない(図37).

　見学においても,ただ漠然と「見学しておいて」では,その臨床場面をただみているだ

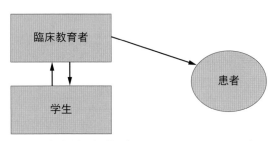

図37　従来型の行動目標（CCS研修会資料,中川）

けで何も得るものはない．時間の無駄である．何をみてほしいのか，どこに注目するのか，意図や目的を説明する必要がある．目的を持って患者と接する機会がないままに，臨床実習を終えてしまうのは非常に残念である．臨床実習における経験が，卒業後の臨床スキルとして，実践に活かしていけるよう考えなければいけない．

　これまでの臨床実習はCEが課題を課し，それに対して結果が求められる課題消化型である．養成校と同様に受動的な学習手法である．しかし，卒業後の臨床場面では，逆に主体性が求められ，自ら考え行動することが要求される．そのギャップに戸惑い，悩んでいる新人セラピストを見受けることがある．

　レポート形式の指導方法に学習効果があるかどうかも疑問だが，臨床実習は課題消化型ではなく，主体的に取り組める学習手法へと切り替える必要がある．主体的な行動変容を求めるために，CCSにて臨床教育していく必要がある．これまでの臨床実習では，臨床スキルを習得するのに非常に効率が悪く，時間のロスである．なぜこの矛盾に気づかないのか，気づいても変えないのか．教育システムの課題である．

4. これまでの卒後教育

　卒後教育の指導内容は，各施設によりさまざまなスタイルで取り組まれている．よく聞かれるのが，新人研修プログラムと称して，入職してから一定期間決められたカリキュラムが組まれ，そのカリキュラムに沿って，机上での講義やロールプレイング（role playing）が実施されて，その後，関連施設や部署を見学したり，ローテーションとして，一定期間その現場に勤務しながら臨床経験したりするものである．

　ロールプレイング技法は，役割演技法と呼ばれている教育訓練技法の一つであり，あるテーマに沿って，参加者がそれぞれ役割分担し，それらを有機的に組み合わせることによって模擬的に組織目標を達成させるものである．主に業務上における患者・家族への対応など，接遇に関した内容で取り組まれていることが多い．

　関連施設や各部署を見学またはローテーション異動する目的は，おおよそが職場環境における業務の流れや，リハ対象患者層を知ることである．数日～数カ月といった期間で実施されるだろう．

　こうした新人研修プログラムを終了した後に，それぞれ決められた部署に配属するか，もしくは研修していた部署にて臨床に携わるわけだが，施設や部署における概要や業務の流れ，接遇などに関しては把握できるだろう．しかし，新人研修プログラムを終了したからといって，即戦力として患者を担当できるだろうか．OJTにて臨床スキルを学び習得しなければ，おそらく新人セラピストは躊躇し，悩むだろう．施設見学や概要を理解するための新人研修プログラムだけでは，卒後教育としては足りない．

　これまでは，臨床経験の要件を満たしていれば指導者になれるが，卒後教育の指導者の場合，臨床経験何年目から指導できるだろうか．施設の諸事情にもよるが，だいたい1～2年先輩セラピストが指導しているのではないだろうか．教育を受ける側，指導する側が互いに気軽にコミュニケーションをとりやすく，切磋琢磨できる環境作りを図るためだと考える．

しかし，学習理論や教育手法を学んでいない指導者がどの程度，責任を持って計画的に，柔軟性・対応性を持って指導できるのだろうか．新人セラピストが複数名入職した場合は，指導者間で統一した指導ができているのだろうか．日々の業務の流れや間接業務は指導できるだろうが，臨床スキルを高めていけるように教育していけるだろうか．

これまでの卒後教育では，新人セラピストが担当している患者を指導者が，Off-JTで指導することが多かった．それも指導内容は千差万別であった．いわゆる指導者の経験則による偏った指導法である．教育目標に統一性がなく，順調に習得できているのか，経験不足分は補えているのか，どの程度経験を積んでいるのか，すべて指導者に依存したその場しのぎの指導方法である．

卒後教育の一環で，臨床スキルを習得する目的で，院内外の研修会や講習会などに参加する場合がある．臨床手技が学べるので，そこで経験不足分を補っているようにみえるが，それもOff-JTにおける学習法である．Off-JTにおける学習も確かに必要である．ただOff-JTによる学習は臨床スキルを"補う"ものであり，そこだけに頼ると患者をみるという本質を見失いかねない．つまり，個々の患者に対する治療ではなく，その治療に必要となる手段（引き出し）の習得に，固執しているのではないかということである．

これまでの卒後教育における問題は，下記の項目に絞られるのではないだろうか．

・組織における教育体制（方針）の不備
・日頃の業務の流れを把握すればよい，というセラピスト教育として計画性の欠如
・習得すべき教育目標が不明確で，その効果が見出せない
・共通した教育手法の欠如（個々のCEに一任）
・CEとしての教育を受けていない

近年，医療の質が問われており，その尺度として基準化された臨床指標の明示が望まれている．セラピストの臨床能力にも，可視化された明確な基準が必要となってきており，これはCCS，OSCE，クリニカルラダーなどを用いて，形成的あるいは総括的に評価していく必要がある．これらは臨床教育の指標として有用である．主体的に臨機応変に動けるのか，知識に裏づけされた「技能・態度」が習得できているか評価することができ，臨床スキルを習得するために役立つと考える．

5. CCSの利点

CCSによる卒後教育は，学生が医療チームの一員として実際の診療に参加し，より実践的な臨床能力を身に付けるのと同様に，新人がCEのもとで，認知的徒弟制ならびに正統的周辺参加によって教育される．

よくCEから聞くのが，新人セラピストは「主体的に動いてくれない」「治療プログラムが立てられない」「指導に時間がかかる」などのさまざまな意見である．国家資格は取得しているが，セラピストとして動けていない．期待に添えていないというジレンマである．

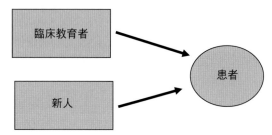

図38 CCSにおける行動変容（CCS研修会資料，中川）

　これらの根本的原因は，臨床経験値の少なさからくるものであり，卒前の臨床実習に関わった患者数が少なすぎるがゆえに，臨床スキルが未熟なのである．臨床で自ら主体的に動くことを求めるのであれば，養成校では，受動的な学習手法だけでなく能動的に取り組める学習プログラムを行うべきである．いわゆるそれが，本来の臨床実習である．治療プログラムが立てられないなどは，対象者の障害像やバックグラウンドを含む，さまざまな要因が多すぎて，ポイントを的確に絞れないことが考えられる．解決するには，より多くの患者に関わり，経験した事例を参考指標に臨床推論することで，適正な治療プログラムを立案することができる．これまでの事例を根拠としているので，評価や治療プログラムに妥当性はある．

　新人セラピストは，CEの担当患者をチームとして一緒に診ていき，治療技術を細分化して，新人セラピストにはできることから治療の一部を任せていく．さらに「見学」「模倣」「実施」の経験プロセスを繰り返し実践することで，臨床的感性を育み，基本的技術が習得できる．こうした一連の過程を踏まえることではじめて新人セラピストに患者を担当してもらうことができる．

　技術を細分化することで習得しやすく，また成功体験の積み重ねがモチベーションの向上につながり，主体性が生まれ自信となる（図38）．こうした臨床スキルを習得するためには，患者を通して実践することが大事であり，それを評価→治療→評価という一連の過程の中で経験していくものである．目の前にいる患者の現象をどう解釈し，どう対応していくのか．"今"が大事である．したがって，OJTによって臨床教育を行わなければならない．

　「見学」「模倣」「実施」を繰り返し実践することで，新人セラピストは不器用ながらも見よう，見まねで何度も経験することにより，できていることはより洗練し，できていないことは経験値を増やして臨床スキルを習得していく．手技を獲得するだけでなく，何を目的にこの手技を使うのか，原因や治療方法についても，CEの考えを学ぶことができるのである．

　CCSによる教育では，さらにキーワードを踏まえて指導する必要がある．以下の7つのキーワードに沿って解説する．

　1．intentional（意図的）

2. systematic（計画的）
3. ongoing（継続的）
4. interactive（双方向）
5. individuality（個別性）
6. on the job（業務内）
7. in process（過程指導）

intentional（意図的）
何を教えるか？ という目的を明確に持つことである．その場の思いつきで，いろいろと指導しないこと．新人セラピストには，事前に教えること学んでもらうことをCEと共通理解しておくための説明が必要である．

systematic（計画的）
卒後教育における全体的な計画を踏まえ，そこに細かなタイムスケジュールを立てる．定期的に確認し，必要であれば修正していく．臨床場面では患者を通して，知識や技術の連動性・連続性を考える．

ongoing（継続的）
新人セラピストが一度でわかること・できることは少ないので，繰り返し説明し，模倣での経験を何度も繰り返させる．同一疾患を複数経験させ，技術の精度向上を図るとともに個々の対象者の違いを感じ取らせる．

interactive（双方向）
CEは教えることで学ぶことがある．新人セラピストが技術や推論を用いて対象者との関係を形成するために，CEは媒介としての役割を考える．共感する姿勢で気づきを大事にし，なぜそのような表現をしたのか理解しようと努める．相互誤解を是正し，建設的な対話を行える雰囲気を作ることで，学習希望や意欲が高められる．

individuality（個別性）
「近頃の新人は」と現代の世相のせいにしない．新人セラピスト個々の経験値に応じた経験をしてもらう．形式的なスケジュールにこだわらない．

on the job（業務内）
業務時間内に終える．労働基準法ならびにメンタルヘルスを考慮する．

in process（過程指導）
今，目の前にいる対象者にどう対応するか．どういう言葉で説明し問題点を挙げ，それに対しどういった治療をして効果をもたらすか．業務終了後に「あの時，あの日…」と言わない．リアリティの追求が大事である．

卒前の臨床実習からCCSを導入すれば，臨床経験値が増えて卒後教育へと移行しやすくなるだろうし，臨床にて，戸惑わずに即応できるようになると考える．また複数の実習施設にて臨床経験を積み重ねることで，患者の病期回復過程が学べ，さらに施設間連携の重

要性を学ぶことができ，対象者をみる視点も広がるであろう．そういう経験値こそが，就職後の現場に求める即戦力として，期待に応えるものではないだろうか．

　卒後教育においても，CEはチェックリストを使用して，どの程度の臨床経験を積み重ねてきたかを確認することができ，課題もみえてくる．それを新人セラピストとCE間で共通理解することで教育目標が立てやすくなり，取り組む内容が明確になる．そして何よりアクシデント件数を減らすことが可能となる．

　当院リハ科の卒前・卒後教育におけるチェックリストを示す（**表25-①〜③**）．理学療法士・作業療法士・言語聴覚士いずれも，卒前と卒後教育は共通したチェックリストを使用している．卒後教育目標を「基本的理学療法，作業療法，言語聴覚療法が実施できるようになる」としている．

6. 認知的徒弟制・正統的周辺参加の定着

　認知的徒弟制は，CEの治療場面を見学し指導を受けながら実施していくことで，臨床スキルを習得するものである．具体的には下記の4段階がある．

①指導者の作業をみて学ぶ（modeling）　　　　見学
②指導者が手取り足取り教える（coaching）　　模倣前期
③できることを確認し自立させる（scaffolding）模倣後期
④指導者が手をひいていく（fading）　　　　　実施

　これら認知的徒弟制のプロセスに沿って，できることから技術単位（運動スキルの細分化）で診療に参加し，模倣を繰り返していくことで臨床経験値を積み重ね，CEから部分的に治療を委譲されていく．計画性を持って，意図的に継続して学習することにより，臨床スキル習得を可能にする．

【見学場面】
　・漠然とした見学では無意味である
　・目前の行為を理解する姿勢が必要（観察学習）
　・CEは「障害像，手段，目的」を解説しながら治療
　・見学後のディスカッションでは一般論は不要である
　・見学した"患者"というフィルターを通すことが重要

【模倣場面】
　・何度も繰り返すという最も重要なプロセス
　・アドバイスを受けながらの模倣は非常に効果的な学習手段
　・技術指導での微妙な身体の使い方や"コツ"は言語的手段では伝えられない
　・初めての体験をCEの監視下で安心して実施できる
　・患者もCEが傍らにいることで安心できる
　・技術項目の細分化で短時間に低リスクで実施できる

表 25-①　当院リハ科の卒後教育における PT チェックリスト

PT 共通項目（実習生・新卒用）	見学：手本を見せて解説する 模倣Ⅰ：一部分を受け持たせ，手とり教える 模倣Ⅱ：出来る部分をほめて，できない部分を指導して，その知識・技能を自立に導く 実施：多くの症例に見守りで可能なレベル						
1）情報収集ができる	見学回数	Ⅰ	模倣Ⅰ回数	Ⅱ	模倣Ⅱ回数	Ⅲ	Ⅳ
現病歴		☐		☐		☐	☐
既往歴		☐		☐		☐	☐
合併症		☐		☐		☐	☐
治療，手術内容		☐		☐		☐	☐
安静度		☐		☐		☐	☐
主訴，need		☐		☐		☐	☐
画像所見		☐		☐		☐	☐
入院前情報・レベル		☐		☐		☐	☐
他部門からの情報		☐		☐		☐	☐
薬剤，薬歴		☐		☐		☐	☐
肝機能（ALT，AST，LDH）		☐		☐		☐	☐
腎機能（Cr，BUN，eGFR）		☐		☐		☐	☐
栄養状態（ALB，CRP，食形態，Kcal）		☐		☐		☐	☐
2）リスク管理ができる	見学回数	Ⅰ	模倣Ⅰ回数	Ⅱ	模倣Ⅱ回数	Ⅲ	Ⅳ
リハ中止基準		☐		☐		☐	☐
感染対策		☐		☐		☐	☐
急変時対応		☐		☐		☐	☐
ドレーン・ライン管理		☐		☐		☐	☐
モニター管理		☐		☐		☐	☐
薬剤の確認（強心薬，昇圧剤）		☐		☐		☐	☐
3）理学療法評価ができる	見学回数	Ⅰ	模倣Ⅰ回数	Ⅱ	模倣Ⅱ回数	Ⅲ	Ⅳ
意識レベル（GCS/JCS）		☐		☐		☐	☐
呼吸（呼吸数，呼吸パターン，呼吸補助筋収縮，SpO_2）		☐		☐		☐	☐
聴診（呼吸音，肺副雑音）		☐		☐		☐	☐
循環（血圧，心拍数，脈拍，四肢末梢冷感・湿潤）		☐		☐		☐	☐
自覚症状（胸痛，息切れ，動悸，失神，冷汗）		☐		☐		☐	☐
視診，触診（血栓及び塞栓の有無）		☐		☐		☐	☐
コミュニケーション能力（理解，表出）		☐		☐		☐	☐
DTR（深部腱反射，病的反射）		☐		☐		☐	☐
Br. stage		☐		☐		☐	☐
筋緊張（Modified Ashworth Scale）		☐		☐		☐	☐
感覚		☐		☐		☐	☐
疼痛（NRS，VAS）		☐		☐		☐	☐
筋力（MMT，GMT）		☐		☐		☐	☐
可動域（ROM-t）		☐		☐		☐	☐
バランス能力（FBS）		☐		☐		☐	☐
基本動作		☐		☐		☐	☐
歩行（自立度，TUG，10 m 歩行 test）		☐		☐		☐	☐
ADL，IADL		☐		☐		☐	☐
4）理学療法プログラムが遂行できる	見学回数	Ⅰ	模倣Ⅰ回数	Ⅱ	模倣Ⅱ回数	Ⅲ	Ⅳ
関節可動域訓練		☐		☐		☐	☐
筋力訓練		☐		☐		☐	☐
基本動作訓練		☐		☐		☐	☐
自主トレーニング及び患者指導		☐		☐		☐	☐
階段昇降訓練		☐		☐		☐	☐
ADL 訓練		☐		☐		☐	☐
衛生管理		☐		☐		☐	☐
ゴール設定		☐		☐		☐	☐
他職種との連携（カンファレンスでの発言，情報共有や指導など）		☐		☐		☐	☐
家屋調査		☐		☐		☐	☐

表25-②　当院リハ科の卒後教育における OT チェックリスト

OT 共通項目（実習生・新卒用）	見学：手本を見せて解説する 模倣Ⅰ：一部分を受け持たせ，手とり教える 模倣Ⅱ：出来る部分をほめて，できない部分を指導して，その知識・技能を自立に導く 実施：多くの症例に見守りで可能なレベル						
1）情報確認・収集ができる（カルテ内）	見学回数	Ⅰ	模倣Ⅰ回数	Ⅱ	模倣Ⅱ回数	Ⅲ	Ⅳ
現病歴/合併症		☐		☐		☐	☐
治療，手術内容		☐		☐		☐	☐
既往歴		☐		☐		☐	☐
安静度（カルテ・Dr 確認）		☐		☐		☐	☐
画像所見		☐		☐		☐	☐
薬剤，薬歴		☐		☐		☐	☐
意識レベル，呼吸，循環，代謝，消化器，泌尿器検査の確認		☐		☐		☐	☐
主訴，need		☐		☐		☐	☐
入院前情報・レベル		☐		☐		☐	☐
他部門から情報収集ができる		☐		☐		☐	☐
肝機能（ALT，AST，LDH）		☐		☐		☐	☐
腎機能（Cr，BUN，eGFR）		☐		☐		☐	☐
栄養状態（ALB，CRP，食形態，Kcal）		☐		☐		☐	☐
2）リスク評価・管理ができる	見学回数	Ⅰ	模倣Ⅰ回数	Ⅱ	模倣Ⅱ回数	Ⅲ	Ⅳ
リハ中止基準		☐		☐		☐	☐
意識レベル（GCS/JCS）		☐		☐		☐	☐
循環（血圧，心拍数，脈拍，四肢末梢冷感・湿潤）		☐		☐		☐	☐
自覚症状（胸痛，息切れ，動悸，失神，冷汗）		☐		☐		☐	☐
視診，触診（血栓及び塞栓の有無）		☐		☐		☐	☐
聴診（呼吸音，肺副雑音）		☐		☐		☐	☐
感染対策		☐		☐		☐	☐
急変時対応		☐		☐		☐	☐
ドレーン・ライン管理		☐		☐		☐	☐
呼吸（呼吸数，呼吸パターン，呼吸補助筋収縮，SpO₂）		☐		☐		☐	☐
モニター管理		☐		☐		☐	☐
薬剤の確認（強心薬，昇圧剤）		☐		☐		☐	☐
3）作業療法評価ができる	見学回数	Ⅰ	模倣Ⅰ回数	Ⅱ	模倣Ⅱ回数	Ⅲ	Ⅳ
関節可動域測定（ROM-T）		☐		☐		☐	☐
筋力検査（MMT，握力，Pinch 力）		☐		☐		☐	☐
知覚検査（表在，深部，識別）NRS，VAS		☐		☐		☐	☐
反射検査		☐		☐		☐	☐
姿勢反射検査		☐		☐		☐	☐
バランス能力（座位，立位）		☐		☐		☐	☐
協調性検査		☐		☐		☐	☐
筋緊張検査（Modified Ashworth Scale）		☐		☐		☐	☐
脳神経検査		☐		☐		☐	☐
上肢機能検査（STEF）		☐		☐		☐	☐
Br. stage		☐		☐		☐	☐
手指機能検査		☐		☐		☐	☐
内部障害評価		☐		☐		☐	☐
HDS-R，MMSE		☐		☐		☐	☐
行動無視検査（BIT）		☐		☐		☐	☐
TMT		☐		☐		☐	☐
SPTA		☐		☐		☐	☐
VPTA		☐		☐		☐	☐
注意障害の評価（PASAT，AMM 等）		☐		☐		☐	☐
CAT		☐		☐		☐	☐
FAB		☐		☐		☐	☐
心理・精神機能検査		☐		☐		☐	☐
ADL 評価（FIM・BI）		☐		☐		☐	☐
ADL 動作分析		☐		☐		☐	☐
IADL（FAI）		☐		☐		☐	☐
4）作業療法の評価に基づき，焦点化できる				☐			
5）作業療法プログラムが遂行できる	見学回数	Ⅰ	模倣Ⅰ回数	Ⅱ	模倣Ⅱ回数	Ⅲ	Ⅳ
関節可動域訓練		☐		☐		☐	☐
筋力訓練		☐		☐		☐	☐
神経筋促通訓練		☐		☐		☐	☐
基本動作訓練		☐		☐		☐	☐
環境調整（ポジショニング等）		☐		☐		☐	☐
協調動作訓練		☐		☐		☐	☐
知覚再教育		☐		☐		☐	☐
巧緻性訓練		☐		☐		☐	☐
認知・高次脳機能訓練		☐		☐		☐	☐
精神機能賦活		☐		☐		☐	☐
ADL 訓練		☐		☐		☐	☐
IADL 訓練（家事・職業動作）		☐		☐		☐	☐
自助具作成		☐		☐		☐	☐
装具療法（スプリント）		☐		☐		☐	☐
自主トレーニング指導 家族指導		☐		☐		☐	☐
家屋調査		☐		☐		☐	☐

表 25-③　当院リハ科の卒後教育における ST チェックリスト

ST 共通項目（実習生・新卒用）	見学：手本を見せて解説する 模倣Ⅰ：一部分を受け持たせ，手とり教える 模倣Ⅱ：出来る部分をほめて，できない部分を指導して，その知識・技能を自立に導く 実施：多くの症例に見守りで可能なレベル						
1）情報収集ができる	見学回数	Ⅰ	模倣Ⅰ回数	Ⅱ	模倣Ⅱ回数	Ⅲ	Ⅳ
現病歴		☐		☐		☐	☐
既往歴		☐		☐		☐	☐
合併症		☐		☐		☐	☐
治療，手術内容		☐		☐		☐	☐
安静度		☐		☐		☐	☐
主訴，need		☐		☐		☐	☐
画像所見		☐		☐		☐	☐
入院前情報・レベル		☐		☐		☐	☐
他部門からの情報		☐		☐		☐	☐
薬剤，薬歴		☐		☐		☐	☐
肝機能（ALT，AST，LDH）		☐		☐		☐	☐
腎機能（Cr，BUN，eGFR）		☐		☐		☐	☐
栄養状態（ALB，CRP，食形態，Kcal）		☐		☐		☐	☐
2）リスク管理・評価ができる	見学回数	Ⅰ	模倣Ⅰ回数	Ⅱ	模倣Ⅱ回数	Ⅲ	Ⅳ
意識レベル（GCS/JCS）		☐		☐		☐	☐
呼吸（呼吸数，呼吸パターン，呼吸補助筋収縮，SpO_2）		☐		☐		☐	☐
聴診（呼吸音，肺副雑音）		☐		☐		☐	☐
循環（血圧，心拍数，脈拍，四肢末梢冷感・湿潤）		☐		☐		☐	☐
自覚症状（胸痛，息切れ，動悸，失神，冷汗）		☐		☐		☐	☐
リハ中止基準		☐		☐		☐	☐
感染対策		☐		☐		☐	☐
急変時対応		☐		☐		☐	☐
ドレーン・ライン管理		☐		☐		☐	☐
モニター管理		☐		☐		☐	☐
薬剤の確認（強心薬，昇圧剤）		☐		☐		☐	☐
3）言語聴覚療法評価ができる	見学回数	Ⅰ	模倣Ⅰ回数	Ⅱ	模倣Ⅱ回数	Ⅲ	Ⅳ
スクリーニング評価		☐		☐		☐	☐
標準失語症検査（SLTA）		☐		☐		☐	☐
発声発語器官検査（AMSD など）		☐		☐		☐	☐
構音		☐		☐		☐	☐
HDS-R，MMSE		☐		☐		☐	☐
レーヴン色彩マトリックス検査，コース立方体		☐		☐		☐	☐
注意機能面		☐		☐		☐	☐
記憶面		☐		☐		☐	☐
摂食嚥下機能面		☐		☐		☐	☐
食事場面評価		☐		☐		☐	☐
嚥下内視鏡検査（VE）		☐		☐		☐	☐
全体像を捉えて問題点を抽出できる		☐		☐		☐	☐
4）言語聴覚療法プログラムが遂行できる	見学回数	Ⅰ	模倣Ⅰ回数	Ⅱ	模倣Ⅱ回数	Ⅲ	Ⅳ
精神機能賦活訓練		☐		☐		☐	☐
失語症訓練		☐		☐		☐	☐
発声発語器官訓練		☐		☐		☐	☐
構音訓練		☐		☐		☐	☐
高次脳機能訓練		☐		☐		☐	☐
間接的嚥下訓練		☐		☐		☐	☐
直接的嚥下訓練		☐		☐		☐	☐
自主トレ指導		☐		☐		☐	☐
他職種との連携（カンファレンスでの発言，情報共有や指導など）		☐		☐		☐	☐

【実施場面】
・技術項目として新人セラピストに任せることができる
・模倣から実施に移行する際の判断は主観的であるが，専門家が行う主観的判断には客観性が担保される（不安であれば評価者を増やす）
・行動目標は
　①「実施」項目を増やすこと
　②「模倣」から「実施」にランクアップできない場合，新人との共通認識のもとに工夫を凝らす

当院リハ科にて，卒前・卒後教育における臨床スキル習得過程をグラフにしてみた．

平成28〜29年度にて，長期臨床実習生6名の実習期間（8〜10週間）におけるチェックリスト大項目（情報収集，リスク管理，評価と治療プログラム）の臨床経験値と，介入患者延べ人数を表している（図39）．臨床場面を説明する機会を設け，臨床に慣れて，セラピストの思考展開や治療展開を理解してもらうようにした．さらに，ICU入室患者や感染を含む重症患者には，「見学」のみとする患者介入許容水準を設けた．

卒後教育において，4月は入社式やオリエンテーション，新人研修会などの参加により，臨床現場に立つことはなかった．グラフは実際に患者に関わった5月，7月，9月におけるチェックリスト大項目（情報収集，リスク管理，理学療法評価，理学療法プログラム）の臨床経験値と1週間に介入した患者延べ人数（図40）である．

当科では各病棟別にリハチーム編成しており，主に整形外科疾患患者に関わるチーム配属の新人セラピストは，おおよそ2カ月で患者担当できるようになり（図41-a），主に内科疾患患者に関わるチーム配属の新人セラピストは，3〜4カ月で患者担当できる傾向にあった（図41-b）．

新人セラピストは，入職して半年後の10月には，チーム間をローテーション異動しており，卒後教育が継続していけるように配慮している．チェックリストは引き継いで使用し

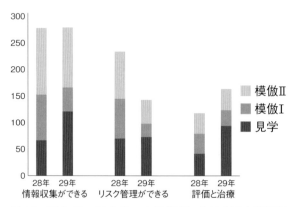

図39　平成28〜29年度　卒前教育における臨床実習経験値

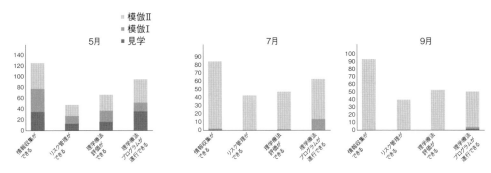

図40　平成29年度　卒後教育における臨床スキル習得経験値

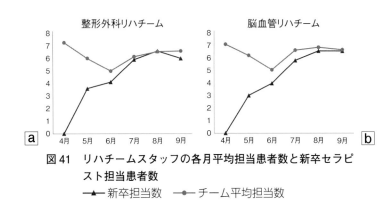

図41　リハチームスタッフの各月平均担当患者数と新卒セラピスト担当患者数

ており，新人セラピストの成長過程や学習過程を可視化することで，教育計画が立てやすく，意図的に臨床経験値が積めるようにしている．またCE同士で，定期的に振り返る機会を設けて状況確認し，周知を図っている．

すべては認知的徒弟制にて学習していくことが大事であり，Brownら[20]は認知的徒弟制を提唱し，次のような提案をしている．

1. 学習目標について，今何を学んでおけば先に何ができるようになるか，因果的な関係を学習者自身がわかるように工夫する．
2. 学習すべき事柄を学習者がすでに知っていることやできることに結び付け，次に何をすればいいかを，学習者の目からもみえやすくする．
3. できるかできないかをテストするのではなく，できたらなぜそれでできるのか，それができると，次はどんなことができるはずかを考えるような習慣を持ち込む．
4. 一人ではできないことに手助けを与え，まずできるようにしてからその後，それを一人でもできるように導く．

正統的周辺参加は，「社会的な実践共同体への参加の度合いを増すこと」が学習であると捉える考え方であり，LaveとWenger著『状況に埋め込まれた学習』[6]において提唱され

た．学習者は，最初は下っ端の仕事をしながら，より熟達している人がこなしている，より重要な仕事を見よう・見まねで覚えていく．いわゆる「周辺的」な位置から，徐々に「中心的」な役割を果たすようになっていくプロセスが「学習」であり，下っ端であっても，その共同体の「正規メンバー（＝正統的）」であるという意味で「正統的周辺参加」と名づけられた．

こうした正統的周辺参加をすることにより，CE の患者に対する接し方やオリエンテーションの仕方，治療の裏づけについての説明など，信頼関係の築き方やコミュニケーションを学ぶ機会となる．また他職種との連携にしても同様である．どのタイミングでどういう切り出し方で，要点を絞って相手にわかりやすく話をしたらよいのか．机上では学べないことが学べるのである．

CE は，患者と新人セラピストの両者に対して，話す内容をかみ砕いて理解できるよう意識することで，さらなるコミュニケーション能力の向上につながる．

7．指導者の養成

患者を治療するにあたり，臨床過程におけるセラピストの臨床推論はさまざまなバリエーションを呈する．それは視点や見解の違い，臨床経験値の差によるものであり，多くの臨床経験値を積み上げていくことで，より専門性が高まるとされる．

CE は新人セラピストに対し，自らの治療内容を明確に提示し，取り組む姿勢をみせることが重要である．さらに自らの思考を具現化して，新人セラピストに理解できるようにかみ砕いて説明しなければいけない．臨床思考を具現化することでCE は内省し，新人セラピストをはじめとする他者と意見交換することにより，さまざまな思考に触れ，気づき，新たな思考を生み出す．この過程はモチベーション向上につながり，ひいては職場環境に教育的風土が根づくことになる．そうした教育的風土を根づかせるには，CE となるスタッフが人材育成をするという意識を持ちながら，臨床教育理論や手法といった教育に関する学ぶ機会を得なければならない．基礎的な知識や自身の見解をそのまま話せばよいというのではなく，CCS の教育理論を理解し，新卒セラピストの問題探求能力や問題解決能力の育成を図り，支援することである．いわゆる学習資源としての立場をわきまえることが大切である．行き当たりばったりの指導ではなく，セラピストとして，学習の仕方を学ばせていくための足場作りをするということである．

学習者の学習意欲を高めるためのモデルとしてARCSモデルがある[21]．いわゆるやる気を出すための動機づけのモデルである．1983 年に Keller JM が提唱した ARCS モデルでは，4 要因に整理された枠組みと各要因に対応した動機づけ方略，ならびに動機づけ設計の手順が提案されている．

・注意（Attention）

おもしろそうだ，何かありそうだという興味・関心の動きがあれば，注意が獲得できる．新奇性によって知覚的な注意を促したり，不思議さや驚きによって探求心を刺激したりする．

・**関連性（Relevance）**
　学習課題が何であるかを知り，やりがい（意義）があると思えれば，学習活動の関連性が高まる．学習の将来的価値のみならず，プロセスを楽しむという意義や課題の親しみやすさも関連性の一側面である．
・**自信（Confidence）**
　学び始めに成功の体験を重ね，それは自分が工夫したためだと思えれば「やればできる」という自信がつく．自信への第一歩は，ゴールを明確にし，それをクリアすること．
・**満足感（Satisfaction）**
　学習を振り返り，努力が実を結び「やってよかった」と思えれば，次の学習意欲へつながる満足感が達成される．マスターした技能が実際に役に立ったという経験や，教師や仲間からの認知と賞賛，努力を無駄にさせない首尾一貫した学習環境などが重要．

　意欲的に学習できる環境作りが大切であり，人材開発目的としては「teaching」ではなく「coaching」にて指導すべきである．「teaching」とは教育者から学生に一方的に教えることであり，学校の講義がそれにあたる．しかし臨床では，学生や新人セラピストからやる気と能力を引き出し，「自立」を支援する「coaching」で指導するのが妥当である．そのために必要な手段として，自ら「学び」を求める姿勢をCEが示す必要がある．

下記の三つの能力が高い次元で発揮された状態を「自立」という．
①「目標設定能力」：自らビジョンを描き，目標を設定し，自分をモチベートする能力
②「問題解決能力」：その目標達成のための問題を明確化し，知識，情報，他者の協力，そして自らの努力でもって，それを解決する能力
③「自己管理能力」：自己を知り，自己を軌道修正・コントロールする能力

「自立」へと導くための対応の仕方としては，以下の方法が挙げられる．
・相手のモチベーションを重視する
・相手が考えるための質問をする
・相手の話をしっかり聞く
・相手に興味・関心を持って話を聞く
・相手の中にさらに可能性があると信じて聞く
・相手に質問する目的は何かを押さえておく
　（例）相手に気づいてほしくて，視点を変えるため，気づきを促すため，など

　CEは権威的な姿勢をとらないことが大切である．権威的になると相手が萎縮してしまい，質問や意見が出てこない．同じ医療チームの一員として双方向の関係性を保つことで，伝える−伝わるといった本来のコミュニケーションを学ぶことにつながり，社会的スキルの習得が可能となる．

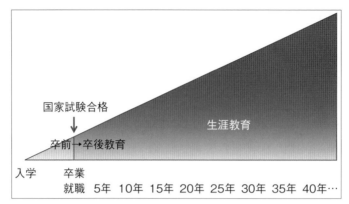

図42　生涯教育（CCS研修会資料，中川）

8. 卒前・卒後教育の一貫性

　実習生は，これまでは養成校で受動的な学習方法で学んできた．それが臨床実習に出たとたん，主体性が求められる．そして，患者・CE・他職種など，多くの関係者と積極的にコミュニケーションを図る必要に迫られる．しかし，これまで学んできた学習過程では主体性・積極性を発揮することは求められていなかった．また，コミュニケーション能力を養う経験も十分積んでいないのである．臨床実習は，まさしく未知の世界であり，躊躇するわけである．その経験のなさから，うまく切り替えができずにつまずくことが多い．これは知識不足だけの問題ではない．手本が必要であり，それがCEの役目である．CEがセラピストとして，真摯に取り組む姿勢をみせることで，学生が自身の将来像に置き換え，前向きになるのではないだろうか．

　臨床実習は，生涯学習の途上である（図42）．卒前からCEのセラピストとしてのprofessionalismをみて，触れることにより，目指す目標がどこにあるか明確になるはずだ．明確になることにより，主体性が育まれると考える．

　新人セラピストに対しても同様であり，卒前から卒後へと一貫した教育体制を整備し，臨床指導方法も個々の能力に合わせシームレスに形成的評価することで，無駄を省き，効率的に学習効果を生み出すことが可能となる．卒前・卒後と一貫した教育システムを構築することで，学生・新人セラピスト・CEさらには職場全体へと，学習意欲が高まっていく雰囲気が作り出せる．生涯学習としてスタッフが切磋琢磨し，より専門性を高めていくことで，リハの質の担保が図れると考える．それを可能にするのがCCSである．

9. 生涯教育

　学生は実習合格・国家試験合格が目標となり，卒後にセラピストとしてどうしていきたいか，何を目標に取り組んでいくのか明確に掲げているだろうか．時勢により，セラピストを取り巻く環境は大きな転換期を迎えている．それに伴い，専門職として主体的にどう取り組んでいくか自身で考え，目標を掲げていけるよう支援していく必要がある．

　当リハ科では，生涯学習として取り組んでいけるようにクリニカルラダー（表26）を作

表26 当院リハ科のクリニカルラダー

		レベルⅠ（新人）1年目	レベルⅡ 2～3年目	レベルⅢ（1人前）4年目以上	レベルⅣ（中堅）6年目以上	レベルⅤ（達人）スペシャリスト	レベルⅤ（達人）マネジメント
到達目標		・業務を確認しながら遂行できる。 ・社会人、医療人としての基礎を育んでいく。	・レベルⅠスタッフやその程度の業務を把握している。 ・チーム内の業務内容はある程度把握しており、質を上げていく努力をする。	・レベルⅠや学生指導ができる程度の業務を把握している。 ・チーム内科の状況を少しずつ把握しながらリーダー、サブリーダーの業務内容も遂行やフォローが行える。	・リーダー、サブリーダーとして、また科の代表として回診や委員会に参加する。 ・様々な疾患や興味のある疾患に対して自己研鑽を努めることができる。	・最新医療を知り、エビデンスに基づいたリハビリを実践できる。	・国政動向ならびに医療法に基づいて、組織的管理、運営ができる。 ・法人や病院運用方針を理解し、科内で取り組める。
一般目標	実践能力（リハ内容の質向上）	・基本的なリハビリ業務ができる。 ・教育係、連絡、相談しながらリハビリプログラムの立案、実施ができる。 ・専門職として目標を持ち、責任ある行動がとれる。	・単独で基本的なリハビリ業務ができる。 ・チームで他職種と連携したリハビリ業務ができる。 ・単独で予後を想定したリハビリ計画が立案できる。 ・チームリーダー、上司に報告、連絡、相談しながらリハビリプログラムの実施ができる。	・チームで他職種と連携をとり、リハビリ目標、方針を決定し、実践することができる。 ・専門性を生かしたリハビリプログラムの実施ができる。 ・教育係として、レベルⅠ～Ⅱスタッフの指導が行える。 ・リーダー、サブリーダーの補助作業が行える。	・他職種と連携を図り、リハビリ目標、方針を決定し、より専門的に実践することができる。 ・多様な専門性を生かしたリハビリプログラムの実施ができる。 ・レベルⅢスタッフの指導が行える。 ・リーダー、サブリーダー業務を上司に連絡、報告、相談しながら遂行できる。	・得意分野が確立できる。 ・認定、専門資格取得。 ・様々な疾患に対応できる。 ・スタッフ育成のための指導ができる。	・ジェネラルに患者対応ができる。 ・管理的視点をもって病院経営に参画できる。 ・スタッフ育成の管理ができる。 ・マネジメント教育ができる。
		・指導者の下で担当患者の情報収集、基本評価、計画立案、実施、記録ができる。 ・患者の急変に対し、即座に報告できる。 ・緊急時に指示を受け行動できる。 ・CCSの共通評価項目に沿った基本的な技術が習得できる。 ・自身が実施した計画の振り返りができる。 ・学習課題に取り組むことができる。	・患者の家族、社会的背景の把握ができ、目標へ反映できる。 ・患者の急変に対し、即座に報告できる。 ・緊急時に指示を受け行動できる。 ・CCSの共通評価項目に沿った基本的な技術が習得できる。 ・自身が実施した計画の振り返りができる。 ・自身の学習課題を明確に表現でき、対策を立案できる。	・担当患者についてエビデンスに基づいた専門評価、リハビリが実施できる。 ・問題のある患者、家族を担当し、リハビリを実践できる。 ・突発的な出来事にも適切に対応できる。 ・CCS（専門評価項目）の技術研修得ができる。 ・CCSの共通評価項目に沿った技術習得ができるよう指導ができる。 ・レベルⅡの課題を単独で実践でき、手本となる実践ができる。	・スタッフに、エビデンスに基づいた専門的な指導、リハビリの指導・助言が実施できる。 ・問題のある患者、家族を担当し、リハビリを実践できる。 ・患者のニーズから問題点を探り、アドバイスができる。 ・チームスタッフのリハビリ計画の修正、改善ができる。 ・他チームでもリハビリを展開できる。		
	管理意識	・感染対策マニュアルを理解し、指導者の下で実践できる。 ・医療安全対策マニュアルを理解し、指導者の下で実践できる。	・感染対策マニュアルを理解し、実践できる。 ・医療安全対策マニュアルを理解し、実践できる。	・感染対策マニュアルを理解し、チームスタッフと共有、周知ができる。 ・感染対策マニュアルをスタッフに指導ができる。 ・医療安全対策マニュアルを理解し、チームスタッフと共有、周知ができる。 ・医療安全対策マニュアルをスタッフに指導ができる。	・感染対策マニュアルを理解し、チームスタッフと共有、周知ができる。 ・感染対策マニュアルをスタッフに指導ができる。 ・医療安全対策マニュアルを理解し、チームスタッフと共有、周知ができる。 ・医療安全対策マニュアルをスタッフに指導ができる。	・感染対策マニュアルを理解し、チームスタッフと共有、周知ができる。 ・感染対策マニュアルをスタッフに指導ができる。 ・医療安全対策マニュアルを理解し、チームスタッフと共有、周知ができる。 ・医療安全対策マニュアルをスタッフに指導ができる。	・感染対策マニュアルを理解し、チームスタッフと共有、周知ができる。 ・感染対策マニュアルをスタッフに指導ができる。 ・医療安全対策マニュアルを理解し、チームスタッフと共有、周知ができる。 ・医療安全対策マニュアルをスタッフに指導ができる。

(つづき)

		レベルI (新人) 1年目	レベルII 2～3年目	レベルIII (1人前) 4年目以上	レベルIV (中堅) 6年目以上	レベルV (達人)
一般目標	組織的役割遂行能力	・担当患者にリハビリチーム(PT/OT/ST間)として役割の確認ができる。 ・リハビリ科の業務システムの理解ができる。 ・リハビリ科の役割が理解できる。 ・教育係に指導された内容が身に付き実践できる。 ・社会人としての常識的な行動がとれる(責任感、時間厳守、身なり、服装含む)。	・担当患者にリハビリチーム(PT/OT/ST間)として積極的に行動できる。 ・リハビリ科内での役割を積極的に果たせる。 ・他職種に意見を求めることができる。	・所属患者にリハビリチーム目標達成の為の活動に積極的に参加できる。 ・業務上の問題点を発見し、問題提起ができる。 ・各種委員会に参加し、病院の方針を部署内に当てはめることができる。	・所属チーム目標達成のため、実践活動できる。 ・業務改善のため、積極的に行動できる。 ・部署内で問題が発生したとき、管理職と協力して解決に協力できる。	・スタッフ教育に関わっている。 ・科として質の担保を高める提案ができる。
	教育・研究	・新人教育ができる。 ・卒後教育について相談にのれる。	・所属チーム目標を理解し、行動目標に置き換える事ができる。 ・担当患者の経過をまとめ、症例発表できる。 ・臨床の疑問点を分析し、先輩とディスカッションができる。 ・教育マニュアルについて、リーダーへの確認、相談が行える。 ・学術研究に取り組める。	・所属チーム目標を理解し、行動目標に置き換える事ができる。 ・ケースカンファレンスで司会進行を担当できる。建設的な質問ができる。 ・新人研修で部分的に研修の担当ができる。 ・教育マニュアルの修正提案、協力ができる。 ・学術研究に取り組める (スタッフの研究に協力、支援できる)。	・所属チームの教育プログラム立案に携わり、講師を担当できる。 ・院内の取組みを本科の代表として実践報告ができる。 ・教育指導者の指導ができる。 ・教育マニュアルの修正提案・協力ができる。 ・学術研究に取り組める。スタッフの研究を指導・支援できる。	・部署の教育プログラム立案に携わり、講師ができる。 ・院内の取組みを本科の代表として実践報告ができる。 ・スタッフ育成のための指導ができる。 ・教育マニュアルの修正提案・協力ができる。 ・専門的な学術研究に取り組める。スタッフの研究を指導できる。図書館の統計ソフトが使え、指導できる。
	院内	・院内研修会への参加ができる。 ・チーム内で発表が行える。	・院内教育への参加ができる。 ・院内発表が行える。	・院内にて講演ができる。 ・専門性向上を目標とし、自己研鑽ができる。	・院内にて講演ができる。 ・専門性向上を目標とし、自己研修できる。	・院内にて講演ができる。 ・執筆活動に取り組める。
	院外	・県士会活動(新人教育プログラム研修)に参加する。 ・県士会学術大会で発表ができる。 ・各種研修会に参加し、指導の下でチーム内で伝達講習ができる。	・県士会活動(新人教育プログラム)を終了する。 ・全国レベルで学術発表。 ・各種研修会に参加し、伝達講習ができる。	・全国レベルで学術発表。 ・各種研修会に事業や体制の提案を加え、伝達講習ができる。 ・院内外にて講演ができる。	・県士会レベルで学術発表。 ・全国レベルで学術発表。 ・各種研修会に事業や体制の提案を加え、伝達講習ができる。 ・院内外にて講演ができる。	・各種研修会に事業や体制の提案を加え、伝達講習ができる。 ・院内外にて講演ができる。 ・全国レベルで学術発表。
		・専門、認定療法士取得。	・専門、認定療法士取得。	・専門、認定療法士取得。	・専門、認定療法士取得。執筆活動に取り組める。	・専門、認定療法士取得。執筆活動に取り組める。

成した．臨床経験年数別にレベルⅠ（新人）〜Ⅴ（達人）に分類し，その分類別に組織として期待する目標値を「到達目標」とした．さらに業務上，必要な取り組みを細分化してそれぞれの目標値を「一般目標」とした．組織が期待する人材を明確化し，それに対し，スタッフが自己研鑽していけるように方向性の統一化を図っている．

生涯学習とは「人々が自己の充実・啓発や生活の向上のために，自発的意思に基づいて行うことを基本とし，必要に応じて自己に適した手段・方法を自ら選んで，生涯を通じて行う学習」である（昭和56年の中央教育審議会答申「生涯教育について」より）．

セラピストは，常に良質なサービスが提供できるよう質の担保を図り，professionalismを持ち続けることが大切である．

COLUMN

【CCS導入時の学校としての工夫に関すること】

　CCS導入にあたり，臨床実習指導者会議のあり方を見直した．臨床実習の手引きにCCSの説明から具体的な進め方を掲載し，指導者会議の中にCCS研修会のような時間を設けて説明した．さらに，実習地訪問を診療場面にあわせて行い，私たち教員もCCSに参加した．
　学生の経験数が不足していないか，模倣による指導がなされているかなど，短い時間でも診療場面に立ち会うことで把握でき，教員から指導者へのフィードバックも適切に行える．CCSでの指導を口頭でお願いするだけでなく，指導者と一緒になってCCSを行うことは，導入に際して効果的であった．ただし，始めから受け入れられたわけではない．何年もかけて継続して取り組んだからこそ，受け入れられてきたのだと感じる．

宮下正好（富士リハビリテーション専門学校　教務部長）

8 卒後教育における実践報告

1 CCS導入経緯

　平成22年度まで，新人教育に対して当院オリジナルの方法で教育体制を整えてきたが，臨床スキルに対しては，新人セラピストについた指導者がOff-JTで指導することが多かった．日常業務のマニュアルはあるものの，臨床スキルにおいては，指導者の経験則に偏った指導方法であった．よって，順調に習得できているのか，経験不足分は補えているのか，どの程度経験を積んでいるのか，すべて指導者に依存したその場しのぎの指導であった．

　そこで，いかに臨床的スキルを新人セラピストに習得させるかという課題が浮き彫りになり，平成23年度より実用的スキル獲得に向けてCCSを導入することにした．まず，CCSチェックリスト原版を当院の臨床に合わせて内容を変更することから取り組み始め，CCS概念や指導方法について全体へ周知徹底を図った．

　導入した当初，CE（clinical educator）が指導する立場を意識しすぎて，「評価する側」「評価される側」という一方的な指導方法が問題となり，新人セラピストが萎縮してしまう傾向にあった．チェックリストは到達度評価として使われており，本来の目的である形成的評価では使用されていない状態になっていた．そこで再度，CEに対して双方向性の指導方法を説明し，認知徒弟制による「見学」「模倣」「実施」の原則，正統的周辺参加を再認識してもらった．

　CE自身が，レポート形式で臨床実習指導を受けてきたため不安要素が多く，指導内容や方法・手順に対して疑問点が挙がることも多くあった．しかしその都度，チェックリストの活用方法を定期的に確認し，対応できるように相談役（CCS概念を理解し実践してきたスタッフ）を設け，CEの悩みやチェックリストを活用する視点を話し合った．

【平成23年度卒後教育】（CCS導入時の取り組み内容）
　目　　的：セラピストの質向上を目指す（底上げ）
　　　　　　年度ごとの目標設定
　　　　　　セラピスト個々の得意分野・不得意分野の把握とフォロー（課題の明確化）
　取り決め：従来の「新人指導評価」＋CCSにて卒後教育を実施
　　　　　　新人セラピスト対象に当院版チェックリストを活用
　　　　　　今年度は，回復期リハ病棟チームをモデルケースとする

表27 CCSチェックリスト（当院編成版　一部抜粋）

4. 評価治療技術項目			
関節可動域障害	他動運動・伸張運動	肩関節	
		肘関節	
		手関節	
		股関節	
		膝関節	
		足関節	
		頚部・体幹	
		手指・足趾	
	適切な指示・説明　適切な肢位設定　愛護的な運動　最終域までの運動　関節包内運動に注意した動かし方 代償運動の抑制　適切な伸張　伸張組織の確認　疼痛除去・緩和対策　リスク管理		
筋力増強・維持	徒手抵抗運動	肩関節	
		肘関節	
		手関節	
		股関節	
		膝関節	
		足関節	
		頚部・体幹	
		手指・足趾	
	適切な指示・説明　適切な肢位設定　適切な運動方法　適切な負荷強度の設定　適切な抵抗のかけ方 代償運動の抑制　運動を促すための声かけ　疼痛管理　リスク管理		
	CKC運動	上肢	
		下肢	
	安全な環境設定　適切な指示・説明　適切な運動の誘導（正確性・円滑性・スピード）疼痛管理 転倒への配慮　リスク管理		
	持久力運動		
	適切な指示・説明　適切な機器・用具の使用　正しい運動方法の確認・誘導　運動中の脈拍の確認　疲労感の確認 疼痛管理　リスク管理		
	□エルゴサイザー　□エルゴメーター　□歩行負荷試験（6分間歩行）		
バランス	静的バランス		
	動的バランス		
	安全な環境設定　適切な説明・指示　身体動揺程度の確認　転倒傾向の確認　転倒の回避		
	機能的バランス検査	□ Functional reach test □ Timed up & go test □ Functional balance scale	

(つづき)

物理療法		リスク管理ができるか？　適切なオリエンテーションができるか？　適切な操作が実施できるか？
		治療中の症状変化確認ができるか？　治療後の症状変化確認ができるか？　適応・禁忌の確認？　リスク管理は？
		□温熱療法（ホットパック・渦流浴）　□超音波療法　□寒冷療法（アイスパック）□スーパーライザー
		□電気刺激療法（TENS）　□低周波治療（SSP）　□牽引療法（頚部・腰部）　□EMS
装具	脊椎	□ダーメンコルセット　□硬性コルセット　□頚椎カラー　□その他（　　　　　）
	上肢	□肩外転装具　□ウルトラスリングⅡ　□その他（　　　　　　　　　　）
	下肢	□長下肢装具　□短下肢装具　□シューホンブレイス　□PTB装具　□軟性膝伸展装具（knee blace）
		□靱帯損傷用膝装具□アンクルサポーター　□ラックニー　□内側ウエッジ　□外側ウエッジ
		□アーチサポート　□その他
	装具装着指導	
		装着部位の確認は適切か？　適切な装着ができるか？　装着方法の指導は適切か？
		装具除去後の皮膚などのチェックができるか？

持久力トレーニング	
ポジショニング	
	適切な肢位設定？　リスクへの配慮　適切な説明

切断	断端管理	
		基礎疾患に対する注意ができるか？　弾性包帯が巻けるかどうか？　断端周径・断端長を計測できるか？　皮膚の管理ができるか？　断端痛・幻肢痛の管理ができるか？
	切断肢練習	
		良肢位保持ができるか？　切断肢の可動域運動ができるか？　切断肢・残存筋力強化ができるか？
	義肢の適合検査	
		義肢の採寸ができるか？　ベンチアライメントをチェックできるか？　スタティックアライメントをチェックできるか？
		義肢の種類の選定ができるか？　装具義肢療法士との連携が可能か？
	義足歩行練習	
		安全な環境設定ができるか？　口頭指示は適切か？　セラピストの位置は適切か？　義肢装着練習を実施できるか？
		重心移動練習・バランス練習ができるか？　歩行練習（平行棒内・松葉杖・杖）を実施できるか？
		応用動作・歩行練習を実施できるか？　屋外歩行練習を実施できるか？
	異常歩行	
		ダイナミックアライメントをチェックできるか？　側方のアライメント調整ができるか？
		前後のアライメント調整ができるか？
		異常歩行（外転歩行，体幹の側屈，分回し歩行，内側ウイップ，外側ウイップなど）を確認できるか？

運動指導	自主トレーニング指導	
		正しい運動の誘導・指導　デモンストレーションの実施　わかりやすい説明　疼痛管理　リスク管理
	治療体操	□腰痛体操　□肩こり・頚椎体操　□側彎体操　□その他（　　　　　）

平成24年度のセラピスト教育におけるビジョンを明確にするため，バランススコアカード（BSC）に沿って，「教育システムの強化」を目標に掲げて取り組んだ．まず，教育マニュアルを改訂し，卒前・卒後教育における臨床教育指導方法は，CCSで実施すると定めた．今まで別々に存在していた実習生指導用マニュアルと新人指導用マニュアルを統一化し，平成23年度に作成したチェックリストを再考し，より当院の臨床場面に沿った内容へ改訂した（表27）．実習生にも使用できる内容である．

　さらに，全リハビリテーション職員に対して，CCS概念を理解してもらうために講師を招聘して講習会を開催し，職場内でも勉強会を開催した．

【平成24年度リハビリテーション教育における体制】

Step 1：ビジョン
- 地域におけるリハビリテーション拠点病院を構築する

Step 2：戦略の決定
- 学習に意欲的な職場環境を皆で作る

Step 3：重要成功要因と視点の決定
- 生涯学習（組織における教育風土作り）のためのシステム構築
- 認定・専門セラピストの輩出
- 各疾患における治療の確立を図る（治療内容の平均化，一定した治療効果）

Step 4：評価指標の確定
- CCS
- 認定・専門セラピスト数
- 病棟単位での各疾患における機能的自立度評価表(functional independence measure：FIM) 改善率

Step 5：スコアカードの評価
- 形成的評価（経験・未経験，長所・短所の把握）
- 各分野における認定・専門セラピストの配属
- FIM改善率向上

Step 6：アクション・プランの作成
- 教育運営体制の確立（CCS導入）
- 定期的な教育部ミーティング開催
    - ①スタッフ全体への教育目標とその運営方法の周知（教育理論，手法）
    - ②運営方法の確認・修正，卒後教育の状況確認
- 各疾患における患者評価・治療内容の均一化

Step 7：フォローアップと管理
- 各セラピストの定期的あるいは年度ごとの形成的評価確認
- 評価指標の運用確認

【平成 28 年度リハビリテーション教育における体制】

Step 1：ビジョン
　・地域におけるリハビリテーション拠点病院を構築する

Step 2：戦略の決定
　・臨床経験年数に関係なく，学習に意欲的な職場環境を皆で作る（教育システムの強化）

Step 3：重要成功要因と視点の決定
　・新人教育（各病棟の主要疾患の治療確立，退院支援マネジメントの流れを学習）
　・生涯学習（組織における教育風土作り）のためのシステム構築
　・認定・専門セラピストの輩出
　・各疾患における治療の確立を図る（治療内容の平均化，一定した治療効果）

Step 4：評価指標の確定
　・CCS
　・認定・専門セラピスト数
　・学会発表本数
　・その他医療安全件数，他部署からのクレーム内容

Step 5：スコアカードの評価
　・形成的評価（経験・未経験，長所・短所の把握）
　・各分野における認定・専門セラピストの配属
　・年間学会発表総数

Step 6：アクション・プランの作成
　・教育運営体制の確立（クリニカルラダーを採用）
　・基礎的な臨床技術（CCS 継続）
　・各病棟で定期的な新人教育ミーティング（目標達成に向けて進み具合の確認）
　　　①新人セラピストの業務参加の進み具合の確認
　　　②新人教育担当者へ CCS 概念に基づいた指導方法の周知
　・定期的な教育ミーティング開催（リハビリ科内教育方針）
　　　①新人の病棟移動時の指導者間の申し送り
　　　②各病棟の新人指導目標の設定・修正・変更（年 1 回）
　　　③臨床技術以外の教育（研究・組織的役割）などの確認
　・全体勉強会での取り組み（年 1 回）
　　　①スタッフ全体へ教育目標とその運営方法の周知（教育理論，手法）
　　　②運営方法の確認・修正，卒後教育の状況確認
　・各疾患における患者評価・治療内容の均一化

Step 7：フォローアップと管理
　・各セラピストの定期的あるいは年度ごとの形成的評価確認
　・評価指標の運用確認
　・教育方針の見直し・改訂（年 1 回）

2 運営体制

　前版でも紹介したように当院は，回復期リハ病棟，地域包括ケア病棟（2017年に亜急性期病棟から変更），一般病棟の三つの病棟からなっており，リハビリテーションセンターも病棟別でチームを編成している．リハビリテーションセンター組織（**図43**）において，各病棟チームに卒後教育体制（**図44**）を組み入れた．

　病棟チームを2チームに分け，それぞれのチームに新人セラピストを配属し，CEにはCCSにて指導を実践した経験者をあてた．CEと新人セラピストが，チームとして組んでいる中に中堅セラピスト（臨床指導経験者で当院教育方針を理解している）を配置し，指導方法のノウハウや実務上で指導に難色した場合に，アドバイスを受けられるようにした．実習生には別のCEをたて，チームの一員として臨床に関わってもらった．

　導入直後は教育部ミーティングを定期開催し，CE・各病棟リーダー・教育部スタッフ・管理職が出席する中で，CEから指導状況を報告する機会が設けられるよう取り決めた．報告内容を確認することにより，新人セラピスト間で経験値に差はないか，未経験の項目がないか，自立までいけない課題はないか，あればその対応策を検討した．

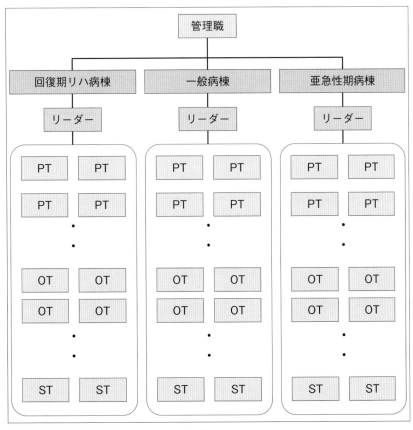

図43　リハビリテーションセンター組織

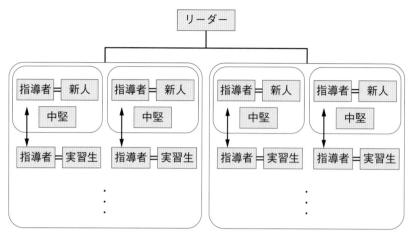

図44　回復期リハビリテーション病棟チームにおける教育体制

　このミーティングでは，新人セラピストの形成的評価の確認もあるが，CEに対して，指導内容を客観視して明確にすることを目的としていた．平成30年度より教育部ミーティングは，各チームで行う方向に変更し，教育方針の変更や計画，新人スタッフの病棟異動があった場合の申し送りに関しては，各病棟の指導担当者間で行う方針となった．

1. 新人セラピストに対する指導方法

　新人セラピストには，入職時にチェックリストを配布し，経験した項目をCEと確認し合う作業をするように伝達した．3カ月ごとに指導者から新人セラピストへできている項目，これから取り組むべき項目，課題などの現状把握と今後の計画について伝えるようにしている．日々の臨床については，CEと新人セラピストが毎朝スケジュール確認や関わる患者について情報交換を行っている．

2. CEに対する指導方法

　新人指導にあたるCEには，新人指導に使用しているチェックリストの確認に加えて退院支援マネジメントの確認，各病棟における教育年間スケジュール，目標達成を教育部スタッフから伝達している．定期的にCCS勉強会を継続し，当院臨床指導に対する指導方針の統一を図っている．

3 CCS 結果（平成 25 年度～平成 28 年度）

　平成 23 年度から継時的に新人（1 年目）の臨床スキルの獲得レベルを調査しており，平成 25～平成 28 年度の結果を下記に示した．CCS 導入以降から，新人セラピストの習得している臨床スキルに大幅な差はなく，一定量の技術スキルは習得できていることがわかった（**図 45**）．病棟の特徴として，回復期リハ病棟では，脳血管疾患 4 割，整形疾患 6 割，地域包括ケア病棟では内部疾患 1 割，脳血管疾患 1 割，整形疾患 8 割，一般病棟では内部疾患 2 割，脳血管疾患 4 割，運動器疾患 4 割であり，病棟別結果より，新人セラピストの最終的な臨床スキル獲得は，病棟の特徴とほぼ一致する結果となった（**図 46**）．

　病棟別で新人セラピストが担当した症例を示した（**表 28～30**）．入職時（4 月）は全体的に経験値が低く，認知スキルに関しては，レポート形式で実習経験を積んできたにもかかわらず，臨床実践において不十分であることがうかがえる（**図 47**）．共通項目②（家屋調査や連携に関する内容）や内部疾患などに関しては，臨床実習で経験する機会も少ないことから，多くの新人が，卒後研修（就職先）の実践で経験を積むことが考えられた（**図 48**）．

　芳野ら[22]の医療施設における PT 教育期間の調査によると，各新人 PT の指導期間の平

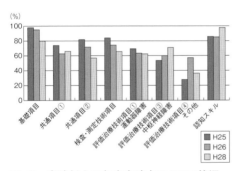

図 45　当院新人の年度末時点の CCS 状況

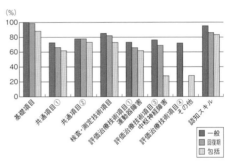

図 46　病棟別 CCS 状況

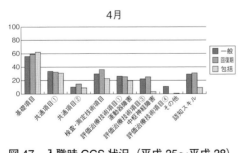

図 47　入職時 CCS 状況（平成 25～平成 28）

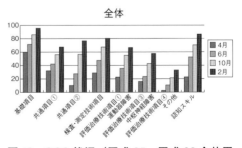

図 48　CCS 状況（平成 25～平成 28 全体平均：月別）

表28　回復期病棟―新人セラピストが関わった症例

運動器疾患	脳血管疾患
脛骨高原骨折	パーキンソン病
大腿骨頚部骨折術後	アテローム血栓性脳梗塞
人工膝関節置換術（TKA）	脳挫傷
大腿骨骨幹部骨折	脳出血（被殻・皮質下・視床）
脊椎圧迫骨折	頚椎症性脊髄症術後
脊柱固定術後	脳腫瘍摘出後
恥骨骨折	外傷性急性硬膜下血腫
坐骨骨折	脊髄梗塞
腰部脊柱管狭窄症	
TKA再置換	
恥骨・仙骨・腰椎の4・5骨折	
大腿骨人工骨頭置換術	
腰椎破裂骨折	

表29　地域包括ケア病棟―新人セラピストが関わった症例

運動器疾患	脳血管疾患	呼吸器疾患
人工膝関節置換術（TKA）	脊髄損傷	慢性閉塞性肺疾患（COPD）急性増悪
脊椎圧迫骨折	心原性脳塞栓症	肺炎
腰部脊柱管狭窄症	パーキンソン病	
人工股関節置換術（THA）		
肋骨骨折		
恥骨骨折		
足関節術後		
大腿骨人工骨頭置換術		
大腿骨近位部骨折		
脛骨遠位端骨折		

表30　一般病棟―新人セラピストが関わった症例

運動器疾患	脳血管疾患	呼吸器疾患
人工膝関節置換術（TKA）	脊椎損傷	慢性閉塞性肺疾患（COPD）急性増悪
脊椎圧迫骨折	心原性脳塞栓症	肺炎
腰部脊柱管狭窄症	アテローム血栓性脳梗塞	
人工股関節置換術（THA）	脳挫傷	
肋骨骨折	脳出血（被殻・皮質下・視床）	
恥骨骨折	頚椎症性脊髄症術後	
足関節術後	脳腫瘍摘出後	
大腿骨人工骨頭置換術	外傷性急性硬膜下血腫	
大腿骨近位部骨折	脊髄梗塞	
脛骨遠位端骨折	パーキンソン病	
脛骨高原骨折		
大腿骨骨幹部骨折		
脊柱固定術後		
坐骨骨折		
TKA再置換術		
恥骨・仙骨・腰椎の4・5骨折		
腰椎破裂骨折		

均が 9.4 カ月と報告されており，当院の結果からも，卒業時点で臨床業務を行うには技術不足が多く，即戦力にはなり得ないことが推察できる．今後は，当院の基礎診療技術が，全国レベルに沿っているものかを検討・精進していきたいと考える．

4 CCS とインシデント発生件数

CCS 導入 1 年後（平成 24～28 年度）の新人セラピストのインシデント報告をまとめた．CCS 導入前のインシデント発生件数が調査できなかったため，比較できなかったのは残念だが，新人が起こしたアクシデント件数は 0 件で CCS による効果をうかがわせる（図 49）．導入後の当院の新人セラピストが報告したインシデント発生件数は 10 件であったが，新人セラピストのインシデント発生期間が平均 5 カ月内という，早い段階であった．リハビリテーションにおける医療事故に関して，1 年目は上半期の事故が多く，技術面の不足や患者の能力に対する評価が未熟であることが，事故を起こしやすいと報告されている[23]．当院新人のインシデント報告内容は，理学療法中の膝折れや転倒予見不足によるものが多く，そのほかライン抜去，剥離，処方確認ミスがあった（図 50）．

これらの結果から，CE が指導していたにもかかわらず，インシデントは上半期に報告されているため，個人や事故の因子以外に教育側の焦りや新人セラピストの能力把握不足により，新人に能力以上の臨床実践を求めた結果も一因ではないかと考える．他施設の取り組みとして，共通したリスク管理のリストを取り入れ，新人セラピストのインシデント発生率を抑えられた報告もある[24]．よって，技術面の不足や患者能力の把握が未熟な新人セラピストを育成するうえで，医療事故の件数を把握しておくことも，CCS による教育効果のアウトカムになりうるだろう．

リハ科の医療事故に関する取り組みとしては，院内の医療安全委員会が定期的に勉強会を開催している．リハビリ科で発生率の高い転倒やトランスファー時の表皮剥離などに関

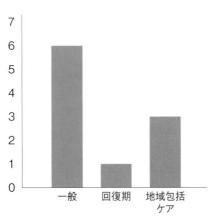

図 49 当院新人インシデント件数（平成 24～28 年度）

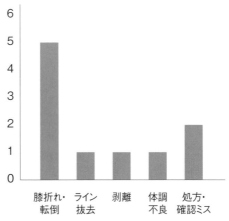

図 50 当院インシデント内容（平成 24～28 年度）

しては，CCS チェックリストの共通項目①の介助技術や各疾患別項目④〜⑥のリスク管理項目の中に記載されている．しかし，発生時は内容報告のみとなっており，新人に対する医療安全の視点は，指導者個人に任されているのが現状である．よって，リハビリ科内で医療安全に対する教育体制にも工夫が必要かと思われる．医療事故に関しては，個人の特性も少なからず影響している報告[25]もあるため，すべてのアクシデントを防ぐことが可能とは言えないが，当院の結果からも，確実にアクシデント数を軽減することはできると考える．

5 導入後の問題点

　導入前の問題点は職員への CCS 導入に対する理解を得る，CCS 導入の利点の説明や CCS を具体的に臨床で使用するための，チェックリスト内容の検討がほとんどかと思われる．導入後の問題点に関しては，CE が限定されること，施設の特徴や教育体制の未熟さが影響し，CE の業務負担や CE 個人の CCS の理解度によって，指導内容に差が生じるなどが挙げられる．

　当院では，計画性を持って新人セラピストに多疾患もしくは重症度の高い症例を経験させることができていなかった例，2 年目以降でも重症患者が担当できない例，退院支援が見学段階だった例が挙げられる．当院 CCS チェックリストの割合は，診療技術の割合が 84％なのに対して，適正，管理業務（マネジメント能力），医療安全・感染対策に関しては全体の 16％であったため，日常業務のすべてをフォローできていないことがわかった（図51）．平成 23 年度導入開始時点で，臨床スキルの習得が目的であったため，当院 CCS チェックリストはこのような割合になっていた．しかし，新人セラピスト指導は臨床技術指導に加えて，患者の退院までの経過を直接的介入のみならず，間接的介入として書類の作成や多職種とのカンファレンス実施など，求められる日常業務がある．すべてのスキルを包括的・継続的に指導を行ううえでは，チェックリストの活用だけでは不十分であったといえる．適正・管理業務に関して，ある一定の項目はあるが，自己研鑽に関しては具体的な指針がないなど，卒後教育を生涯教育として捉えて指導するには，当院 CCS チェック

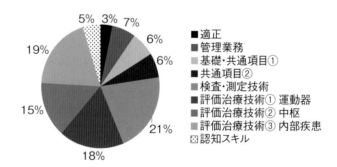

図51　当院 CCS チェックリスト項目の割合

リストの改良が必要であることが示唆された.

また,導入後も新人セラピストの育成に関して,CCS導入で失敗による経験が少なくなり,自己学習能力が低くなることに対する懸念の声や社会スキルに関することなど,CCS取り組みに対して,悲観的な意見を述べるスタッフも散見している.Gardner[26]によると,新人の社会スキルに対する専門家の評価は,意外と専門知識より,挨拶など社会人としての人格的要素を評価するという調査結果があり,当院リハ科においても,CCSの取り組みで意図しなかった社会スキルの問題点がより表面化したと考えられる.社会スキルの問題は,卒前の臨床実習指導課題でもよく議論されており,当院リハ科だけの傾向もしくはCCS導入後の問題点とはいえないと思われる.

6 導入後の問題点に対する取り組み

当院リハ科チェックリスト以外の業務内容を間接介入と直接介入に分けた表を作成し,CEが指導できるようにした.また,指導内容の見落としや未経験疾患などを明示した年間計画表を作成した(**表31,32,図52**).それを用いて年度始めにCE側と新人セラピストにCCSの概要と指導内容の説明を継続している.これまで疾患別の経験を優先的に行ってきたが,平成29年度からは回復過程に合わせて,入院から退院支援までの一連の流れに優先を置き,新人教育を行っている.

7 卒後教育をCCSで行うには

臨床スキルに関しては,臨床実習学生同様で構わないが,卒後教育はさらに生涯教育を意識した指導へと導いていく必要がある.当院では卒後教育の視点が新人セラピストの臨床技術獲得を重点的に行っていたため,新人教育に対してはある一定の結果を残していると思われる.しかし,中堅者以降の連続的な指導は滞っており,生涯学習指導に課題を残している.中堅者以降は自身にて課題を明確にし,自己研鑽していくことを求めていきたい.

表 31　平成 29 年度教育計画表（回復期病棟）

H29 年度

		4月	5月	6月	7月	8月	9月	10月	11月	12月	1月	2月	3月
日程予定		2年目CCS評価ミーティング	CCS評価（新人）	教育係ミーティング	2年目CCS評価ミーティング	CCS評価（新人）	教育係ミーティング		CCS評価（新人）	教育係ミーティング	CCS評価（新人）	教育係ミーティング	
教育係の役割			1年目CCS評価ミーティング			1年目CCS評価ミーティング			1年目CCS評価ミーティング		1年目CCS評価ミーティング	異動の申し送り	
新人教育目標	1年目	□新人研修終了後より副担当、申し送り担当、CEの申し送りを受け持つ・申し送りの患者様は見学・模倣を行う（一部診療担当）	□脳血管（一部診療担当）□CEの申し送り中心□歩行自立レベルの症例□整形回診見学（一部診療担当）	□入棟時評価自立□重症度の高い運動器疾患担当□装具作成検討レベル□ケース目標カンファレンス自立＜自立可能な疾患＞廃用症候群、軽度CVA、TKA	□整形カンファレンス＜自立可能な疾患＞大腿骨頸部骨折、圧迫骨折	□運動器疾患自立□日曜出勤開始	□重症度の高いCVA□心疾患リスク管理□内科カンファレンス自立	□運動器疾患自立					＜回復期の経験疾患＞□CVA（意識障害重度）□CVA（軽度）装具検討□廃用症候群□圧迫骨折□股関節疾患□膝関節疾患□頸椎術後□認知症
	2年目			□地域包括病棟：介助量多めの脳血管障害、認知症患者中心に担当□一般病棟：自宅調査を必要とする症例を中心に担当		すべて自立課題を残している場合は、再度CCSによる指導を継続							
家屋調査		□家屋調査同見学、見取り図作成	□家屋調査同行、見取り図自立	□家屋調査を主導で行える（CE同行あり）		□併用セラピストとの家屋調査実施（CE同行なし）							

表32 業務内容リスト

入院時	ID					
	患者名					
	処方箋確認					
	患者登録確認（起算日・疾患別リハ）					
	予定・実施入力					
	算定項目（基準日・単位数管理・早期リハ・総合リハ実施計画書・退院時リハ指導）					
	入院時リハビリテーション実施計画書作成					
入院中	カルテ記載					
	初期・中間・最終評価（カンファレンス前）記録					
	FIM（毎月）					
	回診記録					
	整形回診					
	NST					
	自宅訪問調査日程を検討し，相談員に報告					
	デジカメ・車の予約方法					
	家屋調査時の物品確認					
	家屋調査報告書作成・PDF化					
	家屋調査報告会					
	福祉用具貸し出し管理					
	スタッフ間申し送り					
	リハビリテーション総合実施計画書が作成できる					
	カンファレンスでの役割遂行					
	ブレースカンファの調整					
	カンファレンス管理の実績登録					
	リハビリテーション総合実施計画書の算定・カルテコメント					
退院時	退院後リハビリテーション調整（介護保険へ移行・外来など）					
	情報提供書・退院時サマリー作成					
	地域連携パス					
その他	外来受付案内					
	a：当日受付・予約（予約表）・支払い方法等説明					
	b：当番					
	c：松葉杖歩行指導					
	d：計測記録・提出方法					
	物品記入方法					
	パルス記入					
	症例報告作成・発表					

(つづき)

地域包括	朝の申し送り								
	リハビリ時間の記入								
	ラウンド記入								
	医師回診記入								
	ケースカンファレンス（適宜）								
	入棟時評価（ADL表記入）								
	自宅調査（日程調査）カンファレンス前								
	2回目のカンファレンスの報告（日程調査）								
	退院時指導料								
	計測								
一般	患者登録の区分変更								
	退院時指導料								
	がんリハ算定								
	緩和リハ算定								
	3北　緩和回診								
	目標設定管理料								
3南	朝の申し送り								
	入棟時評価								
	ケースカンファレンス（毎月1回）日程調整								
	朝の時間調整								
	物品チェック								
	リハビリカンファレンス								
	チームへの申し送り方法								
	毎月ADL週間の取り組み								
	身体障害者手帳の計測								

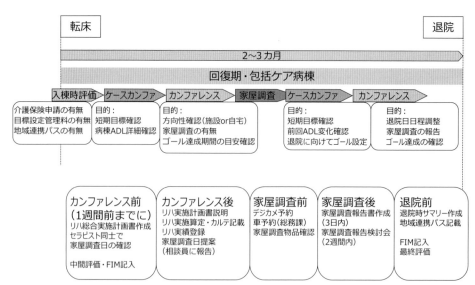

図52　退院までのマネジメント

8 卒後教育における問題点

1. 臨床現場

　これまでの報告をもとに，CCSを導入したからいいという安易な考えは避けたい．以前は入職後より，患者を担当することで新人セラピストも経験者と同程度の算定請求点数を求められた．しかし，早期に新人が患者を担当できるように指導することは，逆にCE側の焦りとなり，新人に能力以上の期待をしてしまうことで，アクシデント発生やハラスメントになることが懸念される．各科で新人教育期間を明確にし，CEのみで新人把握を行うのではなく，科全体で教育風土を作る体制や教育内容をシステム化する必要がある．また，CCS導入後も，CEを増やしていくために継続した指導者育成の勉強会も必要であり，全体で新人の能力を把握できる環境作りを行うことが必要である．セラピスト数が増員されると，理念の浸透が難しいため，どのようなセラピストを輩出するか目標を統一し，人材育成するうえでCCSを導入することがよいと思われる．

①新人指導においては，学生指導と比較して指導する範囲が一挙に拡大することから，患者退院支援マネジメント・基礎診療技術に至る項目をフォローする

②生涯教育に導くために，各病棟で管理職・教育係を含め，新人教育に対する指導内容の不足を補うことと，新人セラピストが自身のスキルを認識できるためにチェックリストを活用する

　組織内で取り組むには，一セラピストが一新人に対する教育理念を掲げて指導することは，目標到達に違いが生じるため，CCSの基本理念でもある，

①意図的
②計画的
③継続的

に対しては，組織内である程度教育方針を提示するほうがよいと思われる．

④双方向
⑤個別性
⑥業務内
⑦過程指導

　指導者は，各病院の教育方針を理解したうえで，上記④〜⑦を意識して現場指導にあたる環境を作ることも必要だろう．

2. 指導者育成

　指導者自身が，臨床経験3年目で指導能力を兼ね備えているかは個人差があるため，科全体の教育方針の統一が必要である．そうでなければ，卒後教育は指導者による一時的指導になる恐れがある．また，認知徒弟制に基づいたMCTQ（The Maastricht Clinical Teaching Questionnaire）の和訳[27]を活用し，指導者に具体的な対応を示せば，CCSに対する理解度も深まるかと思われる．指導者の育成に関しては，自身の生涯教育も視点に入

れて，病院の特性理解やマネジメント能力なども含め，指導者育成に取り組んでいきたい．

3. 新人セラピスト育成

　臨床場面においては主体性が求められ，自ら考え行動することが要求される．基本的な臨床技術を幅広く経験し，到達可能な目標を設定して，生涯教育に移行していくことが重要であり，能動的に目標を掲げ，取り組めるようにしていきたい．

9　卒前教育に求めること

　卒後教育は各組織の教育体制が影響しやすい．そのため組織では，地域における役割や質の高いセラピスト育成に向けて，組織的特徴を踏まえて教育体制を構築する必要がある．卒前教育は最終的に卒後教育を経て，生涯教育へシームレスに移行していく前段階であり，臨床実習期間にさまざまな経験を行い，模倣まで行えるとより良い卒後教育につなげられるのではないかと考える．臨床実習では，患者の退院支援や目標設定を示すために，認知徒弟制による指導，正統的周辺参加の取り組みを行う大切な期間であることを認識して，指導にあたる必要がある．

COLUMN

【CCS導入時の学校としての工夫に関すること】

　本校は2018（平成30）年からの導入に向け，2015（平成27）年度より先駆者による教員向け研修，CCS実践施設での見学研修など徹底した教員への啓発活動を実施．その後，実習要綱やチェックリスト，課題，評定の見直し・準備とともに，CCS先行導入施設でのCCS実習を実施し，臨床教育者と教員との意見交換会にて問題点の抽出，考え方の乖離を埋める取り組みを行う．導入前の1年間は，実習施設に対し「CCSの基礎理論」から「導入に向けて」，実践編として「CCSの教育的戦略」について段階づけた研修会を行う．学内においては同法人施設の協力のもと，1年次からCCS形式の実習を行うことで，学生に対してもCCS実習の目的について理解させている．

　　　　　　　　　　　　　岡　大樹（専門学校久留米リハビリテーション学院　作業療法学科）

9 卒後教育における展開 —訪問リハビリテーション

　訪問リハビリテーション（以下，訪問リハ）に携わるセラピストにおいて，新人であっても要介護状態にある利用者やその家族，または医療・介護に携わる多職種から信頼を得られることが必要である．そこで，当ステーション（リハビリ本舗あっぷる訪問看護ステーション）では，訪問リハに携わるセラピストとしてふさわしい「技能・知識・態度」を獲得することを目的に，「新人セラピスト教育システム」を作成・実践している．

　今回は，当ステーションが実践している「訪問リハのための新人セラピスト教育システム」について紹介する．

1 段階別訪問（図53）

　当教育システムは，すべてOn-the-Job Trainingを基盤とするCCSで実践している．したがって，入職間もない新人セラピストが1人で訪問し，帰社後に担当の臨床教育者（CE）から技術的指導などを仰ぐことはない．まずは，CEの同行訪問から開始し，代行訪問，代理訪問へと段階的に進める．また，代行訪問以降でも，CEがたびたび同行して報告・連絡・相談を実施する．

　①同行訪問：新人は，CEが実施する「訪問の準備」「評価・治療場面」「接遇面」「書類作成」などの，すべての業務に関して「見学」および「模倣」を経験しながら，利用者の問題点の共有化などを行う．同行訪問を開始してから，2週間前後で代行訪問に移行することが目標．

　②代行訪問：CEのかわりに単独で訪問し，あらかじめ決められたプログラムなどを実

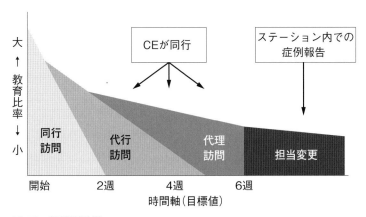

図53　段階別訪問

施する.この時点から,新人が単位算定を行う.同行訪問を開始してから4週間前後で代理訪問に移行することが目標.

③代理訪問:CEのかわりに単独で訪問し,CEの助言を受けながら,プログラム変更なども実施.同行訪問を開始してから6週間前後で自立(担当変更)に移行することが目標.その後は,CEの助言を受けながら,当ステーション内にて症例報告を実施する.

2 各訪問段階での教育目標(表33)

CEは,教育目標に向けた取り組みを十分に理解する必要がある.当ステーションでは,独自で作成した教育チェックリストを用いて,進捗状況を確認しながら当教育システムを進めている.

表33 各訪問段階での教育目標

同行訪問
- ✓ CEが立案したすべての治療内容が,新人セラピスト単独で実施可能になる
- ✓ 新人セラピストが,その治療プログラムの意図をCEの助言のもとで理解できる
- ✓ 検査・測定や評価が,CEの助言のもとで実施できる
- ✓ リスク管理や緊急時の対応をCEの助言のもとで理解できる
- ✓ 訪問した際に,適切な接遇・マナーが実施できる
- ✓ 利用者宅への順路がわかる
- ✓ 利用者宅でのバイク(自転車)駐車位置や訪問方法がわかる
- ✓ 訪問するための準備が1人でできる

代行訪問
- ✓ 問診や会話から生活状況の変化に気づくことができる
- ✓ 検査・測定や評価によって,日々の状態の変化に気づくことができる
- ✓ 記録や報告ができる

代理訪問
- ✓ 目標の再設定が,CEの助言のもとで実施できる
- ✓ 利用者や家族への指導が,CEの助言のもとで実施できる
- ✓ 効果判定が,CEの助言のもとで実施できる
- ✓ プログラムの修正が,CEの助言のもとで実施できる
- ✓ 症例報告が,CEの助言のもとで実施できる

3 教育チェックリスト

新人教育において,「検査・治療技術」「認知スキル」「事務・周辺業務」「基本姿勢・行動」に関する事項の「何ができて,何ができていないか」という形成的評価を細かく確認しながら進める必要がある.そのために教育チェックリストは,教育ナビゲーションツールとして必要不可欠である.

CEは,新人が同行する利用者を決定したのち,利用者情報(リハ病名,既往症,経過,目標,プログラム,リスク,その他)や,利用者に実際に実施している評価や治療項目(技

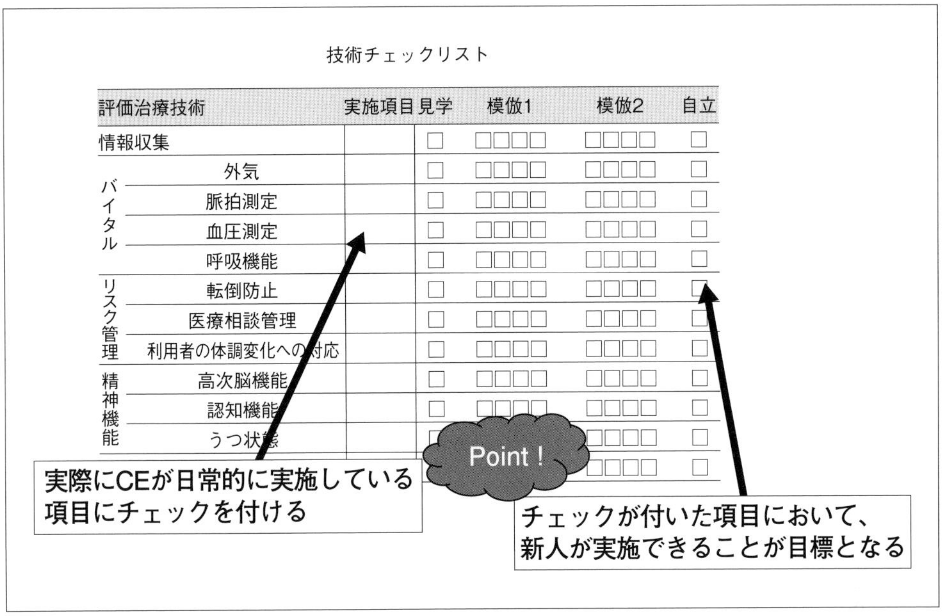

9. 卒後教育における展開―訪問リハビリテーション

技術チェックリスト

評価治療技術		実施項目	見学	模倣1	模倣2	自立
情報収集			□	□□□□	□□□□	□
バイタル	外気		□	□□□□	□□□□	□
	脈拍測定		□	□□□□	□□□□	□
	血圧測定		□	□□□□	□□□□	□
	呼吸機能		□	□□□□	□□□□	□
リスク管理	転倒防止		□	□□□□	□□□□	□
	医療相談管理		□	□□□□	□□□□	□
	利用者の体調変化への対応		□	□□□□	□□□□	□
精神機能	高次脳機能		□	□□□□	□□□□	□
	認知機能		□	□□□□	□□□□	□
	うつ状態		□	□□□□	□□□□	□

- 実際にCEが日常的に実施している項目にチェックを付ける
- **Point！**
- チェックが付いた項目において，新人が実施できることが目標となる

図 54 技術チェックリスト

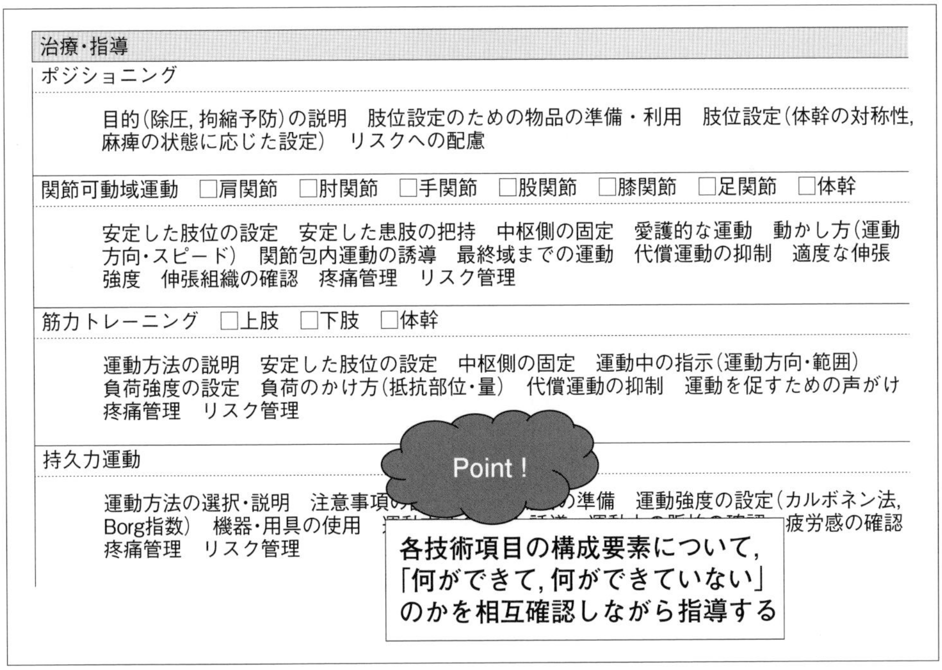

治療・指導

ポジショニング
　目的(除圧，拘縮予防)の説明　肢位設定のための物品の準備・利用　肢位設定(体幹の対称性，麻痺の状態に応じた設定)　リスクへの配慮

関節可動域運動　□肩関節　□肘関節　□手関節　□股関節　□膝関節　□足関節　□体幹
　安定した肢位の設定　安定した患肢の把持　中枢側の固定　愛護的な運動　動かし方(運動方向・スピード)　関節包内運動の誘導　最終域までの運動　代償運動の抑制　適度な伸張強度　伸張組織の確認　疼痛管理　リスク管理

筋力トレーニング　□上肢　□下肢　□体幹
　運動方法の説明　安定した肢位の設定　中枢側の固定　運動中の指示(運動方向・範囲)　負荷強度の設定　負荷のかけ方(抵抗部位・量)　代償運動の抑制　運動を促すための声がけ　疼痛管理　リスク管理

持久力運動
　運動方法の選択・説明　注意事項の説明　準備　運動強度の設定(カルボネン法，Borg指数)　機器・用具の使用　運動中の脈拍の確認　疲労感の確認　疼痛管理　リスク管理

Point！
各技術項目の構成要素について，「何ができて，何ができていない」のかを相互確認しながら指導する

図 55 訪問リハ・チェックポイント

術チェックリスト：**図54**)などを，初回同行訪問前に説明しておく．同行訪問時には，新人が見学や模倣を実施した際に，可能な限り，その場でCEがその項目の見学欄・模倣欄・自立欄にチェックする．また，訪問リハ・チェックポイント(**図55**)を用いて，どの技術

が，どのような理由で未熟であるのかを，十分に新人へフィードバックする必要がある．

チェックリストは，1人の利用者に対し1冊必要になる．例えば，10人の利用者に同行するのであれば10冊必要となり，その10人の利用者間での技術力や経験数を，チェックリストを用いて客観的に対比することを意図している．

4 指導の実際

CEは，新人セラピストが実際に同行訪問を実施する中で，さまざまな項目に対し，「見学」「模倣」「実施」を段階づけて指導する必要がある．技術習得には，単に，CEが実施している治療などを漠然とみせたのちに，真似をさせることで上達するわけではない．

「見学」させる際には，可能な限り「○○な問題があるので，○○のような方法で，○○を実施している．その際に，○○な理由で，○○にも留意して実施するので，その点についてよく見ておくように」といった内容を解説しながら（もしくは事前に説明したのち）観察させることが必要である．このように意図した「見学」を行うことで，新人セラピストは理解を深め，利用者にしっかり目を向けることができるようになると考える．

「模倣」は非常に重要なプロセスである．まずは，新人セラピストに留意点を説明しながら手取り足取り指導し，何度も繰り返し行わせてみる．CEは，必要に応じて口頭での指導を加えながら，繰り返し経験させることが重要である．

「実施」とは「模倣」を繰り返すことで，限定的な技術の指導や確認も不要になることである．当然ながら，一つの技術が「実施」だからといって，すべての技術が「実施」になるわけではない．しかし，「実施」の項目が徐々に増えていくことで，目の前の利用者の検査測定・評価や治療が独力で可能になっていく．「実施」になる項目の順番などはないので，できることからどんどん経験させていくことが必要である．また，知識が不足していても「見学」「模倣」を行うことで，自己学習意欲が高まりやすくなると考える．

技術指導において重要なことは，どんな項目がどの段階にあるのか，新人セラピストの成長をチェックリストにて把握しておくことである．「模倣」止まりの項目があるのであれば，「どの要素が未熟なのか」「経験が不足しているのか」など，CEはその要因を分析し，新人セラピストと問題点を共有して解決策を講じる必要がある．

5 指導者への教育・研修

一般に「師の背中をみて弟子は育つ」などとよくいわれる．このことわざは，弟子が師匠のやっていることをみて，それが当たり前のことと思って自分の常識にしてしまうという意味である．師匠（＝CE）が優秀であればよいが，まったく優秀でない場合，一番被害を受けるのは弟子（＝新人セラピスト）である．そのためにCEは，常日頃から知識・技能における自己研鑽に励み，興味・関心・意欲・態度という情意的基盤が必要不可欠であると考える．したがってCEには，指導を開始してから1年以内に2回以上の教育関連の

研修会に参加することを義務づけている．

　従来は，新人セラピストのみがCEから評価されていたが，新人セラピストのみならずCEも教育管理者（Supervisor：SV）から「教育能力評価」を受けることが望ましいと考える．その理由は，当教育システムにおいて，主に利用者宅にてCEと新人セラピスト間にて履行されることが大半である．したがってCEが，どのような教育を新人セラピストに履行しているのか不透明な部分が多い．そのためにSVは，「CEの教育方法や教育目標は適切か」「新人セラピストが過負荷になっていないか」「CEが教えすぎていないか」などに関して，マネジメントする必要がある．前述したように利用者宅という閉ざされた環境下で教育が履行されることが多い訪問リハにおいては，新人教育をCEだけに委ねるのではなく，CEがSVから日常的かつ定期的に指導・評価されることが，特に重要になると考える．

COLUMN

【CCS導入時の学校としての工夫に関すること】
　臨床実習は，学内教育で修得した知識や技術の実践力を養うための一授業科目である．臨床実習の実施にあたっては，まずは学生指導の方法がいかようでも，①学校の教員が自校の教育課程における臨床実習の位置づけを明確に把握し，臨床教育者へ説明することが必要と考える．次に，②CCS導入に至った経緯および手順も含めた実践方法ついて，臨床教育者と見解統一をしておくことが重要である．
　当校では，前述の2点の精度を高めるために臨床実習打ち合わせ会議を活用している．具体的には，実習施設の中からCCSを実践している施設を選定し，そこの臨床教育者に，自施設のCCSの指導全般についてのプレゼンテーションをしてもらい，その後の全体ディスカッションで，学生指導のあり方についての見解の統一を図っている．

　　　　　　　　　　　　　　永野　忍（九州医療スポーツ専門学校　理学療法学科　学科長補佐）

【第7章文献】

1) 中川法一, 加納一則：クリニカル・クラークシップにおける学生評価. 理学療法学 **28**：198-202, 2001
2) Miller GE：The assessment of clinical skills/competence/performance. *Acad Med* **65**：S63-S67, 1990
3) 大垣昌之：退院前訪問指導後のフォローアップの必要性. PTジャーナル **38**：581-583, 2004
4) 日本リハビリテーション病院・施設協会, 全国回復期リハビリテーション病棟連絡協議会（編）：回復期リハビリテーション病棟―新しいシステムと運営のしかた. 三輪書店, 2003, pp49-90
5) 中川法一：セラピストのためのクリニカルクラークシップ研究会. 第1回研修会資料, 2012
6) Lave J, Wenger E（佐伯 胖・訳）：状況に埋め込まれた学習―正統的周辺参加. 産業図書, 1993
7) 中川法一：セラピスト教育におけるクリニカル・クラークシップの創造. 中川法一（編）：セラピスト教育のためのクリニカル・クラークシップのすすめ. 三輪書店, 2007, p28
8) 日本理学療法士協会（編）：理学療法白書. 日本理学療法士協会, 1985-2005
9) 沖田 実（編）：関節可動域制限―病態の理解と治療の考え方. 三輪書店, 2008, p4
10) 福田 修（監）, 伊藤俊一, 星 文彦（編）：PT・OTのための測定評価1 ROM測定. 三輪書店, 2006, pp3-4
11) 臼田 滋：動作分析の展開. 高橋正明（編）, 奈良 勲（監）：標準理学療法学専門分野臨床動作分析. 医学書院, 2009, p54
12) 野口大助, 濱崎寛臣：回復期の運動療法. 原 寛美, 吉尾雅春（編）：脳卒中理学療法の論理と技術. メジカルビュー社, 2013, pp373-374
13) 大畑光司：歩行再建歩行の理解とトレーニング. 三輪書店, 2017, pp140-141
14) 内山 靖：エディトリアル-歩行の安全性. PTジャーナル **51**：385-387, 2017
15) 高橋仁美, 金子 操, 砥上恵幸（編）：即解 こんなときどうする！ リハビリテーションスタッフのためのトラブルシューティング. 中山書店, 2011
16) 内山 靖：クリニカルリーズニング―理学療法士に求められる臨床能力. PTジャーナル **43**：93-98, 2009
17) 有馬慶美：理学療法士養成課程におけるクリニカルリーズニング教授法. PTジャーナル **43**：101-105, 2009
18) XMind：http://jp.xmind.net
19) 山下昌彦, 玉利光太郎：臨床思考図を用いた症例検討会が発表者と聴講者双方の臨床推論および推論伝達に与える影響. 理学療法学 **39**（大会特別号）：108, 2012
20) Brown JS, Collins A, Duguid P（道又 爾・訳）：状況的認知と学習の文化. 現代思想 **19**：62-87, 1991（Brown JS, Collins A, Duguid P：Situated cognition and the culture of learning. *Educ Res* **18**：32-42, 1989）
21) 鈴木克明：「魅力ある教材」設計・開発の枠組みについて―ARCS動機づけモデルを中心に. 教育メディア研究 **1**：50-61, 1995
22) 芳野 純, 臼田 滋：医療施設における理学療法士の継続教育の現状. 理学療法学 **25**：55-60, 2010
23) 久保進也, 伊藤 隆, 横串算敏：当院リハビリテーション部における医療事故の現状と分析. 北海道リハビリテーション学会雑誌 **35**：75-78, 2010
24) 井上靖悟, 大高洋平, 小田ちひろ, 他：リハビリテーション病院の新人理学療法士に対する転倒予防教育プログラム. 日本転倒予防学会誌 **3**：47-54, 2017
25) 天野 寛, 酒井俊彰, 酒井順哉：医療事故防止におけるヒューマンファクターによるインシデントと個人特性の関係分析. パーソナリティ研究 **16**：92-99, 2007
26) Gardner H, Csikszentmihalyi M, Damon W：Good work When excellence and ethics meet. Basic Books
27) 西城卓也：認知的徒弟制に基づいた, 学生による臨床指導医評価；マーストリヒト臨床教育評価（The Maastricht Clinical Teaching Questionnaire（MCTQ）日本語版）. 医療教育 **43**：86, 2012

第8章

スタイル論の強化

1 システム論とスタイル論

　日本人のメンタリティーという部分の問題なのか，個人差なのかは判然としないが，異質のものの「良いとこ取り」をすれば，素晴らしいモノができ上がると勘違いしている人が多いように感じる．勘違いからではなく，何も学ばずにただ適当な折衷案や「良いとこ取り」で満足している方々とは，議論をする余地すらないのだが，時に不毛の議論を行い後悔することがある．学内において臨床実習の責任者であるにもかかわらず，臨床実習の変遷，意義，目的，教育 outcome をはじめ，現在の臨床実習が抱える問題点について何もわからない（知らない）という御仁は，良心のもとで教育者という看板を下ろしていただきたいものである．したがって，ここでの勘違いとは少なくとも好意的な表現であり，システムとスタイルについての概念を，勘違いしている人々を指している．このような人の多くは，現在動いている事業が，どのようなシステムをベースに構築されているのかなど考えたことがなく，すでに存在（経験）している手法に検証を加えず，そのまま継承してきたのである．これを「経験則依存」と呼ぶ．

　一般的な財政を考えるときに，目的に相応する収支予算の構築が基盤にあり，その後に執行方法が策定され，運用状況に応じた修正が加えられる．財政という大きな目的と予算基盤の理解がなければ，目前の現金をみて使途を考えるだけのことになり，財政目的を果たせないのはもちろんのこと，財政破綻をきたすことも容易に予測できる．ここでいう財政と予算基盤のことをシステムと捉えると理解しやすいと思うが，工夫と呼ばれる目先や小手先の表面的細工は，やがて破綻をきたすのである．経験則依存というのは「手元に100万円あるときは株を買うのがよい」という教えを盲信しているのと同じであり，この株が下落すれば，さらに小手先で工夫をするが結局のところうまくいかずに，一生懸命にやったが買った株が悪く，仕方ない状況だったということで片づけてしまい，自省ができないのである．

　経験則依存の問題点は自省ができないという点に尽きる．自省ができなければ，時代に応じた大局的な思考（システムの見直し）に至らず，自らの経験則に合致しないものを否定し排除するのである．この否定が変化を，ひいては進化を拒むことにつながり，衰退の途へと導く．基盤にあるシステムに対し，皮相的な部分はスタイルと呼ばれ，スタイル論は得てして個人の感情論が優先される次元である．

　やや冗長にシステムとスタイルを説明してきたが，臨床実習を顧みたときに，果たしてシステム論として正当に議論できてきたであろうか．もう少し踏み込んで言えば，われわれは臨床実習に関わる教育や学習を理論的に学んできただろうか．ここに問題があり，わが国におけるセラピストの臨床実習の歴史は経験則の積み重ねにしか過ぎず，経験則依存と言わざるを得ない．だから臨床実習に閉塞感が出てきた現在でも，スタイル論に終始し

ている．代表的な例では，急性期施設での医療リスクの向上と在院日数の減少に，臨床実習はもはや展開できないと感嘆し，実習時間確保が目的と化した見学実習へと後退するといったことがある．ここに臨床実習の目的を交えた議論はまったく存在せず，「担当ができない」ことのみを問題にしたスタイル論に終始するのである．

1 臨床実習の目的はクリニカルワークでしか達成できない

　カリキュラム上での臨床実習の目的（存在意義）は，すでに第2章-1-③「カリキュラムとしての存在意義の喪失」にて解説した．ここでは，学生の学習プロセスの視点から臨床実習の目的について少し触れておく．

　学生は臨床へ赴き，患者に触れ考え行動を起こしながら，さまざまなスキルの修得を行い成長するのである．では臨床とは何だと考えたときに，患者と患者を取り巻く医療現場のリアルな存在にほかならない．この内容については第2章-1-④「リアリティの問題」にて，本当の（＝擬似でない）現場でしか育まれないスキルの実用性に関して触れ，臨床で学ぶ重要性を唱えた．この点を学生は十分に理解し，期待感で胸を膨らませている．逆の言い方をすれば，臨床実習に行ってまで，テキストベースのデスクワークで学ぶとは思ってもいないわけである．しかし現実は，経験則依存の指導者たちによるレポート課題というデスクワークの罠にはまり，志気も上がらないまま「合格」という誤った実習目的にすり替わるのである．

　目的のすり替わり現象が起こるのは，実習目的を達成するためのシステムが理解されていないからである．正しく実習目的を達成するためには，学内教育と臨床教育の役割分担を理解し，臨床でしか得られない「患者を通した学び」の環境を提供するシステムを構築することと，そのシステムを理解することが不可欠である．臨床実習の目的は，クリニカルワークでしか達成できないことを念頭に置き，システムの構築や改良を加えるべきである．現在の臨床実習は，目的達成のシステム論を抜きにして暴走しているとしかいえない．「学生に担当患者が与えられない」のでどうするかではなく，なぜ患者担当制が必要なのか，「CCSではレポートも書けない」ではなく，なぜレポートが必要なのかを，臨床実習の目的に照合しながら考える必要がある．

　臨床実習は単に指定規則の時間を消化する場ではない．教育の一環として存在し，学生にとっては貴重な学びの場である．経験則に依存する臨床実習は，重要なこの観点を失って，非教育的な実施スタイルのみが改変・強化されてきた．臨床実習の目的は，クリニカルワークでしか達成できないことは議論の余地もないのだから，そのためのシステムを考えなければ，臨床実習は正しく遂行できないという自省行動を起こさなければ，セラピスト教育は終焉を告げることとなる．

2 CCSはシステムである

「レポート課題がないのが，患者を担当しないのが，チェックリストをつけるのが，CCSである」と思っておられる方々によく遭遇する．まったくもっての誤認識であり，教育システムを理解しない方の典型である．われわれはレポートを用いずチェックリストの利用を推奨しているし，患者担当制は否定している．しかし，CCSの起点はこれらにはない．臨床実習そのものにも目的達成のためのシステムが構築されていなければ，これらは単なるスタイルにしか過ぎず，単体では何の意味もなさない．だから，患者担当制とレポート課題をやめたらCCSになると考えること自体が論理的ではない．物事の本質の皮相にスタイルが存在している．したがって，スタイルを単純に操作しても本質はなんら変化しない（**図1**）．システムの無理解が招く"えせCCS"とも呼ぶべき臨床実習の問題については，第4章-3「臨床実習形骸化の危惧」で調査結果をもとに，すでに言及した．

CCSは本質的な臨床実習の目的を達成させるためのクリニカルワークを用いた戦略的学習システムであり，本来的な臨床実習へ回帰させるための教育システムである．このシステムがあるがゆえに，レポートの弊害や患者担当制の非常識を唱えているのである．第4章の表4（「従来型臨床実習はLose-Loseの関係」）（61頁）の問題点を直視し，正当な臨床実習を展開できるシステム作りを考えた結果がCCSであり，単にレポート廃止運動を展開しているのではない．

CCSはcapabilityを備えた臨床教育システムとしての構築を目指しているので，現行のCCSは未完成（進行形）であり，常に社会性と教育学習理論を基盤に発展すべきシステムだと考えている．そこで読者の方々にも大いに議論に参加していただき，さらなる完成を目指すことを熱望している．ただし，CCSをまったく学びもせずに感情的に「心もとない実習，安直な実習，落ちこぼれ学生対策」などと揶揄する声には耳を貸すつもりはない．

本書は，CCSの入門テキストではあるが，的外れな批判者に対する認識促進作業の一環

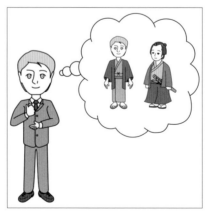

図1　サムライになりたい外国人
スタイルだけ変えても本質は変わらない．

としての側面もあるので，CCSに対して批判的な方や懐疑的な方々にも一読を勧めていただきたい．

本章「スタイル論の強化」は，確固たる臨床教育システムが前提だから成立するスタイル論としてお読みいただき，システムが構築できればスタイルには多様性があることを理解していただきたい．そして，全国の臨床実習に関わる人々が，スタイル論に終始するような不毛な議論から，一日でも早く脱却できることを願っている．

COLUMN

【CCS導入後の臨床実習現場の変化など臨床実習指導サイドの変化に関すること】

　本校は2014（平成26）年度，3年次臨床実習よりCCSを導入した．毎実習後に指導者に対し，アンケート調査を実施しているが，CCS導入後，4年を経て指導サイドの認識もより肯定的になっている．

　導入年度にCCS形式の実習に賛成していた指導者は半数程度であったが，2017（平成29）年度には約80％となった．CCSが指導しやすいとする意見も3割から8割に増加した．実習評定の方法（施設での形成的評価と学校での総括的評価）について，賛成が6割から8割に増えた．導入当初は，学校側の準備不足もあり指導サイドの戸惑いや不安も感じ取れたが，説明と対話を繰り返すことでCCSは確実に浸透してきている．今後も，CCSの正しい理解と実践がなされるよう取り組んでいきたい．

　　　　　　　　　　　　　　　　　山本　悟（専門学校YICリハビリテーション大学校　副校長）

2 双方向の関係性の構築のために

　臨床実習指導者会議や臨床実習において，コミュニケーションの問題を取り上げるケースは少なくない．「コミュニケーションが下手」「何度も言っているのにできない」など，指導者サイドからネガティブな発言が多く聞かれる事態は日常的と言っても過言ではない．

　指導者-実習生，この双方の関係性において「伝える（教授する）」と「伝わる（教授される）」の間には，さまざまな要素が関係していることは容易に推測できる．しかしながら，コミュニケーション問題は筆者が学生だった約20年前，さらにはそのときの指導者が実習生だった頃から存在したにもかかわらず，今もなお，解決策は不明瞭なままとなっているように感じる．相手（実習生）を問題視するあまり，双方向の関係性が構築されないまま終了してしまった臨床実習も少なくないのではないだろうか．指導者にとって，このことを実習生や養成校の問題として片づけるのは容易であるが，そのままで解決へ向かうとは到底思えない．ここでは，指導者にとってのコミュニケーションの対象となる実習生を理解するための視点を提示し，双方向の関係性の構築へ向けて具体的なポイントを記載していく．

1 実習施設という環境因子

　はじめに，「指導者」と「実習生」が共有する環境（実習施設）について考えてみたい．
　菱沼[1]は，教員の立場から実習生の育成方法を考えるヒントを提示している（**表1**）．看護師の視点から，コミュニケーション能力を育成できる環境作りについて示唆しているが，これらはわれわれの臨床実習教育にも共通する部分である．

　指導者の役割を担う経験年数になれば，カンファレンスや各種行事などに参加する中で幾度となくコミュニケーションをとってきたはずである．伝えることの難しさ，他職種の特性，個々の人柄への理解，自身の振る舞い方などは，他者とのかかわりの中でしか学ぶことができないものである．そのような経験をしてきた医療者たちの環境（でき上がったコミュニティ）に参加してくる実習生の心境を，当時の自分に置き換えて想い返してみてはどうだろうか．

表1　実習生の育成方法を考えるヒント（文献1より引用）

- 非は学生ではなく，教師にあると思ったほうがよさそうである
- できあがっているコミュニティに新参者が入り込むほうが難しい
- 「できない，できない」というだけでは，コミュニケーションのとりにくさは解決しないように思う
- 脅かさないことと信頼関係は，実習の学びの中でのコミュニケーションの展開にも必要な要素である

筆者自身の当時を振り返ると，臨床実習を終えた先輩からの伝達や同期の実習結果，新しい環境といった要因からネガティブな影響を受け，コミュニケーションに支障をきたしていたように思う．さらには，指導者に対して「合否の判断を下す権力者」と誤ったイメージを抱く事態となった．苦い記憶がよみがえる．こうして自身が創り上げていった権威勾配が，臨床実習に参加するうえでの大きな問題となっていったことは否めない．

後進の育成を考えるうえで，実習生にこのような経験はさせたくないにもかかわらず，初めて受け持った実習生に対しては類似した経験をさせていたように思う．これは自身の経験を振り返らず，権力者のごとく振る舞っていた筆者に問題があったように感じてならない．やはり指導者自身が，前述のコミュニケーション問題を含め，それらを取り囲む環境自体を見直すことも必要ではないだろうか．

深田[2]は，非言語コミュニケーション論の中で，視線の機能や表情について述べている．視線の機能については，認知機能，情報探索機能，表現機能，調整機能が挙げられており，これらは実習場面において，実習生の興味や関心を推察することを可能にするかもしれない．また，普段のやり取りの中で言語化されない感情も同様のことがいえる．一方，実習性に向けられたわれわれの視線や表情は，心を和らげ安心感を与えることもできれば，逆に嫌悪感・失望感を植え付ける可能性もあることを心に留めておきたい．指導者は，普段行っているコミュニケーションが当たり前だと考えるのではなく，こういった非言語のコミュニケーションの影響も考慮しなければならない．

これらを踏まえ，実習生をチームの一員として迎え診療参加させていくためには，自身の受けた経験を振り返り，目の前の実習生の心的状況を類推していくことが，コミュニケーションの第一歩であるように筆者は思う．

2　他者理解について

指導者-実習生，この双方の関係性の構築には相手を理解しようとする視点が必要であり，ここでの他者理解という心のはたらきは「心の理論」[3]でも紹介されている．Premackら[4]は，チンパンジーの研究において，仲間に食べものを与えたり，欺いたり，人間に近い高度な社会的行動を示すことに着目し，他者に心的状態を帰属させることを「心の理論」と定義した[5]．

他者理解に関する研究は，心理学や発達科学，認知神経科学など多岐にわたる学問領域で展開されている．森岡[6]は，「他者の心を理解するということは心の中で表象する能力である．過去に起こった出来事の積み重ね，すなわち学習から類推することである．それは文脈を知ること，あるいは知っていることである．そして，相手の心的状態に感応する能力である」とし，また「他者の信念や知識，文脈における意図や欲求といった本来物理的には存在しない概念を，情報として自らの脳内に表現する必要がある」と述べている．このような，他者理解への視点は，われわれの臨床実習教育においても重要な要素である．

ここで気をつけておかなければならないのは，自己と他者を混同しないことである．筆

者は，過去に実習生を理解しようとするあまり，いつしか自身の信念を押しつけてしまった苦い経験がある．睡眠時間を削らせ，課した課題の完成を求め，机上の指導（Off-JT）中心で実習を行ったところで，自分と同じ思考過程を学べるはずがないことは容易に想像がつく．しかしながら，指導者は自身が受けてきた指導の経験から「類似した経験をさせれば，思考能力が培われる」「レポートがないと思考がわからない，完成しないと治療に移れない」などといった，誤った信念を抱いている可能性は否めない．

そして，これらの経験や信念をもとにした指導の結果，実習生にとって指導者は，"権力者"として捉えられてしまい，「実習＝つらく厳しいもの」といった誤った信念を植え付けている可能性を常に考えていなければならない．一度構築されてしまったこれら権威勾配は，容易に解消できる問題ではない．指導者は，本書で述べられている内容を自身が受けた経験と比較し，自らが構築していった可能性がある"負の指導者-実習生の関係性"を見直してみる必要があるように思う．さらに，実習生を理解していくうえでは，「必ずしも経験や知識，信念などが自身と同一ではない」ということを，あらためて認識しておかなければならない．

ここで提示した学問領域で使用されている言語は，見慣れない・聞き慣れないという理由で敬遠しがちな指導者もいるかもしれない．養成校で習っていない，セラピストの視点ではないなどと自己都合で遮断するのではなく，示唆されている研究の意図を読み解くような視点も必要である．自己-他者の関係性についての研究は，筆者の幼少期さらには誕生前から議論されている内容である．一つの学問領域だけでなく，さまざまな領域から解明しようとされているこの内容は，われわれ指導者も知っておく必要がある．

共に行動し考え支援するためには，目にみえる問題（触れない，動かせない，記載できないなど）だけを指摘するのではなく，目にみえない問題（自身の受けた経験や実習生の心境）にも焦点を当てるのが望ましい．未熟な部分を課題として解決させようとするのではなく，未熟な部分であるからこそ臨床教育者（clinical educator，以下CE）とともに診療に参加させ，手本を示し適宜解説を行う．そして思考過程の共有を図りながら展開していくスタイルは，卒後そしてCEになってからも継続して継承されるべき実習指導方法だと考える．

指導者-実習生，この双方向の関係性を構築するには，ここで述べてきた視点を解釈し，問題視することで「私たち指導者自身の問題」として考え直していかなければならない．

3 臨床実習でどう活かすか

これまでの章で述べられてきた内容に加え，「指導者-実習生」双方向の関係性の構築のために必要であろう視点を示した．では，このような視点を臨床実習の場面において，どのように活かしていくか，具体的に記載していく．

1. 実習初日

　顔を合わせた実習生の視線の動きや表情，振る舞いなどを観察すれば，どの程度緊張しているかは容易に想像がつく．挨拶回りなどで移動する間も，どのような経験をしてきたのか，どのようなセラピストになりたいのかなど，緊張の程度に応じてCEサイドから話しかけ接していくことが望ましい．どの程度実習生は応じられるか，それが緊張によるものなのか，関係性が構築されていない初期の段階だからなのかを汲み取りながら，待つのではなく話しかけていくことが大切である．

2. 見学（modeling）

　実習生は「何を」「どのように」みたらよいかがわからない，知識はあっても実際の行動や動作に結び付かないということは容易に想像できる．このため，CEは「何を」「どのようにみているか」「そこから何が予測されるか」など，自らの思考を解説するのが望ましい．実習生を診療参加させていく中で，「伝える-伝わる」の誤差は，見学の段階から可能な限り最小に留めたい．このためには，実習生の視線の先（ROM測定であれば，他動運動を行っている関節の動かし方や把持の仕方）がCEと共有できているかといった共同注意[7]，解説を行っているときの表情など，非言語で推察できる部分にも配慮が必要である．ここを見逃してしまうと，翌日に提出される紙面上の記録からは，理解の程度の判断が難しくなる．さらに，経験値が少ないことも考慮し，対象者（患者や利用者）に触れる前の段階として「触れるとしたら，動かすとしたら，どのような感じがするのか」などイメージさせておくと，模倣や実施につながりやすい．

3. 模倣・実施（coaching・fading）

　模倣や実施の場面においても同様である．該当行為を行うにあたり，「違う」「やり直し」などの漠然とした教示では，その修正が不十分になってしまう．実習生にしてみれば，CEと同じように行った「つもり」ではないだろうか．対象者と接する場面が増えるにつれ，持ち方や力の入り具合，身のこなしといった言語化しにくい部分への推察も必要となる．「どこが，どのように」違うのか，「こうすれば行いやすい」などといった言語のやり取りに加え，先に述べた非言語でのやり取りも含めると展開しやすくなる．

4. 記録

　経験したときから時間が経過してしまうと，想起すること自体が困難になってしまうことが予想される．フィードバックといえば，業務後の指導をイメージする指導者も少なくない．しかし，すべてが業務後に行われればよいわけではなく，状況に応じてその場その場で行っていくほうが伝わりやすいものが多い．効果的なフィードバックを行うためには，前述したプロセスをとること，「可能な限り具体的に」「タイミングよく」行うこと，机上にはない「リアリティ」の付加を行い，教示していくことが望ましい．

　しかしながら，施設の特性や指導者の業務量によっては，OJT（On the Job Training）

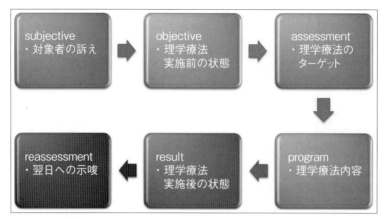

図2　症例報告のベースはカルテ記載（文献8より一部改変引用）

が困難な日もある．その場合には，介入前から困難と決めつけず「あとから解説を行うので，ここがポイントだから覚えておくように」など，記憶やメモに残りやすい教示とする工夫が求められる．

　業務後に行われるフィードバックに多くの時間が割かれることは誰しもが経験したことかもしれない．書面ベースでの教育の問題については，これまでの章で示してある．実習生に記録を求める際にSOAP形式で書くよう依頼することが多いが，これもまた，最初から実習生に求めるには難易度が高く，記載内容の取捨選択などの指導が必要となる．指導者は日々の臨床結果について，どの程度カルテに記載しているだろうか．施設特性や業務量，帰宅時間の制約などといった背景に左右されるのは否めないが，実習生に記載を求めるのであれば，まずは指導者が実際の記載を提示し，思考を伝えることを大切にしたい．

　診療記録の記載ならびに診療記録を介しての思考の伝達について，日高[8]は図2を提示し，前章で学生版診療記録として述べている（第5章-7-③）．

　S（subjective）からP（program）の流れは周知のとおりであろうが，このあとのR（result）とR（reassessment）がポイントである．実施後の状態，どのように変化したかを含めた結果（result），その後の再評価・効果判定（reassessment）は，われわれが普段行っている臨床そのものである．CEとともに診療参加する形式に加え，視点や思考を提示しながら展開していけば，記録もしやすくなる．この記録をもとに症例報告を行うように誘導していけば，時間外に行われる指導（Off-JT）が少なくなり効率は上がる．

4　まとめ

　他者とのかかわりの中でこそ，育まれるコミュニケーションや他者理解について，どのような配慮が望ましいか，どのような視点が関係性の構築に必要なのかを，筆者の経験と拙い解釈から紹介した．普段の臨床や後進の育成において，双方向の関係性の構築は必須であり，考え続けていかなければならないテーマであると思う．ここで提示した内容が，

CE にとって，過去の経験を振り返るきっかけとなれば幸いである．

5 おわりに

筆者が臨床実習指導者研修会[9]に参加し，臨床実習教育について再度振り返る必要性を確認した問いかけを記載する．

学生の頃，どんな指導を受けましたか？
そして今，どんな指導をしていますか？

COLUMN

【CCS 導入時の学校としての工夫に関すること】

　本学における CCS 導入は，2014（平成 26）年度に文部科学省の補助事業により，臨床指導者養成教育コースを開講したことから始まった．本コースの目的は，臨床教育者（CE）の養成とともに従来の実習形態から CCS へと促進することである．

　本学にて考慮した点は，本学実習指導者にコース受講を促すとともに，学生−教員−実習指導者間の相互理解を図ることを主眼とした．また 1・2 年次の早期体験実習や 3 年次の総合臨床実習前に臨床教育者を講師として招いたり，実習終了後の事例検討会に指導者の参加を促し，実習指導者と教員間での学生指導の共有を図っていった．

　現在，本学の実習指導者 58 名の受講を得て，さらに学内にワーキングチームを設置し，本格的な CCS 導入に向けて，カリキュラム再考やチェックリスト作成に取り組みつつある．

井口　茂（長崎大学 医学部保健学科 保健学実践教育研究センター）

3 学生個々の資質に応じた臨床実習の展開

　学内教育は教員1名が集団へ教授を行うのに対し，臨床実習は指導者と学生が1対1(なかには指導者1名に対して学生2名，あるいは指導者2名に対して学生1名の場合もあるが)という，かかわりの中で展開される．このようなマンツーマンの関係は，学生の得手不得手を把握し，より個々の資質（個別性）に目を向けた指導を行いやすくするものと考える．しかし，過去の指導経験から，学生が何につまずき，何を悩んでいるのか把握することの難しさを感じている指導者は多いと思う．異なる学生に同じ指導を行ったとしても，指導内容の受け止め方や反応の違いがあることは，学生の個別性という視点から考えれば当然の結果である．

　一方，学生の個別性にまで配慮した指導を行う必要はなく，指導者からの一方的な指導についてくることができるか否かで合否を決めればよい，という考えも存在する．だが臨床実習の目的が，学生の「査定」ではなく「育成」にあるとするならば，個別性を配慮した双方向のかかわりの中から，学生の不得手を改善し，得手を伸ばしていくという姿勢を指導者が持つことは，教育学的な視点からみても理にかなっていると考える．ここでは特に，臨床実習中につまずきのみられた学生について，どのように悩みを引き出し，個別性を配慮した指導を行っていくのか，自己効力感およびストレスとストレスコーピングの視点から述べたいと思う．

1 臨床実習における学生の自己効力感

　自己効力感（self-efficacy）とは，「ある結果を生み出すために必要な行動を，どの程度うまく行うことができるのかという個人の確信」と定義される[10]．われわれは，何か行動を起こそうとするとき，その行動を起こしたことでどうなるかという予期（結果予期）と，実際にその行動を行い達成できるかという予期（効力予期）という，2つの予期機能により，その後の行動を決定している（図3）[11]．具体例を示すと，関節可動障害を持つ患者に対し，自分が関節可動域練習を行えば関節可動障害は改善するだろうという予期が結果予期であり，自分がその患者に関節可動域練習をうまく行うことができるか（あるいはうまく行えないか）という予期が効力予期にあたる．そして，自己効力感とは自己の効力予期のことであり，自己効力感が高いほど実際の行動につながりやすい（行動変容を起こしやすい）といわれている[10]．臨床実習において，学生が能動的な行動をとれなかった場合，積極性に欠ける，やる気がない，と評価されることも多いが本当にそれだけだろうか．未経験なことに対してうまく行える自信がなく，さらに失敗できないという過度な緊張や，患者や臨床教育者（CE）に迷惑をかけられないという思考から，実際の行動に移すことが

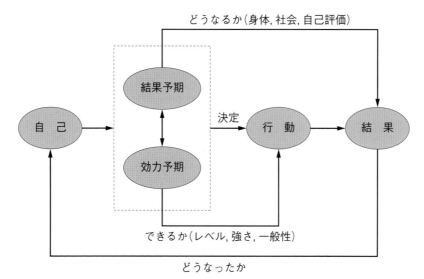

図3 結果予期と効力予期(文献11より引用)

表2 自己効力感を高める4つの情報源と方略(文献10, 11より一部改変引用)

	自己効力感を高める情報	自己効力感を下げる情報	方略
遂行行動の成功体験	・自分で行動し達成できたという成功体験の累積	・失敗体験の累積 ・学習性無力感	・行動形成(シェイピング法) ・スモールステップ法
代理的経験	・自分と同じような状況の人の成功体験や問題解決法を学ぶ	・優秀な人ができているのを見たり聞いたりする	・モデリングの対象を選ぶ ・方法論の学習 ・他者の行動を観察
言語的説得	・専門性に優れ,魅力的な人から励まされたりほめられたりする ・言葉や態度で支援され,同時に精神的にも信じ認めてもらう ・「できる」と自己暗示をかける	・やっていることを認めてもらえない ・一方的叱責 ・無関心,無視	・学生の考えや行動が把握しやすい記録 ・自己教示 ・説明的な介入
生理的・情動的状態	・課題を遂行したときに,生理的・心理的に良好な反応が起こり,それを自覚する ・「できない」という思い込みから自由になる	・疲労,不安,痛み ・緊張 ・マイナスの思い込み	・気づきを高める ・思い込みを論破する ・リラクセーション ・ポジティブ・シンキング ・リフレーミング

できないような場合もあると考える.自己効力感とは自然に生じるものではないとされ,これを高める4つの情報源と方略が提唱されている(**表2**)[10,11].この表からもわかるように,CCSにはこれらの方略が含まれている.スモールステップによる成功体験の累積および代理的経験は,技術項目の細分化および「見学」「模倣」「実施」の学習プロセスから可

能であり，言語的説得は，学生と CE の診療チームでの双方向の関係性の中から介入することができる．つまり，CCS を用いた実習指導は，学生の自己効力感を高めるという視点からも有用と考える．ただし，筆者の経験になるが，実際に技術は有していないが自己効力感は非常に高く，CE の許可なく，能力以上の治療・訓練を行おうとする学生も過去に存在した．

重要なのは自己効力感が高い（あるいは低い）という結果だけではなく，その要因を推察することが学生の個別性を踏まえた指導につながると考える．臨床実習における学生の自己効力感については看護教育にて多く検証されており[12]，セラピストの実習教育においても，学生の個別性を把握するうえで有用な指標になると考える．

2 臨床実習における学生のストレス

臨床実習は，養成校教育の中で臨床現場を実体験できるという重要なカリキュラムである一方，学生にはストレスフルなイベントとして受け止められている[13,14]．医師教育では，研修医が感じるストレスとその要因について，人間としてのストレス，未熟な医師としてのストレス，新米社会人としてのストレス，未発達なストレス対処能力などが報告されているが，これはセラピストの臨床実習にもあてはまるものと考える（表3）[15]．

学内教育では優秀と評価された学生が，臨床実習に対する緊張や不安からストレスを抱え，学生自らドロップアウトしてしまうという事例を聞く反面，CE 会議などでは，適度なストレスは緊張感を持った実習を行ううえで，必要という意見が聞かれることもある．

しかし，臨床実習中のストレスと抑うつや神経症症状の関連についての指摘もあり[16,17]，学生の抱えるストレスを軽減することは，実習施設の中で弱い立場である学生を守る意味でも重要と考える．だが冒頭でも学生の個別性について述べたように，学生がストレスフルになるか否かは，ストレッサー（ストレスの原因となる刺激）に対峙したときの個人のストレスの捉え方（認知的評価）やストレスへの対処（コーピング）によって異なるといわれている（図4[18]，表4[18~21]）．そのため CE は，学生が実習中の何にストレスを感じているのか，そして，そのストレスについてどのように向き合っているのかを把握し，適切なサポートを行うことで，可能な限り，ドロップアウトやバーンアウトを防ぐことが大切

表3 臨床実習生のストレス（文献 15 より一部改変引用）

人間としてのストレス	・睡眠不足，栄養不足，疲労など
未熟なセラピスト（学生）としてのストレス	・自らの能力を超えて求められる役割や責任の重さ ・学生に対する患者からの診療拒否など
新米社会人としてのストレス	・新たな複雑な人間関係に翻弄される ・対人サービス職種としての対応（患者や家族）など
その他	・学内教育と臨床実習の学習形態の違いによるストレス ・未発達なストレス対処能力など

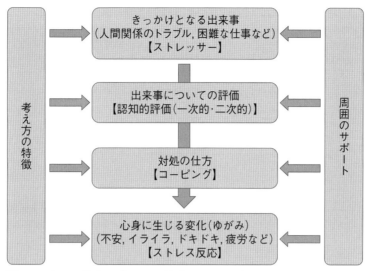

図4 ストレス発生のプロセス（文献18より引用）

表4 認知的評価とコーピングの分類（文献18～21より一部改変引用）

認知的評価	一次的評価：ストレッサーが自分にとってどれだけ脅威的か（無関係，無害-肯定的，ストレスフル）
	二次的評価：ストレッサーに対処ができるか
コーピング	問題の解決に焦点をあてる対処（問題焦点型コーピング） ・情報を収集する ・計画を立てる ・話を聞いてもらう　など
	気分の調整に焦点をあてる対処（情動焦点型コーピング） ・肯定的に考える ・考えないようにする ・気晴らし，気分転換　など
	回避する対処 ・責任を他に転嫁する ・あきらめる

と考える．さらに，学生とのかかわりの中でCE自身がストレスを抱えていることも多く，学生のみならずCEへの援助も必要となる場合がある．

　筆者は臨床実習におけるメンタルヘルスケアを考えるうえで，学生だけでなくCEへの支援も行うようにしている（**表5**)[22]．具体的には，実習監督者という立場から学生およびCEへの助言や定期的な面接（面接というほど形式張ったものではないが），実習環境の整備，臨床実習教育に関する勉強会などを行っている．特に学生への面接に関しては，臨床実習の感想や学生自身が変化したと感じる点（成長したことなど），変わっていないと感じる点（今後の課題，将来も変わらず大事に持ち続けておきたいことなど）を聞きながら，

表5 職場におけるメンタルヘルス指針（厚労省）と臨床実習におけるメンタルヘルスケアの対比

労働者の心の健康の保持増進の為の指針[22]	臨床実習施設における多角的なメンタルヘルスケア（倉敷平成病院 理学療法科編 診療参加型実習の手引きより）	
セルフケア（自らのストレスへの気づき・対処等）	学生自身のセルフケア	・健康的な生活習慣（食事・睡眠） ・ポートフォリオを用いた内省
ラインによるケア（管理者監督者の部下に対するケア）	指導者から学生に対するケア	・学生への共感的姿勢 ・診療参加型実習による段階的な権限移譲（学生の能力に応じた指導） ・臨床実習における課題の把握と調整 ・学生の生活状況の把握
事業場内産業保健スタッフ等によるケア	実習監督者によるケア	・学生および指導者への助言（必要に応じ面接の実施） ・学生および指導者からの相談の受け入れ ・問題発生時の早期報告（理学療法科課長および養成校） ・職場内の臨床実習システムの構築および修正 ・指導者への臨床教育研修
	理学療法科課長によるケア	・問題発生時の対応方針の決定（養成校と協議） ・指導者および実習監督者への助言
事業場外資源によるケア	養成校によるケア	・臨床実習施設への訪問 ・学生，指導者，実習監督者への助言

学生が悩んでいること，困っていること，ストレスに感じていることなどを引き出すようにしている．このとき，できるだけ先入観をなくし傾聴する姿勢を持つように心がけている．また筆者（監督者）は実習評定を行う立場でないことを強調し，面接の内容をCEに話さない（ただし，CEへの報告が必要と思われる場合は，事前に学生の了承を得て，さらに話す内容を学生と確認したうえでCEに伝える）ことを説明し，本音で話しやすい雰囲気を作るように心がけている．

3 学生個々の資質に応じた臨床実習の実際

第8章-②「双方向の関係性の構築のために」でも述べられているように，近年，他者とのコミュニケーションに問題を持つ学生が増えているとの指摘があり，情意領域の問題として捉えられることも多い．

筆者は以前，養成校からコミュニケーションに課題があると指摘された学生に対し，他者とのコミュニケーションについて，どのように認知しているのかを知るため，ストレスおよび自己効力感に関するアンケートおよび面接を実施した[23]．対象は当院（倉敷平成病院）臨床実習開始前に養成校より指摘のあった学生2名であった．実習初日に前回の臨床実習にて最もストレスを感じた状況やその対処について，ラザルス式ストレスコーピングインベントリー[24]を用いて評価を行った（図5）．

また，実習成績表の情意領域の項目を用いた自己効力感評価表を作成し，各項目に対し

図5 ラザルス式ストレスコーピングインベントリー

表6 課題特異性自己効力感評価表

基本的態度	専門職としての態度
挨拶	対象者の立場の理解
規則遵守	対象者の安楽への配慮
行動予定の管理	対象者に合わせた言葉遣い
公私区別	対象者の目線に合わせた会話
健康管理	対象者のプライバシーの遵守
状況に合わせた行動	どの対象者とも同じ態度で接する
意思表示,報告	明確な言葉で考えを伝える
指示されたことを行う	疑問・関心を持ち調べる
指導・助言の受け入れ	学習機会への参加
身だしなみ	適切な自己評価
時間・約束の遵守	指導・助言を求める

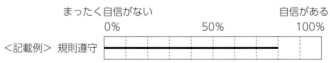

て「どれくらい自信を持って行うことができると思うか」を,まったく自信がない(0%)から自信がある(100%)の範囲で記載した(**表6**).

結果を**表7**に示すが,紙幅の関係上,詳細な数値は割愛する.Case 1,Case 2とも,どちらもコミュニケーションに課題があると指摘されているが,この結果からその要因が異なることが推測された.Case 1については,CEとのコミュニケーションにストレスを感じており,それを自己の責任として捉えていた.しかし,自分の感情を抑える対処傾向もあり,ストレスを内に抱える要素もうかがえた.また自己表現・表出に関する自己効力感は低く,自ら他者とコミュニケーションをとる行動を起こしにくいのではと考えられた.

表7 アンケートおよび面接結果

	Case 1	Case 2
ストレスを感じた状況	・指導者とのコミュニケーション場面（指導者の前で声が出せず，頭が真っ白になった）	・患者の治療場面
ストレスに対する対処戦略および対処型	・問題焦点型と情動焦点型が同程度 ・責任受容型，自己コントロール型の傾向が強い	・問題焦点型＞情動焦点型 ・社会支援模索型
情意領域に関する自己効力感	・自己表現・表出に関する自己効力感が低い	・特別低い項目は認めず
面接場面の言動	・人前で話すのが苦手との発言 ・質問に対して言葉を詰まらせる場面あり	・早合点をする ・会話中に意味なく笑ってしまう

Case 2 については，治療場面に関するストレスを挙げており，他者の援助を求める対処傾向がある反面，早合点をすることや会話中に意味なく笑うことがあるなど，自分の考えを他者に伝える際のコミュニケーションのとり方に問題があると考えられた．

さらに Case 1 について，自ら積極的なコミュニケーションをとりにくい要因は，臨床実習という，特殊な環境による緊張および未熟なコミュニケーションスキルにあると推測し，まず学生が意見を述べやすい雰囲気を作り，質問をしてきたこと自体を肯定的に評価しほめること，そして，コミュニケーションスキルの獲得を目的に CCS による実習指導を指導者に依頼し行った．その結果，実習開始2週間後のアンケートでは，ストレスを感じた状況について動作介助や治療体験の場面を挙げており，そのストレスを自己の成長を促すものとして肯定的に捉えていた（肯定評価型）．さらに，自己表現・表出に関する自己効力感は前回より上昇し，面接では「積極的に患者と話ができるようになった」「コミュニケーションのとり方を考えるようになった」との発言が聞かれた[25]．

このように学生個々の課題を明確にし，CCS を用い個別性に配慮した指導を行うことで，CE の持つコミュニケーションスキルが学生に伝授され，ストレスの軽減および自己効力感の向上につながったものと考えた．

4　おわりに

本稿では，学生個々の資質に応じた臨床実習を展開するうえで，筆者が参考にしている自己効力感およびストレスに対するメンタルヘルスケアという視点を紹介した．臨床実習においてはコミュニケーションに限らず，さまざまな問題を指摘される学生は多い．指導者がつまずきのみられた学生の持つ悩みを引き出し，個別性に配慮し，成長を援助するかかわりを持つことにより，学生は自信を持ち，活き活きとした有意義な臨床実習を行うことが可能になる．

4 形成的評価の試み

　臨床実習における形成的評価がなぜ重要なのかは，第5章-3，4「脱・学生評価」の項でも述べられている．ここでは，形成的評価の要点について教育評価の4W1H（第5章-4参照）の視点から考察し，次に形成的評価の実際として，ポートフォリオについて解説する．

1 形成的評価の要点

1. When・Why：いつ・なぜ評価するのか

　形成的評価は臨床実習の過程で行われる．その目的は，学生の学習成果（成長）を把握し，それまでに学生が獲得した知識および技術から，次に何を獲得することができるのかを考えることにある．また，つまずきのみられる部分については再度指導を行うとともに，CE（臨床教育者）が自らの指導方法や内容を修正していくことである．ある課題に対して学生が実施できなかった場合，学生のみに責任を問うのではなく，CE自身が「学生が課題について理解できるように説明できていたか」など，自らの指導を振り返ることが重要である．また，CEには課題に対する結果を採点する評定者としての姿勢ではなく，それまでの学習をプロセスとして評価し，学生のさらなる成長へとつなげていく支援者としての姿勢が求められる．

2. What・How：何を・どのように評価するのか

　臨床実習にて形成的評価を用い評価すべき項目として，以下の内容が挙げられる．
①臨床実習にて経験し修得すべき基本的な臨床技術
　　（検査測定・治療技術，コミュニケーションスキルなど）
②基本的技術を支える知識
③臨床推論能力
④専門職としての態度

　そして，各評価項目が認知領域（知識），精神運動領域（技術），情意領域（態度）のいずれに属するのかを把握し，認知領域であれば口頭にて質問を行い，精神運動領域であれば臨床現場での学生観察から評価を行っていく．しかし，知識と技術は密接に関連しており，技術を行使するための知識およびその使い方（どのような場面でその知識が役立つのかなど）を知らないのか，それとも知識はあるが技術を有していないのかを，実際の臨床場面で即座に評価することは難しい．図6に示すMillerのピラミッドは，「基盤となる知識を知り，さらにその知識を活用することで根拠ある技術を行うことができる」という階層性を表している[26]．筆者はCCSにおける診療参加の学習プロセス（見学・模倣・実施）

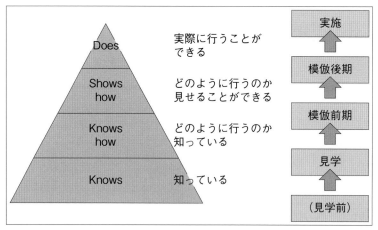

図6　Millerのピラミッドと「見学・模倣・実施」の関連

の中で，この階層性を活用して評価・指導を行うことで，学生の課題をより明確にしている．

実際の例として，筆者が行っているトランスファー介助技術の評価・指導方法について述べる．

まず「見学前」にトランスファー介助を行ううえで，必要な知識について，養成校で受けた学修内容を聞くようにしている．また，過去の臨床実習にてトランスファー介助経験の有無を聞き，経験のある場合は，そのときの介助量や注意点など，過去の経験から得た知識についても確認している．

次に「見学」の段階では，見学前に確認した知識が不十分であれば補足を行い，トランスファー介助を行ううえで，必要な知識について再度，復習を促している．またCEが解説を加えながら介助方法を見せることで，介助時の技術的なポイントについて学生がイメージできるよう働きかけている．さらに見学時の態度から，学生の意識が臨床（患者やCEなど）に向いているか，情意面に関する評価も行うようにしている．

「模倣前期」では，まずCEがトランスファー介助を実施した直後に模倣させ，修正点をその場で指摘している．その際，CEと同じ介助方法（把持の仕方や誘導のタイミングなど）が行えているか観察評価をするとともに，介助を行う際に意識した点や見学時のイメージとの差異を口頭にて表現させることで，見学時に確認した知識を，どのように活用しているかなど知識の使い方に関する評価を行っている．

「模倣後期」では，CEは徐々に手を引くことを意識しながら学生に先にトランスファー介助を行わせ，さらに修正点がないか確認している．そして環境や患者の状態に合わせて介助方法を変えていくことの重要性を伝え，現在の介助方法では環境や患者状態の変化により，どのようなことが（リスクも含め）予測されるか口頭にて説明でき，実際に状況に合わせた介助を行うことができるようになれば「実施」に至ると評価している．

このように，見学前から事前に有しておくべき基盤となる知識を確認し，見学・模倣の

中で知識の使い方，そして技術を確認していく．そして，経験した臨床技術が見学・模倣（前期・後期）・実施のどの段階にあるのか，チェックリストを活用し，学生の成長を常に把握することで，より指導に活用できる形成的評価を行うことができる．ただし，チェックリストは「ただチェックさえすればよい」というものではない．大切なのは，見学から模倣，あるいは模倣から実施に至るために，学生とCE双方がどのようなプロセスを踏むのかである．チェックリストの穴埋めだけで評価を終えてしまうと，形成的評価としての意義は失われてしまうことに留意する必要がある．また見学・模倣の過程において注意すべきなのは，必ずしも「知識を有してはじめて学生に見学を行わせる」のではない点である．学内で学んだ知識をすべて記憶しておくことは不可能であり，実際にCEが行っている場面を見学し，具体的なイメージを持つことで，知識を想起しやすくなる．

3. Whom・Who：誰を・誰が評価するのか

　従来の評価では，指導者が学生を評価するという視点が強調されてきた．CEが学生を評価する際，偏った視点にならないよう留意する必要がある．そのためには学生に関わる他のセラピストや看護師など他職種，患者や家族からの評価も参考になり得る（多職種による360度評価）．また形成的評価を導入するうえで，CEが行う評価と同じくらい重要なのが，学生自身の自己評価である．臨床実習において，学生は学内でのpassive learning（受動的学習）からactive learning（能動的学習）への移行が求められる[27]．そのためには，学生自身，自己を振り返ること（内省・省察）が重要となる．過去に獲得した能力とその限界を自己認知し，「もっとできるようになるにはどうすればよいか」「自分の立場で対象者にどんな貢献ができるのか」と前向きな思考を持つことが能動的な行動につながっていく．

　そして，学生にとって評価とは「他者にされるもの」ではなく「自らするもの」であるという発想の転換が，CEと学生双方に求められる．しかし一方で，学生は自己を過小評価する傾向にあり，適切な自己評価を行えるようになるには，学生の自己評価とCEからみた学生の成長点および課題を突き合わせる作業が有効である．このとき，CEは権威的に欠点を指摘するのではなく，双方向のコミュニケーションから学生自身に気づきを促すコーチング[28]の視点を持つことが大切である．さらにWhen・Whyにて形成的評価におけるCE自身の振り返りの重要性を述べたが，医学教育にて紹介されているような学生による指導者評価[29]も今後，臨床教育の改善および指導者の育成を図るうえで検討すべき課題になると考える．

2　形成的評価の実際

1.「臨床実習を通しての学び」を評価する

　CEの関心事として，学生が臨床実習中に何を学んだのかだと思う．筆者が所属している病院（倉敷平成病院）の事例を示すが，長期実習開始後3週間，2～3日ずつ病院部門

（急性期，回復期，外来）と介護保険部門（老人保健施設，通所リハビリテーション，訪問リハビリテーション）をローテーションしながら，理学療法技術を経験する実習スタイルを導入しており，その目的は理学療法の多様性と共通点を理解することにある．以前，ローテーション実習から学生が何を学んだのか，終了後に書いた感想文からキーワードを抽出し分析を行ったことがある[30]．その結果，ローテーション実習の目的である理学療法の多様性と共通点以外にも，チーム医療や理学療法の職能，ゴール設定，他者理解に基づいた援助など，多くのことに気づき学んでいることがわかった．現在，臨床実習における学生の学びを評価する方法として多く用いられるのは症例報告書だが，果たして症例報告書から上記に挙げる多種多様な学生の学びを知ることができるだろうか．臨床実習とは，決して症例報告書を仕上げるためだけのカリキュラムではないはずである．CEは，学生が何を考え，何を感じ，何を学び身に付けたのか，臨床実習開始から終了に至るまでの思考変遷も含めて知ることで，より真正な（臨床現場に近いリアルな）学生評価が行える．

2. ポートフォリオを用いた形成的評価の実際

ポートフォリオとは，「学習者の作品や自己評価の記録，メンター（優れた助言者・指導者）の指導と評価の記録などをファイルなどに蓄積，整理するもの」と定義され[31]，もともとは建築家が自身の作品（建造物）の写真などを保存し，整理するための紙ばさみや作品歴ファイルを指す言葉である．医師・看護師教育では，すでに導入され有用性も検証されている[32〜36]．セラピスト教育では，進藤[37]より英国におけるPTの継続的職能開発にてポートフォリオを使用した例が紹介されている．

ポートフォリオの目的と意義について，鈴木[38]は表8のような内容を挙げている．また，旧来の学生評価とポートフォリオを用いた評価との違いについて，旧来の学生評価は「結果からマイナスを探す」のに対し，ポートフォリオ評価は「プロセスからプラスを見い出す」と述べている．このことは，ポートフォリオが形成的評価を行ううえで，有用な手法であることを示唆している．

ポートフォリオとログブック（いわゆる1日のスケジュールのみ記載された実習記録や従来のデイリーノートなど）との違いとして，ポートフォリオには学習者の「内省」が含まれるという点がある[39]．学生の内省から，臨床実習に向かう姿勢やセラピストとしての

表8 ポートフォリオの目的と意義（文献38より一部改変引用）

研修を「やりっ放し」にしない	→ 仕事や行動を顕在化するoutcome
自己評価力・メタ認知力の形成	→ 自己を「客観的にみる」冷静さを持つ
現在と今後の「立ち位置」を確認	→ 良きセラピストへの向上心を育む
自分の進むべき方向性を確信	→ 学び続ける心，capability[*1]を持つこと
良いところをみつける思考訓練	→ ポジティブな見方が身につく

[*1] capabilityとは，医療の進歩・変化に対応し，自分自身を作り変えていく力のこと[40]

表9 ポートフォリオに挟む書式

パーソナルポートフォリオ（実習初日に作成）
自己紹介
目標シート（将来の目標，今回の実習目標）
実習イメージシート（実習中に起こり得る出来事について具体的にイメージする）
実習ポートフォリオ
デイリーノート （1日の行動目標，学んだこと，疑問点，感想および自己評価，指導者からのコメント）
ウィークリーノート（1週間の感想，次週の目標，行動目標達成度）
臨床経験気づきリスト
経験した技術項目チェックリスト
経験症例カルテ
過去の実習や現在の実習期間中に作成した資料
自分にとって価値のある資料や文献

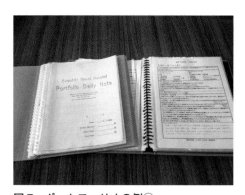

図7 ポートフォリオの例①

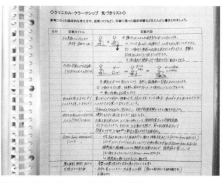

図8 ポートフォリオの例②

プロフェッショナリズムなど，CEの主観に左右されやすい情意領域の評価も行いやすくなる．

　ポートフォリオに挟むものとして，①学習成果としての作品や学習のプロセスを示す資料，②学生の自己評価，③CEによる指導と評価の記録などが挙げられる[41]．筆者は，あらかじめ指定の書式を作成し（**表9**），A4サイズのリングファイルにクリアポケットをつけて，学生自身が作成した作品（自己学習の資料など）と一緒に挟むよう指導している（**図7，図8**）．さらに，実習終了時には，ポートフォリオから学生自身が重要と感じたものをテーマごとに再構築し，A4ないしB4用紙1枚程度に整理した凝縮ポートフォリオ[38]を作成するように指導している（**表10，図9**）．

表10 凝縮ポートフォリオのテーマ一覧

見学・経験した疾患
参考になった臨床的思考
自分が成長した点
今後（次回の実習）の課題

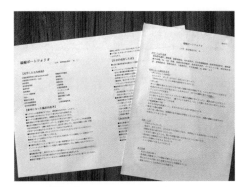

図9 凝縮ポートフォリオの例

3. 実際にポートフォリオを使用した感想

　ポートフォリオを用いた感想として，学生の学びや内省を把握しながら，状況に応じた適切な指導や助言を行いやすかったことが挙げられる．また従来の臨床実習では，患者の症例報告を介して学生を評価するが，ポートフォリオを用いることで，学生の思考変遷や能動的学習が行えているか，セラピストとしての心構え，経験した技術など，学生個人を多角的に評価することができた．さらに，学生自身もポートフォリオの振り返りから，自分自身の成長や変化を客観的に知ることで，自己理解を深めることができ，特に自己の成長に不安を感じている学生に対して，心理面の安定やモチベーションの維持に有用であると思われた．

　一方，ポートフォリオを価値あるものにするには，CEの関わり方が重要であると感じた．学生が頑張って作成したポートフォリオにCEはしっかり目を通し，指導および助言の足跡を残さなければ，学生はやる気をなくしてしまうように思えた．さらに，自己の考えをうまく表出できない学生（CEの指摘をそのまま記載するに留まる，内省を伴わず感想のみで終わっているなど）も存在し，CEは，学生の内省を援助するため記載内容の添削のみでなく，CE自身の考え方を書き残すことも必要と思われた．またポートフォリオ作成には労力を要するため，その他の課題（レポート作成など）との調整を行わなければ，学生はストレスを感じるとともに，課題重視の実習となってしまう可能性も考えられた．そのため，筆者は養成校からレポート課題の依頼がある場合，実習最終週にレポートをCEと一緒に作成することで，課題に対する調整を行った．このように，ポートフォリオを活用するには，CEと学生双方がポートフォリオの意味や効果を理解しておく必要がある．

3　おわりに

　形成的評価の要点および，その手法としてポートフォリオを紹介した．医師教育にてポートフォリオは，臨床現場に必要な実際の能力を総合的に評価ができ，かつ学生に能動的学習を促すツールであると紹介されている．ポートフォリオについて個人的には有用性

を感じているが，臨床実習でポートフォリオを活用するには，どのようなものを挟めばよいのか，どのように運用すればよいのか，学生評価の指標とするにはどのような内容（書式）が妥当なのかなど検討すべき課題も多い．セラピストの臨床教育にポートフォリオが導入され，その内容について議論が深まることが，臨床教育の質を上げるうえでも重要と考える．

【第8章文献】

1) 菱沼典子：学生がコミュニケーション能力を育成できる環境をつくる．看護教育 **53**：838-843，2012
2) 深田博己（編）：コミュニケーション心理学―心理学的コミュニケーション論への招待．北大路書房，1999
3) 子安増生：心の理論―心を読む心の科学．岩波書店，2000
4) Premack D, Woodruff G：Does the chimpanzee have a theory of mind? *Behav Brain Sci* **1**：515-526, 1978
5) 子安増生，大平英樹（編）：ミラーニューロンと〈心の理論〉．新曜社，2011
6) 森岡 周：リハビリテーションのための認知神経科学入門．協同医書出版社，2006
7) Moore C, Dunham PJ（大神英裕・監訳）：ジョイント・アテンション―心の起源とその発達を探る．ナカニシヤ出版，1999
8) 日高正巳：セラピストのためのクリニカルクラークシップ研究会資料．2012
9) 沖田一彦：臨床実習指導者研修会資料．2009
10) 坂野雄二，前田基成：セルフ・エフィカシーの臨床心理学．北大路書房，2002
11) 安酸史子：Hon de ナースビーンズ・シリーズ 目からウロコの新人ナース・プリセプティ指導術．メディカ出版，2007
12) 中川雅子，笹川寿美，松井妙実：日本における「自己効力」を用いた看護教育研究の動向と今後の課題．京都府立医科大学看護学科紀要 **15**：9-14，2006
13) 坂口重樹：評価実習中の学生のストレス変化．リハビリテーション教育研究 **12**：94-96，2007
14) 立石恵子，立石修康：作業療法学科臨床実習における学生のストレスコーピング．九州保健福祉大学研究紀要 **6**：199-203，2005
15) 国立保健医療科学院：新医師臨床研修制度における指導ガイドライン．http://www.niph.go.jp/soshiki/jinzai/kenshu-gl/pdf/1/1syou_6.pdf（参照 2013-3-13）
16) 原口健三：臨床実習における神経症症状と実習成績の関係―日本版 GHQ を用いての検討．リハビリテーション教育研究 **7**：12-14，2002
17) 立石恵子，立石修康：作業療法学科臨床実習における学生の抑うつとストレスコーピング．九州保健福祉大学研究紀要 **7**：173-176，2006
18) 坂野雄二（監），嶋田洋徳，鈴木伸一（編著）：学校，職場，地域におけるストレスマネジメント実践マニュアル．北大路書房，2004
19) 坂野雄二：認知行動療法．日本評論社，1995
20) 福井 至：図解による学習理論と認知行動療法．培風館，2008
21) Lazarus RS, Folkman S（著），本明 寛，春木 豊，織田正美（監訳）：ストレスの心理学―認知的評価と対処の研究．実務教育出版，1991
22) 厚生労働省：職場における心の健康づくり―労働者の心の健康の保持増進のための指針．https://www.mhlw.go.jp/file/06-Seisakujouhou-11300000-Roudoukijunkyokuanzeneiseibu/0000153859.pdf（参照 2018-7-5）
23) 山下昌彦，津田陽一郎：臨床実習開始時にコミュニケーションに課題を持っていた学生についての考察．第16回岡山県理学療法士学会抄録集．2010
24) 日本健康心理学研究所：ストレスコーピングインベントリー 自我態度スケール 共通マニュアル．実務教育出版，2002
25) 山下昌彦：当院臨床実習開始後にコミュニケーションに対する認識の変化を認めた学生についての考察．第24回中国ブロック理学療法士学会抄録誌．2010
26) 福島 統：生涯学習に応じた臨床技術の評価と学習支援．PTジャーナル **46**：287-293，2012
27) 日本理学療法士協会（編）：臨床実習教育の手引き 第5版．日本理学療法士協会，2007
28) 出江紳一：リハスタッフのためのコーチング活用ガイド．医歯薬出版，2009
29) 西城卓也，久保田伊代，鈴木康之：認知的徒弟制に基づいた，学生による臨床指導医評価：マースト

リヒト臨床教育評価票（The Maastricht Clinical Teaching Questionnaire（MCTQ））日本語版．医学教育　**43**：86，2012
30) 山下昌彦，津田陽一郎，玉利光太郎：臨床実習中の学生の「気づき」に対する要因の検討．理学療法学　**37**（大会特別号）：85，2010
31) 西岡加名恵：教科と総合に活かすポートフォリオ評価法　新たな評価基準の創出に向けて．図書文化社，2003
32) 岡田　満：医学教育におけるポートフォリオ．近畿大医誌　**35**：77-82，2010
33) 横林賢一，大西弘高，斉木啓子，他：ポートフォリオおよびショーケースポートフォリオとは．家庭医療　**15**：32-44，2010
34) 宮田靖志，八木田一雄：地域医療実習で学生は何を学ぶのか？―ポートフォリオ内の振り返りシートの分析．医学教育　**41**：179-187，2010
35) 安川仁子：看護教育におけるポートフォリオの活用―学習のプロセスを重視した評価．看護教育　**48**：18-23，2007
36) 加藤真紀，吾郷ゆかり，吾郷美奈恵，他：看護教育におけるポートフォリオ活用の文献展望．島根県立看護短期大学紀要　**11**：99-107，2005
37) 進藤伸一：英国における理学療法士の継続的職能開発の現状．秋田大学医療技術短期大学部紀要　**10**：180-188，2002
38) 鈴木敏恵：ポートフォリオ評価とコーチング手法　臨床研修・臨床実習の成功戦略！　医学書院，2006
39) 錦織　宏：ポートフォリオとアウトカム/コンピテンシー基盤型教育．医学教育　**43**：296-298，2012
40) 福島　統：医療者教育が目指すもの．リハビリテーション教育研究　**12**：1-2，2007
41) 田中耕治（編）：よくわかる教育評価．ミネルヴァ書房，2005

第9章

クリニカル・クラークシップ Q & A

■ CCS 導入に不安を感じていませんか？　☞ Q&A

- 臨床実習が転換されたことを知っていますか？ → **NO**
  - 指定規則 …… Q1
  - 指定規則改正の背景 …… Q2
  - CCS への転換 …… Q3
- **YES** ↓
- 導入するメリットについて知っていますか？ → **NO**
  - 従来の実習との違い …… Q4
  - 患者や実習施設にとってのメリット …… Q5
  - CE にとってのメリット …… Q6
- **YES** ↓
- 教育効果について知っていますか？ → **NO**
  - 教育効果 …… Q7
  - プロセスの理解 …… Q8
  - 障害像の理解 …… Q9
  - 脱レポート …… Q10
  - 消極的な学生 …… Q11
  - 卒後の臨床能力 …… Q12
- **YES** ↓
- 導入にあたっての疑問を解決できていますか？ → **NO**
  - 病院以外での施設での指導 …… Q13
  - 精神科領域 …… Q14
- **YES** ↓

■ 学生の受け入れ準備は整っていますか？

- 学生を指導する体制は整っていますか？ → **NO**
  - 基本的な指導体制 …… Q15
  - 複数の CE による指導 …… Q16
  - CE 1 人：学生 2 人 …… Q17
  - CE の経験年数 …… Q18
- **YES** ↓
- CE としての心構えを知っていますか？ → **NO**
  - 学生との接し方 …… Q19
  - 学生とのコミュニケーションのとり方 …… Q20
  - 不安，緊張が強い学生の指導 …… Q21
- **YES** ↓
- 実習ツールを準備できていますか？ → **NO**
  - 必要なツール …… Q22
  - チェックリストとは …… Q23
  - チェックリストの作成 …… Q24
- **YES** ↓
- 学生に経験させるうえでの留意点を理解していますか？ → **NO**
  - 対象者の限定 …… Q25
  - 認知スキルの指導 …… Q26
  - カルテ記載 …… Q27
  - 症例検討会の経験 …… Q28
  - 症例レポートの指導 …… Q29
- **YES** ↓
- リスク管理について不安はありませんか？ → **NO**
  - リスクが高い対象者の経験 …… Q30
  - リスクが高い対象者に対する診療参加 …… Q31
  - 電子カルテへのアクセス …… Q32
- **YES** ↓

■ CCS の進め方はわかりますか？

- 目標設定はできていますか？ → **NO**
  - 各実習期における到達目標 …… Q33
  - 「見学」「模倣」「実施」のプロセスを理解していますか …… Q34
  - 見学の進め方 …… Q35
  - 模倣の進め方 …… **Q36, Q37**
  - 「Coaching」と「Scaffolding」の違い …… Q38
  - 「実施」の判断 …… Q39
  - 「実施」レベルの技術指導 …… Q40
  - 認知スキルの指導 …… **Q41, Q42, Q43**
- **YES** ↓
- 実習ツールの使い方を知っていますか？ → **NO**
  - デイリーノートの目的 …… Q44
  - デイリーノートの活用 …… Q45
  - チェックリストの活用 …… **Q46, Q47, Q48**
  - ポートフォリオの指導 …… Q49
- **YES** ↓
- 実習指導がうまく行えていますか？ → **NO**
  - 業務終了後の学生指導 …… Q50
  - CE が指導に関われない時間帯 …… Q51
  - ベッドサイドでの指導 …… Q52
  - 自宅学習の指導 …… Q53
  - 事前に学習しない学生 …… Q54
  - 指示どおりに動けない学生 …… Q55
  - 物理療法 …… Q56
  - 症例報告の指導 …… Q57
- **YES** ↓
- 学生の評価の仕方はわかりますか？ → **NO**
  - 学生の評価方法 …… Q58
  - 評価のポイント …… Q59
- **YES** ↓

■ 卒後教育 ➡ 訪問業務の新卒者指導に不安はありませんか？ → **NO**
  - 訪問事業所での新卒者指導 …… Q60
- **YES** ↓

実習終了

Q1 指定規則とは何ですか？

理学療法士作業療法士学校養成施設指定規則は，理学療法士作業療法士法に基づいて養成校に関わる基準等を定める省令です．セラピスト養成にあたり，教育内容や教員資格，臨床実習などについて定められています．2018（平成30）年10月5日の指定規則改正に伴い，新たに理学療法士作業療法士養成施設指導ガイドラインが示され，2020（平成32）年4月入学生からの適用となります．

Q2 平成30年の指定規則改正の中で，臨床実習に関する重要ポイントは何ですか？

従来の患者担当制での実習では，無資格者である学生による単独診療行為によって，安全面や効果面で患者の不利益が問題視され，国民保護の観点から，臨床実習のあり方について見直しを求められてきました．このような問題を背景として，臨床実習の指導方法は，診療参加型実習（CCS）に転換していく方向性が示されました．これは，実習先でのハラスメントに対する学生の保護という観点からも重要なポイントであるといえます．

Q3 指定規則改正によって，臨床実習は今後どのように変わっていきますか？

理学療法士作業療法士養成施設指導ガイドラインにおいて，臨床実習の方法は「実習生が診療チームの一員として加わり，臨床実習指導者の指導・監督の下で行う診療参加型実習が望ましい」と明記されています．ここでの「望ましい」という表現は，診療参加型実習に改正されるまでは従来の臨床実習でよいということではなく，診療参加型実習への転換に要する期間を考慮するということを意味します．したがって，養成校や臨床実習施設は今から診療参加型実習に転換していかなければならないのです．

Q4 CCSと従来の実習との違いは何ですか？

従来の実習とCCSでは診療参加形態が異なります．患者担当制と呼ばれる従来の実習では，学生が受け持ち患者に対して，評価から治療を経験していきますが，CCSでは，学生を診療チームの一員として迎え入れます．原則的に，CEの受け持つ患者すべてを対象とし，学生は技術項目単位での経験を重ねていくことになります．これにより，従来に比べて経験値を格段に向上させることが可能となります．（第3章-3参照）

Q5 患者や実習施設にとって，従来の臨床実習形態からCCSへ変更する利点は何ですか？

CCSでは，無資格者である学生が単独診療を行うことのコンプライアンスの問題や診療の質低下，学生とCEとの重複診療による量的負担などの問題を解消することが可能となります．これにより診療の質と量を適正に保てることが患者にとっては大きな利点となります．また，学生がCEの補助として診療に参加することで，診療の質向上やリスクの回避につながります．（第2章-2，第3章-3，第4章-2参照）

Q6 CEにとって，従来の臨床実習形態からCCSへ変更する利点は何ですか？

CEと学生は一緒に患者を診るため，その場で技術や考え方を指導することが容易となり，診療業務後の指導を減らすことで残業などの時間的ストレスを解消することができます．また，学生用患者の選定や長時間のレポート指導などの問題も解消されます．学生が診療補助を行うことで，診療業務の効率化やリスク管理も行いやすくなります．（第4章-2参照）

Q7 CCSの教育効果は何ですか？

診療チームの一員として多くの患者と関わり，経験値を高めることで，基本的な技術や考え方を育み，臨床的感性を磨くことができます．また，指導は，原則として技術項目ごとに「見学」「模倣（前期・後期）」「実施」の手順で進め「できること」から診療参加を繰り返すことで，学生の自己効力感が高まり，自ら学ぶこと（主体的学習）ができるようになります．（第3章-3，第8章-3参照）

Q8 評価から治療までの一連のプロセスを理解させることはできますか？

診療参加は技術項目ごとに行いますが，学生は常にCEと一緒に情報や問題点，診療チームの方針などの考え方を共有して進めていくため，評価から治療までの一連のプロセスを経験する機会は必然的に増えます．日々変化する患者の状況に合わせて展開していく臨床推論を，リアルタイムで学生に伝え，共有しながら指導することが重要です．（第4章-1参照）

Q9 検査・測定など項目ごとに部分的に関わるだけで，障害構造を理解させることはできますか？

技術項目単位の診療参加で学生が障害構造を理解しないのは指導方法の問題です．突き放すのではなく，学生は常にCEと共に行動し，技術項目ごとに診療参加をして日々のディスカッションを通じて患者情報，障害構造やCEの考え方を共有することが求められます．学生に患者の障害像を理解させるためには，CEが捉えている患者の障害像を学生に聞かせることが，とても重要となります．（第3章-1，第5章-6参照）

Q10 症例レポートを介さずに学生の理解度を把握することは可能ですか？

症例レポートは，学生の文章作成能力やCEの読解力などの影響を受けるため，学生の考えや理解力が反映されていません．学生の理解度を把握するためには，日々のコミュニケーションや他の症例への応用など，診療場面で確認することが必要です．また，学生の考えを可視化できる臨床思考図の活用も推奨されます．（第5章-5・6参照）

Q11 消極的な学生に対しても有効な方法ですか？

臨床実習において，積極性や主体性は学生に求めるものではなく育んでいくものです．自己効力感が高くなるほど行動変容が起こりやすくなります．CCSでは技術項目を細分化し，小さな成功体験を積み重ねることができるため，自己効力感の向上においても有用です．また，教育環境として批判的でなく，支持的風土を醸成することも重要です．（第4章-1，第7章-7参照）

Q12 CCSでの実習は，卒後の臨床能力にどのような効果を及ぼしますか？

臨床現場では，新人セラピストの基本的技術の未習熟や主体的に行動できないという問題に直面しています．これは，臨床経験の不足が要因です．臨床実習を生涯教育の通過点であると考えると，臨床の経験値向上が必要不可欠です．患者担当制のような従来の実習では，学生が経験できる患者数が少なく経験値が不足してしまいますが，CCSでは，基本的技術を繰り返し実践することで経験値を高め，卒前と卒後の教育をシームレスにつなげることができます．（第7章-7参照）

Q13 施設および業務の形態が異なっても指導は可能ですか？

A もちろん可能です．「セラピストが臨床活動を行う場面一つひとつから学生は学びを得ること」が臨床実習の本質であり，その基本に立ち返れば，施設や業務形態を問うことはありません．訪問リハビリテーションの場面においても，学生はCEと共に対象者に関わりながら，技術項目単位で経験するため，対象者は学生を受け入れやすく，実習をスムーズに進めることが可能です．また，介護老人保健施設などでは，集団の運動指導などを経験させることも可能です．（第7章-4・5参照）

Q14 精神科領域にても指導は可能ですか？

A もちろん可能です．精神科の臨床場面では，セラピストの態度そのものが治療手段となるため，その時・その場でのタイムリーな気づきが必要です．精神科の臨床実習指導教育の原則は，「自分の行動を見せること」「今ここでの対応」です．CEの診療場面をしっかり見せるCCSは，効果的で不可欠な指導方法です．（第7章-6参照）

Q15 どのような指導体制を整えればよいですか？

A 臨床教育に対する高い知識と技術を有する者が，常に正しく教育指導が実践されているのか，ハラスメントが生じていないかなどの教育体制を管理します．管理された教育体制の中で，CEは学生に直接的な指導に携わります．CEだけでなくスタッフ全員（教育体制）が学生の成長を支援する環境が必要であり，CCSについての共通認識は重要な基盤です．（第4章-1参照）

Q16 患者ごとにCEを変えてもよいですか？

A OJTで効果的な教育を行うためには，意図的，計画的，継続的に指導することが重要となります．複数のCEによる指導では，一貫性のある指導が行えず，指導内容の相違などで，学生が混乱する状況が危惧されますので，1人のCEが一貫して指導にあたるほうが効果的です．（第4章-1参照）

Q17 1人のCEが複数の学生を指導することは可能ですか？

A 今回の指定規則の改正では，学生の過度の緊張感や量的負担を軽減するために，1（指導者）対2（学生）の指導体制が推奨されました．CCSでの1対2モデルでは指導者の負担は増えることなく，学生の教育効果も向上します．マンツーマンでの指導と遜色のない効果が得られることが確かめられています．（第1章-2，第4章-1参照）

Q18 経験年数が少ない者でも，CEとして指導教育ができますか？

A 実習指導者の要件を満たしている者であれば，経験年数が少なくても，指導は可能です．CCSでは，CEの技術や考え方をオープンに学生に伝えなければなりません．CE自身が日々の診療経験を積み重ねて修得した技量を，いかに学生に伝えることができるかということが大切です．学生に経験させることで，CEも経験値の向上や臨床的感性を磨くことができます．

Q19 CEは学生とどのように接すればよいですか?

A CEは患者を中心とした診療チームの一員として学生に接し,患者の情報や診療チームの考え方を学生と共有できるように働きかけることが重要です.(第3章-3参照)

Q20 CEは学生とどのようにコミュニケーションをとればよいですか?

A 学生の置かれている状況を思いやりながら実習を進めることが大切です.臨床場面で患者や専門職と接した経験が少ない学生のコミュニケーション能力は未熟なうえに,初めての環境で精神的緊張が強いられている状況にあります.さらに,CEが実習の合否を決める権威者として位置づけられれば,積極的なコミュニケーションがとれない状況になることが容易に想像できます.学生は成功体験を積み重ねることで,自己効力感を高め,コミュニケーションスキルも獲得していきます.CEは学生の心理状況を推察しながら意見を述べやすい雰囲気を作り,肯定的に評価して成長を促すことが大切です.(第4章-1,第8章-2・3参照)

Q21 不安・緊張が強い学生を担当する際,どのような指導を心がけるべきでしょうか?

A 試行錯誤型学習を避け,失敗を経験させないことが最も重要です.臨床実習で失敗の経験を繰り返し,不安や緊張が高まっている学生は,思考さえも停滞しています.実習中,叱責されることなく,できること(診療の手伝い)が増える,CEの役に立てる,患者が良くなるなど,ポジティブな経験を繰り返すことで,不安や緊張は緩和されていきます.(第4章-1,第8章-2参照)

Q22 CCSを進めるにあたり必要なツールは何がありますか?

A 診療参加の状況を確認するチェックリストと学習の進捗状況を確認するためのデイリーノートなどがあります.また,デイリーノートの発展的なツールとして,ポートフォリオや学生版診療記録の利用も効果的です.(第5章-7参照)

Q23 チェックリストとはどのようなものですか?

A 技術(情報収集・検査測定,治療,認知スキルなど)を細分化して,技術を修得する過程を「見学」「模倣(前期・後期)」「実施」と段階づけ,項目ごとに整理したものです.技術項目単位で「できること」から診療参加をすすめていくCCSでは,学生の技術習得状況を整理し技術向上のための指導を行ううえで,チェックリストの使用が不可欠となります.(第3章-1,第5章-7,付録参照)

Q24 チェックリストを施設で作成しても構いませんか?

A 巻末の付録(日本リハビリテーション臨床教育研究会)を参考に,各施設の特性(主に経験する患者の障害像など)にあったものを作成してください.

Q25 経験させる患者を限定したほうがよいですか?

A 原則的にCEが関わるすべての対象者の診療に学生も参加します.ただし,学生の能力により負担となるようであれば,意図的かつ計画的に経験させる内容を調整したり,対応する対象者数を減らしても構いません.(第3章-3参照)

Q26 CCSでは，技術指導だけで認知スキルの指導は必要としないのですか？

臨床実習では，検査測定や治療技術などの運動スキルのみならず，認知スキルの修得も必要です．認知スキルとは，臨床的なものの考え方（臨床的思考）です．CCSでは，CEが考えを伝えて，模倣させることで，学生は考え方を学んでいきます．この経験を積み重ねることで，セラピストに必要な臨床的思考を修得します．（第3章-3，第5章-6参照）

Q27 学生にカルテを記載させてもよいですか？

医学部モデルのCCSでは，CEが学生のカルテ記載能力を判断したうえで，公式な文書となるカルテに記載させ，学生の記載した内容については誤りや不備がないかをCEが確認・署名することで，カルテ記載が可能となっています．このような手順を踏むことで，セラピストの臨床実習においても学生のカルテ記載は可能であると考えますが，最終的には施設の方針に従ってください．また，施設としてカルテ記載が認められていない場合は，個人情報の適正な管理のもと，学生版カルテなどを利用してください．カルテ記載にあたっても，技術項目と同様に，「見学」「模倣（前期・後期）」「実施」の段階を経て経験させることが重要です．（第5章-7参照）

Q28 症例検討会や症例報告会への参加・経験をさせてもよいですか？

症例検討会なども学生の重要な経験となります．ただし，学生の能力を評価する場とならないように注意しなければなりません．症例検討会の本来の意義は，治療（診療）のために発展的な意見交換や意思統一を図ることにあるため，その意義を理解させたうえで，チームの一員として参加させます．学生には，症例検討会の資料作成やプレゼンテーションの一部を担当させ，必ず担当者である意識を持たせるようにします．また，症例検討会の場では，学生に質問を浴びせ，未熟な部分を叱責するような状況になることなく，学生が意見を述べることができるように支持的な環境作りが大切です．（第3章-3，第7章-2参照）

Q29 なぜ，症例レポートの指導は必要ないのですか？

CCSの基本は，クリニカルワークを通じて臨床スキルを高めることにあります．症例レポートの作成はデスクワークのウエイトを高めてしまうため，特に必要とはしていません．また，症例レポートは，作成する学生や添削するCEにとって，時間的・精神的負担を高める要因となります．さらに，課題を消化することを目的としてしまい，「レポート作成のために患者を診る」という姿勢を生み出すなど，レポート指導の弊害により，学生にとって有益な学びが得られなくなります．（第5章-5・6参照）

Q30 リスクの高い対象者を経験させることは可能ですか？

リスク管理の項目は多岐にわたるため，多くの経験を積まなくてはリスクの察知や管理はできるようになれません．CCSでは，CEの監督のもと「見学」「模倣」「実施」の段階を踏みながら，診療参加することが原則ですので，安全に多くの経験を積ませることができます．（第7章-2参照）

Q31 リスクが高い対象者の場合，どのように診療参加を進めていけばよいですか？

リスクが高い場合，些細なことでも具体的に説明を加えながら，CE の診療補助業務や低リスクの業務に参加させます．リスク管理においては，リスクに対する感性を磨くことが重要です．診療参加の場面で，CE の考えていることをできるだけ多く説明することで，CE の臨床的思考を模倣しながら学習を進めます．（第 7 章-2 参照）

Q32 学生に電子カルテを操作させてもよいですか？

施設の電子カルテ取り扱い規定に従ってください．学生がログインするためには学生用 ID とパスワードを発行し，電子カルテへのアクセスログを残すことが必要です．また，学生が単独で電子カルテを操作することがないように，CE がログインしている際に一緒に閲覧することが望ましいでしょう．CE の ID で学生が単独で電子カルテにアクセスすることは，電子カルテ取り扱い規定上問題となりますので注意が必要です．（第 5 章-7 参照）

Q33 各実習期における到達目標は何ですか？

臨床実習はセラピストの生涯教育の一過程であり，シームレスに臨床へつなげていくという見地に立てば，実習期ごとに画一的な目標設定を行う必要はありません．基本的な技術や認知スキルの経験値をできるだけ高め，助言・指導のもとに「実施」できることを増やしていくことが必要となるため，学生個々の経験値や到達度に応じて，行動目標を設定することが大切です．いわゆる「評価実習」といわれる実習期であっても，治療経験を重ねることで問題の原因にたどり着けることもあり，実習期で到達目標を区別する必要はありません．（第 8 章-3 参照）

Q34 「見学」させる際に，どのような解説が必要ですか？

問題点，治療目標や治療経過などの説明は，事前に行い，見学の際には，「いかなる障害に，どのような手段で，何をしているか」という解説を行います．治療上の注意点やコツなどについて，学生が注目すべきポイントを具体的にわかるように伝えることが大切です．学生に合わせて見学を繰り返すことで理解が深まります．（第 7 章-2 参照）

Q35 「見学」させる際に，時間がなく十分な解説が行えない場合はどのようにすればよいですか？

一から十まで解説する必要はなく，限られた時間内で，学生に何を見せたいのか，伝えたいのか，意図的に行うことが重要です．見学した内容のイメージ形成や理解を促し，意義のある見学とするためには，見学後の CE と学生間でのディスカッションが重要です．（第 3 章-3，第 8 章-2 参照）

Q36 「模倣」はどのように行えばよいですか？

技術指導では「身体の使い方」など言語的手段では伝えにくい部分も多いため，技術項目を細分化し，手本を見せて，ポイントを伝え，繰り返し経験させることが重要です．補助的な役割を与えることから始め，学生が主体となって実施できるよう，徐々に手を離していくような指導を行います．CE の技術と「どこが，どのように」違うのかなど，誤りや未熟な部分については，その時・その場での修正や指導を行い何度も繰り返すことが重要です．（第 3 章-3，第 8 章-2 参照）

Q37 「見学」から「模倣」に移行するときの判断は，どのように行えばよいですか？

治療技術を模倣させる前に，原則2回の見学を行い，障害やリスク，方法などを理解しているか確認して判断します．漠然とした見学でなく，見学中の解説や見学後のディスカッションを通して学生の理解を促すことで，見学から模倣への移行がスムーズに行えます（付録参照）．

Q38 「Coaching（模倣前期）」と「Scaffolding（模倣後期）」の違いは何ですか？

CEが主体的に治療を行い，学生はその手伝いをしながら，手取り足取り指導を受けている状態が「Coaching」で，学生が主体的に治療を行い，CEが傍らで，不十分な部分の指導を行っている状態が「Scaffolding」です．（第7章-2，付録参照）

Q39 「実施」の判断はどのように行えばよいですか？

CEの見守りや助言を受けながら，リスクを概ね把握したうえで独力で行えるレベルを「実施」としています．チェックリストの各技術項目に記載されているチェックポイントを参考のうえ，判断してください．この際，リスクが非常に高い患者など，特殊な状況を想定して判断する必要はありません．日本理学療法士協会により，実習項目の水準化が提示されますので，今後は実施の判断も統一感が向上すると考えます．（第7章-2参照）

Q40 「実施」レベルの技術項目でもCEは傍らで監督する必要はありますか？

コンプライアンスやリスク管理の観点から，学生の診療参加にあたっては，CEは学生をパートナーとして診療業務を共にすることが必須です．教育的側面からも，患者の問題点や変化などの情報を共有し，学生が常に相談できる環境を整え，「その時・その場で」の指導を行うことが大切です．そのため，「実施レベル」に達していても，CEは学生の側で監督する必要があります．（第4章-3，付録参照）

Q41 認知スキルの指導はどのように行えばよいですか？

情報の取捨選択，「統合」と「解釈」など，見せることができない認知スキルについても，運動スキルと同様に，「見学」「模倣（前期・後期）」「実施」の段階を経て指導することが原則となります．模倣させる前に臨床的思考の手本を示すことが必要であり，CE自身の考えを繰り返し説明することが重要になります．臨床的な考え方を学生と共有できるように，わかりやすく伝えられるかどうかがポイントになります．学生の認知スキルを可視化するために，学生版診療記録，臨床思考図などの利用も有用です．（第3章-1，第7章-3参照）

Q42 認知スキルを高めるためにはどのように教育すればよいですか？

診療場面でCEの臨床的思考を繰り返し説明し，学生と共有することが重要です．学生の理解度は日々のディスカッションの中で確認しながら，カンファレンスでの報告など，学生が学んだ認知スキルを表現させることで，認知スキルの向上につなげていきます．（第5章-6参照）

Q43 デイリーノートにはどのような内容を記載させればよいですか？

A デイリーノートは，学生の日々の経験と学習の記録です．1日を振り返り，見たこと，聞いたこと，経験した技術，理解した臨床的思考，自ら調べたことなどを整理して記載させます．CE に見せるための内容ではなく，後に学生自身の学びの振り返りにつながるような内容を記載させることが重要です．（第5章-7参照）

Q44 デイリーノートを使用する目的は何ですか？

A 日々の経験を整理し，振り返りによって次の経験につなげ，主体的な学びを促進することが目的です．CE はデイリーノートを介して，学生の捉え方と指導した内容にズレがないかを確認することができます．また，チェックリストと併用することで，意図的，計画的に経験させることができます．さらには，対象者への興味・関心やセラピストとしての責任感といった，情緒面における変化を知ることもできます．（第5章-7参照）

Q45 デイリーノートの活用で注意すべき点はありますか？

A CE から出された課題をまとめたり，記載するものではありません．また，デイリーノートの作成や調べものをすることが，実習の中心とならないように注意することが重要です．CE は，診療前までにデイリーノートに目を通し，学生の捉え方や認識にズレがないかを確認し，その日の実習で経験させる内容の微調整を行うことでタイミングを逃さない指導が可能です．（第5章-7参照）

Q46 チェックリストのチェック作業はいつ行えばよいですか？

A 昼休みや診療業務の合間，または業務終了後に行います．当日実施した項目の振り返りや習熟過程を把握するため，必ず毎日のチェックが必要です．

Q47 チェックリストのチェック作業は，学生と CE が一緒に行わなければなりませんか？

A 学生と CE が認識を共有できるように，チェック作業は，必ず学生と CE が一緒に行うようにします．チェックにかかる時間を短縮するために，チェック項目について事前に学生が確認しておき，CE がその項目を学生と一緒にチェックすることで，効率的にチェックすることができます．

Q48 「実施」のチェックを取り消してもよいですか？

A 学生の技術を繰り返し指導・確認したうえで「実施」と判断するので，対象者が代わることなどによって判断が早過ぎたと感じた場合でも，取り消す必要はありません．「実施」レベルの技術であっても，CE の監視下で行われることが原則です．対象者の状況（リスク管理など）の違いに学生が対応できない場合は，適宜手本を示したり，助言・指導を行ってください．（付録参照）

Q49 ポートフォリオの指導で注意すべき点はありますか？

A ポートフォリオは，学生が経験したことや調べたことだけでなく，CEが提供した資料も合わせてファイリングされていくものです．ファイリングされた事項について，学生とCEが一緒に振り返ることも有益です．（第5章-7参照）

Q50 学生指導を業務終了後に行ってもよいですか？

A 技術や臨床的思考はスキルであるため，業務終了後に指導を行うよりも学生の診療参加中に，その場で患者を通して指導することが重要です．リアリティのある経験によって，高い学習効果が得られます．したがって，原則的に指導は「その時・その場」で行います．ただし，患者に配慮すべき内容の場合は，診療前・後に行います．その際，時間経過が少ないほうが学生のイメージや記憶に残りやすく，高い学習効果が得られます．（第2章-1，第3章-1，第8章-2参照）

Q51 CEが指導に関われない時間帯はどのように行動させますか？

A 学生が独力で行える整理整頓などの周辺業務やデイリーノートなどの記録や整理，疑問点解決のための学習時間とします．

Q52 ベッドサイド業務の間は学生を待たせておいてよいですか？

A 感染などリスク管理上，大きな問題がなければ，診療チームの一員として，ベッドサイドでも診療業務を経験させます．ベッドサイドといった環境場面において，CEが何に配慮しながら治療を行うのかといった経験は，学生にとって重要な学びの場となりますので可能な限り診療参加させることが望ましいでしょう．（第7章-2参照）

Q53 CCSでは学生は自宅学習をしなくてもよいということでしょうか？

A 自宅学習を行わなくてよいわけでなく，クリニカルワークを重視しますので，デスクワークに追い込まれることがないようにすることが大切です．自宅学習では，CEに見せるための学習をするのではなく，CEの説明内容や診療場面で感じた疑問，翌日の診療に対する備えなど，その日の実習を振り返り，自分なりに学びを整理することが大切です．（第5章-7，第8章-4参照）

Q54 学生が事前に学習してこないのですが，どうすればよいですか？

A 事前に何を学習すればよいのかわからない学生に対しては，準備をしてこないからといって参加させない，準備をしてこなくても黙認するといった消極的指導ではなく，どのようなことを事前に学習すればよいのかを示すことが誘導的指導となります．書籍を総ざらいするような絞りきれない提示ではなく，具体的な指導をすることが有効なものとなります．（第5章-7参照）

Q55 指示どおりの行動が行えない学生に対して，どのような指導を行えばよいですか？

CEと学生が双方向の関係が築けているか確認する必要があります．権威勾配が強くなってしまうと，思ったことを表出できません．その結果，学生（CE）の思いがCE（学生）にうまく届かなくなってしまいます．相互の関係性が適切であるか見直すことが必要です．また，CEが伝える情報量が多く，学生が混乱し行動できない可能性もあります．CEは情報量を調節し，明確な指示を出し，指示を理解しているかを確認したうえで，学生が行動できるように促すことが大切です．（第8章-2参照）

Q56 物理療法の指導で注意すべき点はありますか？

物理療法の種類によっては，少ない経験で実施レベルに到達できるものもあります．単に機器の操作だけを行わせるのではなく，実施前後の状態確認まで，適切に実施できることを確認したうえで，実施レベルの判断を行うことが大切です．（第7章-2参照）

Q57 症例報告の書き方を学ばせたいのですが，どうすればよいですか？

見本として，CEが記載した症例報告を見せることや，記載しているところを実際に見せることで，学生は症例報告の書き方を学ぶことができます．また，診療チームの一員として対象者の情報や臨床推論を共有してきた学生であれば，実習終了後，養成校教員の指導のもと，学内にて症例報告を作成することも可能です．（第5章-6参照）

Q58 どのように学生を評価すればよいですか？

学生の合否判定のような総括的評価は，本来は養成校が行うべきものです．臨床実習では，学生をさらなる成長へとつなげるための形成的評価が重要となります．技術はチェックリストの各項目の到達レベルで評価し，実習全体を通しての学びはデイリーノートから発展させたポートフォリオなどから，学生の内省を知ることによって評価します．（第8章-4参照）

Q59 学生を評価する際のポイントは何ですか？

評価では，「いつ，なぜ学生を評価するのか」「学生の何をどのように評価するのか」「学生を誰が評価するのか」といった点を明確にしておく必要があります．また，学生自身による自己評価も大切です．これにより，自己の能力を認知し，なすべきことを明確にすることができ，主体的な行動を起こすことができるようになります．（第8章-4参照）

Q60 訪問リハビリテーションの現場でも新卒者教育は可能でしょうか？

病院などの施設系職場では，複数のセラピストからアドバイスを受けたり，技術を見て学ぶという環境が自然とでき上がります．この点が訪問現場との最たる違いであり，新卒者教育が困難だといわれるゆえんです．第7章を熟読していただき，CCSの概念を堅持して，同行・代行・代理を経て，担当者変更に至るプロセスを踏襲することで，訪問事業所での新卒者教育が，効果的かつ安全に実施できます．（第7章-9参照）

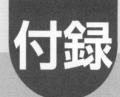

付録

Check List Guide/Check List/
Check Note…

I．チェックリストとは

　チェックリストは，診療参加の状況を確認しながら実習を進めるためのナビゲーションツールである．技術・能力の修得プロセスとして，下記の「見学」「模倣前期」「模倣後期」「実施」の段階づけで，診療参加しているレベルを細かく確認しながら進めていく．チェックリストの記載を通して，学生の体験していない技術項目，未熟な技術項目が明確となり，スキル向上のための指導に役立てることが可能になる．

	学習レベル（学生）	指導レベル（臨床教育者）
見学 Modeling	・解説を受けながら，臨床教育者の技術を観察している． ・観察した技術を理解しようとしている．	・解説しながら技術を見せる． （手本を示す）
模倣前期 Coaching	・観察した技術を，手取り足取りの指導を受けながら実施している． ・臨床教育者が行う技術を，部分的に手伝っている．	・技術を見せた（手本を示した）後に，実際に学生に行わせる． ・手取り足取りの指導で，技術を教える． ・部分的に技術を手伝わせる．
模倣後期 Scaffolding	・不十分な部分の指導・支援を受けながら，技術を実施している．	・学生にできる部分は独力でやらせて，できない部分の指導を行う． ・学生が行う技術を，部分的にフォローする．
実施 Fading	・臨床教育者の見守りや助言を受けながら，独力で実施している．	・指導の手を引き，学生の行う技術を見守る．

Ⅱ．チェック方法

◆チェック作業は，毎日，午前中の診療後や1日の診療終了後に，学生と共同で行うことが原則である．
◆その日に見学・模倣したすべての項目にチェックする．
◆チェックリストの項目を最初から順番にチェックする必要はなく，その日に学生が見学・模倣した項目からチェックしていく．

1．「情報収集・検査測定項目」および「治療項目」のチェック

「見学」へのチェック

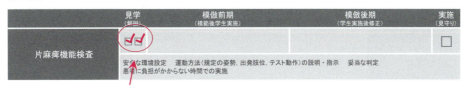

●学生が，解説を受けながらCEの技術を観察しているときにチェックする．
●「模倣」させる前に，原則として2回以上の「見学」をさせる．

> ➢「見学」した技術を十分に理解するには，2回以上の見学が必要である．
> ➢ また，十分な「見学」をさせたうえで学生に診療行為を行わせているということの担保のために，2回以上の「見学」を行わせる．
> ➢ 十分に理解していると判断できるものについては，1回でも構わない．

●1日のうちに2回以上「見学」させて，チェックしても構わない．

「模倣前期」へのチェック

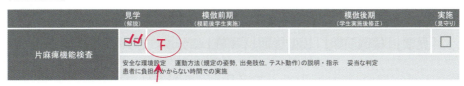

●学生が，CEが行っている技術を部分的に手伝ったり，手本を示してもらった技術を，手取り足取りの指導を受けながら実践している状況のときにチェックする．
●「模倣」回数として，「正」の字でチェックする．

●1日のうちに2回以上「模倣」した場合でも，チェックは1回とする．

「模倣後期」へのチェック

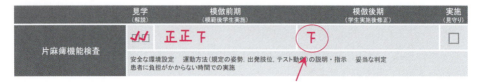

●不十分な部分の指導・支援を受けながら，学生が主体となって技術を実践している状況のときにチェックする．
●「模倣」回数として，「正」の字でチェックする．
●1日のうちに2回以上「模倣」した場合でも，チェックは1回とする．

「実施」へのチェック

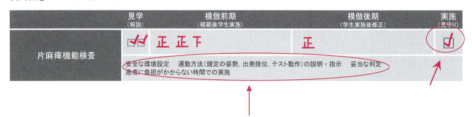

●学生が，CEの見守りや助言を受けながら，独力で技術を実践している状況のときにチェックする．
●「実施」の判断材料として，項目ごとに設定しているチェックポイントを参考にする．
●すべてのチェックポイントが完璧になったから「実施」にチェックするというものではない．
●「実施」と判断できない場合，どの技術要素（チェックポイント）が未熟かを，学生にフィードバックすることが重要になる．
●「実施」に到達している技術項目については，経験した際の「模倣」へのチェックは必要ない．

2．「見学」「模倣前期」「模倣後期」「実施」に分かれていない項目のチェック

　特別な検査手技などは，経験項目として，「見学」「模倣前期」「模倣後期」「実施」に分けられていない．実施状況を問わず，体験（見学・模倣）した場合にチェックする．

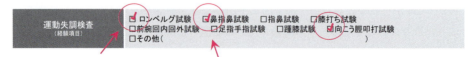

3．「ソーシャルスキル」のチェック

「ソーシャルスキル」は，医療者に必要な，状況・場面に応じた立ち振る舞いのスキルになる．

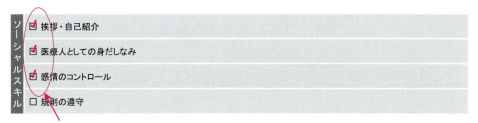

●特に大きな問題がないと判断したらチェックする．

4．「認知スキル」のチェック

「認知スキル」は，検査項目の想起・取捨選択に始まり，目標の修正に至るまでの種々の治療過程における実践的な知識の使い方や，臨床推論などの思考過程のスキルである．

「見学」へのチェック

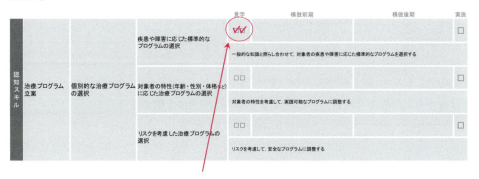

●診療チームの一員として，学生がCEから思考過程（臨床推論）について説明を受けたときにチェックする．
●模倣させる前に考え方の手本を示すことが重要であり，必ず2回以上の「見学」（思考過程の説明）を行う．

> ➤ 説明を受けた内容の十分な理解には，2回以上の説明が必要である．
> ➤ 十分に理解していると判断できるものについては，1回でも構わない．

●1日のうちに2回以上「見学」（思考過程の説明）して，チェックしても構わない．

310　付　　録

「模倣前期」へのチェック

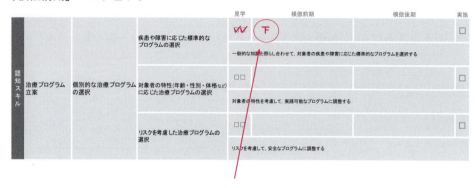

- 思考過程（臨床推論）の指導において，CEがどうなるかの結果を伝えたうえで，学生にその要因を考えさせている段階である．
- CEから説明を受けた思考過程（臨床推論）について，単なる復唱ではなく，学生が少しでも再現できた（学生自身の言葉で説明できた）ときにチェックする．

> ➤ 「この方に対して○○をしようと考えているのだけど，どういう状態を考慮して考えたか説明できるかな」に対して，たどたどしくても少しでも説明できたときにチェックする．
>
> ➤ 単なる復唱ではなく，学生が少しでも表現を再現するという点から，過去の経験した内容と同一の要因などを説明する症例で判断する．

- 模倣回数として，「正」の字でチェックする．
- 1日のうち2回以上「模倣」した場合でも，チェックは1回とする．

311

「模倣後期」へのチェック

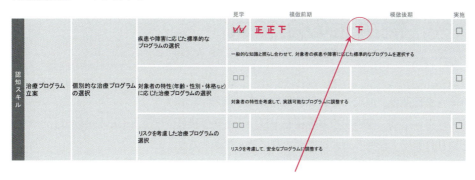

- 思考過程（臨床推論）の指導において，CE が要因側を示したうえで，学生にその結果や対応を考えさせている段階であり，人物が代わっても，同じような疾患・障害で思考過程（臨床推論）を再現できた（説明できた）ときにチェックする．

> ➢ 「この方のこの状態を考慮したとき，君ならどんなプログラムを考えるかな」に対して，いくばくかのプログラムが出てきたときにチェックする．
> ➢ 学生が表現したものと CE の考えが異なる場合に，CE の考えを示すことで，学生自身がなぜ考え方が違ったのかについて，自ら振り返りができたときにチェックする．

- 模倣回数として，「正」の字でチェックする．
- 1日のうち2回以上「模倣」した場合でも，チェックは1回とする．

「実施」へのチェック

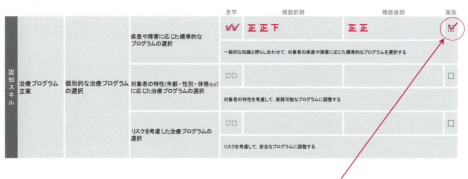

- 思考過程（臨床推論）の指導において，学生が因果関係を考えられるようになっている段階であり，一緒に診療を進めていく中で，疾患・障害が変わっても，少しの助言や説明を受ければ，思考過程（臨床推論）を実践できたときにチェックする．
- 「実施」に到達している項目については，経験した際の「模倣」へのチェックは必要ない．

使用上の注意点

①チェック作業は，原則として毎日実施する．
②チェック作業は，午前中の診療後や1日の診療終了後に，学生とCEが共同で行う．
③その日に見学・模倣したすべての項目にチェックする．
④チェックリストの項目を最初から順番にチェックする必要はない．
　その日に学生が見学・模倣した項目からチェックする．
⑤「実施」レベルと判断できない場合，どの技術要素（チェックポイント）が未熟かを，学生にフィードバックすることが重要である．

> ※　チェックリストを付けるうえで問い合わせが多かった事項に「実施」の判断基準がある．大きなリスクを有しない標準的な障害像での経験で評価（判断）をすることとしていたが，実はこの基準が各施設や臨床教育者によりまちまちであったことが混乱のもとであり，いわゆる臨床実習の水準化がなされていないことに原因があった．日本理学療法士協会発刊の『臨床実習教育の手引き 第6版』では水準が示され，この問題が解消に向かうことが期待できる．

Check List
Ver. 2

一般社団法人日本リハビリテーション臨床教育研究会

■情意領域(理学・作業共通)

● ソーシャルスキル

ソーシャルスキル	
	□ 挨拶・自己紹介
	□ 医療人としての身だしなみ
	□ 感情のコントロール
	□ 規則の遵守
	□ 患者を尊重する態度
	□ 職員との良好な人間関係
	□ 職員に対する節度ある言葉遣い・礼儀
	□ 患者に対する節度ある言葉遣い・礼儀
	□ プライバシーに対する配慮
	□ 連絡・報告・相談
	□ 整理整頓

※ 特に大きな問題がないようであればチェックする.

■認知領域(理学・作業共通)

● 認知スキル

* 本認知スキルのチェックリストは,関西臨床実習を考える会(世話人:金澤壽久,花房謙一,中川法一)が作成した試行版ver.4を改変したものである.

行動目標
① 検査項目の決定
② 目標設定に対する問題点の理解
③ 治療プログラム立案
④ 治療効果の検証

判断基準
【見　　学】:臨床教育者から学生が説明を受けたレベル
【模倣前期】:同一対象者で,内容を少しでも再現できるレベル
【模倣後期】:同じような疾患,障害で内容を再現できるレベル
【実　　施】:疾患,障害が変わっても,少しの助言や説明を受ければ実践できるレベル

認知スキル			見学	模倣前期	模倣後期	実施
検査項目の決定	検査項目の想起・取捨選択	症状・障害の理解	□□			□
		症状や疾患に関する一般的知識との照合から想起する				
		既往歴・合併症の把握	□□			□
		対象者の既往歴,合併症を考慮して検査項目を追加する				
		処方(依頼内容)の把握	□□			□
		処方内容の理解から,検査項目の過不足を確認する				
	対象者の状態把握	コミュニケーション能力の把握	□□			□
		意思表示や指示従命が可能かを予測する				
		理解力の把握	□□			□
		理解力の状況から,対象者の主観的判断に妥当性があるかを予測する				
		主訴,ニードの把握	□□			□
		対象者の主訴,ニードに即した検査項目を選択する				
		動作・アライメントの把握	□□			□
		視診や聴診,動作やアライメントから対象者の状態を把握し,検査項目を選択する				
目標設定に対する問題点の理解	ニードの把握	対象者の主訴(思い)の把握	□□			□
		主訴(思い)を目標設定・問題点に反映させる				
		社会的背景の把握	□□			□
		住環境や家族構成など,社会的背景を目標設定・問題点に反映させる				
		一般的な予後との比較	□□			□
		主訴(思い)や社会的背景から挙がったニードが,一般的予後と乖離していないかの確認				

			見学	模倣前期	模倣後期	実施
認知スキル	目標設定に対する問題点の理解	目標と問題点の整理	獲得すべき行為(動作)の列挙	☐☐ 対象者に必要な生活行為(動作)を整理する		☐
			獲得すべき行為(動作)における,優先順位の設定	☐☐ 対象者に必要な生活行為(動作)に,優先順位をつける		☐
			改善すべき機能の列挙	☐☐ 獲得すべき行為(動作)と機能との関係を整理する		☐
			改善すべき機能における,優先順位の設定	☐☐ 獲得すべき行為(動作)の改善に必要な機能を把握する		☐
			身体因子・環境因子での問題点の整理	☐☐ 介入方法を考えるために,目標設定に対して挙がった問題点を,身体因子と環境因子で整理する		☐
			問題点の原因・つながりの把握	☐☐ 列挙された問題点の原因と,その関係性を把握する		☐
			優先順位を付けた問題点の把握	☐☐ 目標設定に対して挙がった問題点について,優先順位をつけて把握する		☐
		問題点の時系列的整理	以前からの問題か,今回生じた問題かの判断	☐☐ 今回の治療対象を把握し,回復期間や経過を予測するために,問題点を時系列で整理する		☐
			今後生じる可能性のある問題の推察	☐☐ 予防的介入方法を検討するために,今後生じる可能性のある問題点を推察する		☐
		介入方法の判断	身体機能・構造への直接介入によって解決できるかの判断	☐☐ 改善可能な機能障害なのかを判断する		☐
			環境因子への間接的介入によって解決できるかの判断	☐☐ 環境設定などの介入で代償できるか否かを判断する		☐
	治療プログラム立案	個別的な治療プログラムの選択	疾患や障害に応じた標準的なプログラムの選択	☐☐ 一般的な知識と照らし合わせて,対象者の疾患や障害に応じた標準的なプログラムを選択する		☐
			対象者の特性(年齢・性別・体格など)に応じた治療プログラムの選択	☐☐ 対象者の特性を考慮して,実践可能なプログラムに調整する		☐
			リスクを考慮した治療プログラムの選択	☐☐ リスクを考慮して,安全なプログラムに調整する		☐
		優先順位	治療方針・目標・問題点からの優先的治療の把握	☐☐ 治療プログラムに優先順位を付ける		☐
	治療効果の検証	即時効果の判断	治療前後・治療中の変化の確認	☐☐ 治療に対する変化の有無と,その程度を捉える		☐
			変化(不変)の要因の把握	☐☐ 一般的な知識と照らし合わせて,対象者における変化の要因を把握する		☐
		仮説の妥当性検証(治療プログラムの妥当性の判断)	一般的な効果と対象者の効果との比較	☐☐ 一般的な効果と対象者の効果の比較から,プログラムの妥当性を確認する		☐
			効果判定に必要な時期の検討	☐☐ 対象者の状況に応じて,効果が期待される時期を検討する		☐
			期待した効果と対象者の効果との比較	☐☐ 治療によって期待された効果と,実際にもたらされた効果を比較する		☐
		介入後の経過に応じた目標の変更	目標達成度の判断	☐☐ 予測通りの結果を達成しているか,逸脱しているかを判断する		☐
			目標変更の必要性の判断と,その具体的変更	☐☐ 次の目標を設定,もしくは再考する		☐

■精神運動領域（理学療法編）
1. 情報収集・検査測定項目

		見学 (解説)	模倣前期 (模範後学生実施)	模倣後期 (学生実施後修正)	実施 (見守り)
情報収集	医学的情報	□□	カルテからの必要な情報の獲得　CT, MRI等の画像からの必要な情報の獲得 生化学検査値からの必要な情報の獲得　医師, 看護師等からの必要な情報の獲得		□
	社会的情報	□□	カルテからの必要な情報の獲得　家族からの必要な情報の獲得　医師, 看護師等からの必要な情報の獲得		□
	問診技術	□□	わかりやすい質問　主訴の聞き取り　病歴の聞き取り　既往歴の聞き取り　時間のかかり過ぎない問診		□
リスク管理 / バイタルチェック	外観(顔色・表情など)	□□	表情・顔色の観察　異常な発汗, 呼吸の確認　皮膚の色調の観察　疲労感などの確認		□
	脈拍測定	□□	動脈の触知　リズムの確認　正確なカウント		□
	血圧測定	□□	安楽な肢位の設定　肢位に合わせた血圧計の設置　動脈の確認　マンシェットの巻き方 聴診器の使用・当て方　圧の調整　正確な測定		□
	術部の管理	□□	禁忌肢位・運動の確認　清潔な環境の設定　愛護的な操作　禁忌肢位・運動の説明		□
	衛生管理	□□	十分な手洗い　清潔な環境の設定　指示通りの感染予防行動(ガウンテクニックなど)		□
	転倒防止対策	□□	易転倒性の確認　安全な環境設定　指示・説明　介助・監視位置		□
意識レベル	Japan coma scale	□□			□
	Glasgrow coma scale	□□			□
			音声刺激の加え方　疼痛刺激の加え方　段階付け		
	高次脳機能検査 (経験項目)	□半側視空間失認　□身体失認　□観念運動失行　□観念失行　□着衣失行 □Broca失語　□Wernicke失語　□全失語　□注意遂行障害　□記憶障害 □その他(　　　)			
	心理・精神機能検査 (経験項目)	□長谷川式簡易知的機能評価スケール　□健康関連QOL　□不安・抑うつ尺度 □その他(　　　)			
	脳神経検査	□□	検査の選択　検査方法の説明および指示　妥当な判定		□

		見学 (解説)	模倣前期 (模範後学生実施)	模倣後期 (学生実施後修正)	実施 (見守り)
	姿勢反射検査	☐☐	安全な環境・肢位の設定　外乱刺激の与え方(部位,程度,方向)　転倒への配慮　妥当な判定		☐
	片麻痺機能検査	☐☐	安全な環境設定　運動方法(規定の姿勢,出発肢位,テスト動作)の説明・指示　妥当な判定 患者に負担がかからない時間での実施		☐
	運動失調検査 (経験項目)	☐ ロンベルグ試験　☐ 鼻指鼻試験　☐ 指鼻試験　☐ 膝打ち試験　☐ 足踏み試験 ☐ 前腕回内回外試験　☐ 足指手指試験　☐ 踵膝試験　☐ 向こう脛叩打試験 ☐ その他(　　　　　　　　　　　　　　　　　　　　　　　)			
反射検査	深部腱反射	☐☐			☐
	クローヌス	☐☐			☐
		適切な測定肢位　十分な脱力　ハンマーの使用　正しい刺激部位　適度な刺激　必要最小限の刺激回数 患者に負担がかからない時間での実施　増強法の使用　判定　記録			
	病的反射 (経験項目)	☐ホフマン・トレムナー反射　☐ワルテンベルグ指屈反射・ワルテンベルグ徴候 ☐把握反射・強制手探り反射　☐足底筋反射(ロッソリモ・メンデル-ベヒテレフ反射) ☐バビンスキー反射			
筋緊張検査	上肢	☐☐			☐
	下肢	☐☐			☐
		十分弛緩させた肢位の設定　視診・触診　被動抵抗感の確認　肢位による変化の確認 動作による変化の確認　左右差の確認　判定(折りたたみナイフ現象,鉛管・歯車様固縮,固痙縮など) 不快感のない検査の実施(時間のかかりすぎ,触り方など)　記録			
	痙性評価チャート (経験項目)	☐Modified Ashworth Scale			
感覚検査	表在感覚	☐☐			☐
	深部感覚	☐☐			☐
	複合感覚	☐☐			☐
		肢位設定　検査方法についてのオリエンテーション　検査器具の準備　検査器具の正しい使用 方法(手順,刺激の入れ方)　不快感のない検査の実施(時間のかかりすぎ,触り方など)　判定　記録			
疼痛検査	問診	☐☐			☐
		経過の確認　部位の確認　性状の確認　程度の確認　再現性の確認　増減条件の確認　記録			
	評価スケール (経験項目)	☐VAS　☐NRS　☐その他(　　　　　　　　　　　　　　　　　　　)			
	運動検査	☐☐			☐
		肢位設定・変換　運動痛の誘発(運動の指示,運動の再現)　痛みの部位・質・程度の確認　記録			
	触察検査	☐☐			☐
		安楽な肢位の設定　母指での圧迫　部位の特定　痛みの種類　程度の確認 痛みが起こる部位で母指に感じる性状　放散痛の範囲　関連痛の部位・範囲　記録			

		見学 (解説)	模倣前期 (模範後学生実施)	模倣後期 (学生実施後修正)	実施 (見守り)
形態測定	上肢長	☐☐			☐
	上腕長	☐☐			☐
	前腕長	☐☐			☐
	上腕周径	☐☐			☐
	前腕周径	☐☐			☐
	下肢長	☐☐			☐
	大腿長	☐☐			☐
	下腿長	☐☐			☐
	大腿周径	☐☐			☐
	下腿周径	☐☐			☐
	断端長	☐☐			☐
	断端周径	☐☐			☐

検査についての説明　検査肢位の設定・変換　検査中の指示　測定部位の露出　ランドマークの確認
メジャーの使用（よじれ，緩みのない計測）　不快感を与えない測定（操作，時間のかかり過ぎ）

		見学	模倣前期	模倣後期	実施
関節可動域測定	肩関節	☐☐			☐
	肘関節	☐☐			☐
	手関節	☐☐			☐
	股関節	☐☐			☐
	膝関節	☐☐			☐
	足関節	☐☐			☐
	手指・足趾	☐☐			☐
	頸部・体幹	☐☐			☐

検査の説明　検査肢位の設定・変換　検査中の指示　ランドマークの確認　安定した計測肢の把持
手技（固定，運動方向・範囲，動かす強さ・速さ）　検査器具の正しい使用　角度の読み取り
代償運動の抑制　　end feelの確認　時間のかかり過ぎない計測　リスク管理

			見学 (解説)	模倣前期 (模範後学生実施)	模倣後期 (学生実施後修正)	実施 (見守り)
筋力検査	徒手筋力検査	肩関節	☐☐			☐
		肘関節	☐☐			☐
		手関節	☐☐			☐
		股関節	☐☐			☐
		膝関節	☐☐			☐
		足関節	☐☐			☐
		手指・足趾	☐☐			☐
		頸部・体幹	☐☐			☐
				検査肢位の設定・変換　運動方法の説明　方法(収縮の確認・抵抗部位・抵抗方向・抵抗量・声かけ) 代償運動の抑制　時間のかかり過ぎない計測　疲労への配慮　リスク管理　判定		
	粗大筋力測定 (握力・背筋力測定)		☐☐			☐
	機器による筋力測定		☐☐			☐
				検査肢位の設定・変換　運動方法の説明　使用機器の準備・設定　正しい機器の使用 方法(収縮の確認・抵抗部位・抵抗方向・抵抗量・声かけ)　代償運動の抑制 時間のかかり過ぎない計測　疲労への配慮　リスク管理		
	姿勢・アライメント観察		☐☐			☐
				安全に配慮できる位置での観察　前額面・矢状面・水平面からの観察　ランドマークの触診 左右差の確認　レントゲンとの照合　患者に負担がかからない時間での実施　記録		
バランス検査	静的バランス		☐☐			☐
	動的バランス		☐☐			☐
				安全な環境設定　方法の説明, 指示　身体動揺程度の確認　転倒傾向の確認　転倒の回避　判定		
	機能的バランス検査 (経験項目)			☐ Functional reach test　　☐ Timed up & go test　　☐ Functional balance scale ☐ その他(　　　　　　　　　　　　　　　　　　　　　　　　　　　　　)		
呼吸・循環機能評価	情報収集	主科・他部門情報 (経験項目)		☐病棟での身体活動状況　☐心不全の重症度　☐予後の確認 ☐食事療法, 食事摂取エネルギーの確認　☐その他(　　　　　　　　　　　　　)		
		検査所見 (経験項目)		☐胸部画像　☐エコー　☐心電図　☐血液ガス　☐血液検査　☐薬物 ☐足関節・上腕血圧比(ABI)　☐脈波伝播速度(PWV) ☐糖・脂質代謝(空腹時・食後の血糖値, 75g経口糖負荷試験など) ☐その他(　　　　　　　　　　　　　　　　　　　　　　　)		
		問診	☐☐			☐
				自覚症状の確認　呼吸困難感, 息切れの程度の確認　日常生活活動量の確認(生活活動調査法など) 身体活動量の確認		

大項目	中項目	小項目	見学(解説)	模倣前期(模範後学生実施)	模倣後期(学生実施後修正)	実施(見守り)
呼吸・循環機能評価	胸部理学所見	視診	☐☐			☐
			皮膚の状態(光沢・萎縮)の確認　胸郭・脊柱の形状の確認　呼吸パターンの確認　チアノーゼの確認　バチ状指の確認			
		触診	☐☐			☐
			肺葉別の触診　音声振盪の確認　皮膚温の確認　浮腫の確認　不快感のない触り方			
		打診	☐☐			☐
			安楽肢位の設定　指の使い方　打診音の判定(清音,濁音,鼓音)　必要最小限の打診回数			
		聴診	☐☐			☐
			安楽肢位の設定　聴診器の使用　聴診部位 呼吸音の聞き分け(肺胞呼吸音,気管支呼吸音,連続性ラ音,断続性ラ音)			
	胸郭拡張差		☐☐			☐
			計測に関する説明・指示　ランドマークの確認　メジャーの使用(よじれ,緩みのない計測) 時間のかかり過ぎない計測　リスク管理			
	呼吸機能検査(経験項目)		☐肺気量分画　☐フローボリューム　☐その他(　　　　　)			
	運動耐容能検査(経験項目)		☐6分間歩行テスト　☐シャトルウォーキングテスト　☐運動負荷試験 ☐その他(　　　　　　　　　　　　　　　)			
	足部評価		☐☐			☐
			しびれ・感覚・疼痛・冷感・間欠性跛行の確認　皮膚の色調・亀裂・出血の確認　足趾変形の確認 足背動脈の確認　皮膚温の観察			
動作観察		寝返り	☐☐			☐
		起き上がり	☐☐			☐
		立ち上がり	☐☐			☐
			安全な環境設定　安全に配慮した観察位置　動作の指示・説明　前額面・矢状面・水平面からの観察 動作の模倣　重心線とアライメントの観察　関節運動の確認　筋活動の確認(触知) 疲労の考慮　記録			
		歩行	☐☐			☐
			安全な環境設定　転倒に配慮した観察位置　動作の指示・説明　前額面・矢状面・水平面からの観察 動作の模倣　立脚相の確認(重心線とアライメント,関節運動,筋活動) 遊脚相の確認(重心線とアライメント,関節運動,筋活動)　歩行補助具使用状況の確認 能力の確認(介助度,スピード,連続歩行距離など)　疲労の考慮　記録			
ADL評価	基本的ADL	基本動作(寝返り,歩行など)	☐☐			☐
		セルフケア(食事,更衣,入浴など)				
		手段的ADL(買い物,家事など)	☐☐			☐
			安全な環境設定　動作の指示・説明　実用性(正確性,安全性,遂行時間,持久性)の確認 自立度の判定　各評価チャートに従った判定・記録			
	評価チャート(経験項目)		☐Birthel Index　☐FIM　☐老研式活動能力指標 ☐その他(　　　　　　　　　　　　　　　　　　)			
	環境評価		☐☐			☐
			検査・調査の適切な指示・説明　評価チャート・機器類の準備　正しい手順　結果の適切な記録・判定 適切な実施時間			
	評価チャート(経験項目)		☐CEQ　☐Zarit介護負担尺度　☐家屋評価			

2. 治療項目

1）運動器障害

		見学 (解説)	模倣前期 (模範後学生実施)	模倣後期 (学生実施後修正)	実施 (見守り)
物理療法	温熱・寒冷療法	☐☐			☐
	電気的治療法	☐☐			☐
	牽引療法	☐☐			☐
	水治療法	☐☐			☐
	その他（　　）	☐☐			☐
		適応・禁忌の確認　治療部位の確認　方法・注意事項の説明　機器・物品の操作 治療中の症状変化確認　治療後の症状変化確認			
関節可動域運動	自動運動 肩関節	☐☐			☐
	肘関節	☐☐			☐
	手関節	☐☐			☐
	股関節	☐☐			☐
	膝関節	☐☐			☐
	足関節	☐☐			☐
	手指・足趾	☐☐			☐
	頸部・体幹	☐☐			☐
		安定した肢位の設定　運動方法の説明・指示（固定, 運動方向・範囲・スピード）　不適切な運動の説明・注意 正確な運動ができているかの確認・誘導　疼痛管理　リスク管理			
	自動介助運動 肩関節	☐☐			☐
	肘関節	☐☐			☐
	手関節	☐☐			☐
	股関節	☐☐			☐
	膝関節	☐☐			☐
	足関節	☐☐			☐
	手指・足趾	☐☐			☐
	頸部・体幹	☐☐			☐
		安定した肢位の設定　運動方法の説明・指示（固定, 運動方向・スピード）　安定した患肢の把持 正確な運動の誘導　最終域までの運動　機器・用具の利用（スリング, プーリー等）　疼痛管理　リスク管理			

			見学 (解説)	模倣前期 (模範後学生実施)	模倣後期 (学生実施後修正)	実施 (見守り)
関節可動域運動	伸張運動・他動運動	肩関節	☐☐			☐
		肘関節	☐☐			☐
		手関節	☐☐			☐
		股関節	☐☐			☐
		膝関節	☐☐			☐
		足関節	☐☐			☐
		手指・足趾	☐☐			☐
		頸部・体幹	☐☐			☐
			安定した肢位の設定　安定した患肢の把持　中枢側の固定　愛護的な運動　動かし方(運動方向・スピード) 関節包内運動の誘導　最終域までの運動　代償運動の抑制　適度な伸張強度　伸張組織の確認 疼痛管理　リスク管理		
モビライゼーション マッサージ		上肢	☐☐			☐
		下肢	☐☐			☐
		体幹	☐☐			☐
			手技の選択　手技の説明　安楽な肢位の設定　不快感のない患部の把持 適度な刺激の与え方(圧迫，副運動)　疼痛管理　リスク管理　治療後の症状確認		
筋力増強・維持	自動介助運動	肩関節	☐☐			☐
		肘関節	☐☐			☐
		手関節	☐☐			☐
		股関節	☐☐			☐
		膝関節	☐☐			☐
		足関節	☐☐			☐
		手指・足趾	☐☐			☐
		頸部・体幹	☐☐			☐
			運動方法の説明　安定した肢位の設定　運動中の指示　患肢の持ち方　患肢の誘導 代償運動の抑制　運動を促すための声かけ　疼痛管理　リスク管理		

			見学 (解説)	模倣前期 (模範後学生実施)	模倣後期 (学生実施後修正)	実施 (見守り)
筋力増強・維持	徒手抵抗運動	肩関節	☐☐			☐
		肘関節	☐☐			☐
		手関節	☐☐			☐
		股関節	☐☐			☐
		膝関節	☐☐			☐
		足関節	☐☐			☐
		手指・足趾	☐☐			☐
		頸部・体幹	☐☐			☐
			運動方法の説明　安定した肢位の設定　中枢側の固定　運動中の指示(運動方向・範囲)　負荷強度の設定　負荷のかけ方(抵抗部位・量)　代償運動の抑制　運動を促すための声かけ　疼痛管理　リスク管理			
	機器・用具の使用	上肢	☐☐			☐
		下肢	☐☐			☐
		体幹	☐☐			☐
			機器・用具の準備　運動方法の説明　安定した肢位の設定　運動中の指示(固定,運動方向・範囲)　負荷強度の設定　機器・用具の設定(重錘ベルトの巻き方など)　代償運動の抑制　運動を促すための声かけ　疼痛管理　リスク管理			
	CKC	上肢	☐☐			☐
		下肢	☐☐			☐
			安全な環境設定　運動方法の説明　姿勢・肢位の設定　デモンストレーションの実施　運動の誘導・指示(正確性・円滑性・スピード)　疼痛管理　転倒への配慮　リスク管理			
	持久力運動		☐☐			☐
			運動方法の選択・説明　注意事項の説明　機器・用具の準備　運動強度の設定(カルボネン法, Borg指数)　機器・用具の使用　運動方法の確認・誘導　運動中の脈拍の確認　疲労感の確認　疼痛管理　リスク管理			
バランス練習	静的バランス		☐☐			☐
	動的バランス		☐☐			☐
			安全な環境設定　方法の説明,指示　重心の高さの設定　支持基底面の設定　重心線と圧中心の設定　開閉眼の設定　外乱刺激の与え方　不安定面(バランスマット,不安定板など)の設定　転倒の回避			
切断	断端管理		☐☐			☐
			断端の状態(皮膚・浮腫・傷・形状)の確認　適切な弾性包帯の巻き方　断端周径・断端長の計測　断端痛・幻肢・幻肢痛の確認			
	切断肢練習		☐☐			☐
			良肢位保持の設定　切断肢の可動域練習　切断肢の筋力強化			

		見学 (解説)	模倣前期 (模範後学生実施)	模倣後期 (学生実施後修正)	実施 (見守り)
切断	義足装着練習	☐☐	安全な環境での練習　指示・説明　転倒に対応できる位置での監視 アライメント(ベンチ, スタティック)のチェック　重心移動練習・バランス練習		☐
	歩行練習	☐☐	ダイナミックアライメントのチェック　適切な歩行補助具の設定　歩き方の指導・説明 異常歩行(外転歩行, 体幹の側屈, 分回し歩行, 内側・外側ウイップなど)の確認		☐
運動指導	自主トレーニング指導	☐☐	デモンストレーションの実施　わかりやすい説明　正しい運動の誘導・指導　正確に出来ているかの確認 疼痛管理　リスク管理		☐
	治療体操 (経験項目)	☐ 腰痛体操　　☐ 肩こり・頸椎体操　　☐ 側弯体操 ☐ その他(　　　　　　　　　　　　　　　　　　　　　　　　　　　　　　　)			
基本動作練習	ポジショニング・良肢位	☐☐			☐
	寝返り	☐☐			☐
	起き上がり	☐☐			☐
	座位	☐☐			☐
	椅子からの立ち上がり	☐☐			☐
	床からの立ち上がり	☐☐			☐
	立位	☐☐			☐
	移乗	☐☐			☐
	車いす操作	☐☐			☐
		安全な環境設定　動作方法の指示・説明　運動の誘導(正確性・円滑性・スピード) 能力に応じた装具・補助具の使用　疼痛管理　転倒への配慮　リスク管理			
	免荷歩行	☐☐	安全な環境設定　免荷方法の説明　松葉杖の調整　荷重調節(免荷)方法の指導　荷重量(免荷)の確認 松葉杖の使い方(平地, 階段)の指導　能力に応じた介助量・介助部位　疼痛管理　リスク管理		☐
	歩行	☐☐			☐
	応用歩行	☐☐			☐
	階段昇降	☐☐			☐
		安全な環境設定　動作方法の指示・説明　能力に応じた歩行補助具の選択・調整 能力に応じた介助量・介助部位　転倒への配慮　疼痛管理　リスク管理			
動作介助	移乗介助	☐☐			☐
	起居介助	☐☐			☐
	歩行介助	☐☐			☐
		安全な環境設定　禁忌事項の確認　セラピストの位置・姿勢 能力に応じた介助(部位・量・方向・タイミング)　介助後の確認			
	車いす介助	☐☐			☐
		安全な環境設定　禁忌事項の確認　ブレーキ・フットレスト・キャスターの確認・指示　能力に応じた介助量 安全な操作　対象者にとって快適な操作			

2）中枢神経障害

			見学 (解説)	模倣前期 (模範後学生実施)	模倣後期 (学生実施後修正)	実施 (見守り)
脳血管障害・頭部外傷	良肢位保持・体位変換		☐☐	目的の説明　肢位設定のための物品の準備・利用　肢位設定(体幹の対称性,麻痺の状態に応じた設定) リスクへの配慮		☐
	全身調整	座位	☐☐			☐
		立位	☐☐			☐
				リスク確認・管理　患者への説明(中止基準など)　麻痺の状態に応じた肢位設定・体幹の支持 訓練中の観察(意識,表情,バイタルサイン,姿勢など)		
	関節可動域運動	上肢	☐☐			☐
		下肢	☐☐			☐
		頸部・体幹	☐☐			☐
				運動に関する説明・指示　リラックスした肢位の設定　筋緊張に応じた動かし方(患肢の把持,運動速度) 関節包内運動の考慮　疼痛管理　リスク管理		
	運動麻痺回復促進	抗重力活動の促進 (斜面台,平行棒内)	☐☐			☐
				麻痺の状態・目的に応じた肢位設定　麻痺側下肢の管理(内反尖足,槌指,反張膝など)　リスクの確認・管理 訓練中の観察(意識,表情,バイタルサイン,姿勢など)　アライメントの調整　患者へのフィードバック		
		分離運動の促進	☐☐			☐
				麻痺の状態・目的に応じた肢位設定　適切な運動課題の設定　運動課題遂行状況の確認 異常な筋緊張の抑制　異常運動パターンの抑制　患者へのフィードバック 訓練中の観察(意識,表情,バイタルサイン,姿勢など)　リスクの確認・管理		
		補装具療法	☐☐			☐
				装具の必要性の説明　正しい装着　装着前後の確認(発赤,圧迫など)　装着方法の指導　装着効果の判定		
		非麻痺側筋力強化	☐☐			☐
				指示・説明　方法(肢位,固定,運動方向,負荷量,抵抗部位,回数,運動速度)　用具・機器の使用 麻痺側共同運動の誘発制御		
運動失調	協調性訓練	視覚代償の利用	☐☐			☐
				安全な環境設定　鏡の設定　運動方法の説明・指示　正確な運動かの確認 失調症状に応じた動きの介助・誘導　疲労への配慮　転倒への配慮　治療効果の確認		
		体性感覚情報の利用	☐☐			☐
				安全な環境設定　重錘負荷の設定　弾性緊縛帯の設定　運動方法の説明・指示 正確な運動かの確認　失調症状に応じた動きの介助・誘導　疲労への配慮　転倒への配慮 治療効果の確認		
		治療手技 (経験項目)	☐フレンケル体操　　☐PNF(リズミックスタビライゼーションなど) ☐その他(　　　　　　　　　　　　　　　　　　　　　　　　　　　　　　　　　　)			
	バランス練習	静的バランス	☐☐			☐
		動的バランス	☐☐			☐
				安全な環境設定　方法の説明・指示　重心の高さの設定　支持基底面の設定　重心線と圧中心の設定 外乱刺激の与え方　不安定面(バランスマット,不安定板など)の設定　転倒の回避		
		筋力強化	☐☐			☐
				失調症状に応じた方法の選択　運動方法の説明,指示　安定した肢位設定　負荷のかけ方(部位,量,回数) 正確な動きができているかの確認　疲労への配慮		

			見学 (解説)	模倣前期 (模範後学生実施)	模倣後期 (学生実施後修正)	自立 (見守り)
パーキンソン	関節可動域運動	上肢	☐☐			☐
		下肢	☐☐			☐
		頸部・体幹	☐☐			☐
			運動に関する説明・指示　筋緊張に応じた動かし方(患肢の把持, 運動速度)　関節包内運動の考慮 表情など患者の反応への注意			
	筋力強化		☐☐			☐
			失調症状に応じた方法の選択　運動方法の説明・指示　安定した肢位設定　負荷のかけ方(部位, 量, 回数) 正確な動きが出来ているかの確認　疲労への配慮			
	姿勢矯正訓練		☐☐			☐
			運動に関する説明・指示　安全への配慮　ステージに応じた動きの誘導　訓練後の変化の確認			
	粗大運動練習		☐☐			☐
			運動に関する説明・指示　安全への配慮　ステージに応じた動きの誘導 左右対称性, 伸展, 回旋等の留意			
	歩行練習		☐☐			☐
			運動に関する説明・指示　すくみ足, 突進現象等の留意　歩きやすい状況の設定(声かけ, ラインの設定など) 転倒への配慮			
神経筋疾患（ALS・ギランバレーなど）	関節可動域運動	上肢	☐☐			☐
		下肢	☐☐			☐
		頸部・体幹	☐☐			☐
			運動に関する説明・指示　筋緊張に応じた動かし方(患肢の把持, 運動速度)　関節包内運動の考慮 表情など患者の反応への注意			
	筋力維持	上肢	☐☐			☐
		下肢	☐☐			☐
			運動方法の説明　安定した肢位の設定　運動中の指示　患肢の持ち方　患肢の誘導 代償運動の抑制　運動を促すための声かけ　疼痛管理　疲労への配慮　過用症候群の防止			
	動作を利用した筋力エクササイズ		☐☐			☐
			筋力レベルに応じた動作課題の設定　運動に関する説明・指示　課題遂行中の安全管理 運動中の声かけ　状況に応じた動作補助　転倒管理　疲労への配慮　過用症候群の防止			

		見学 (解説)	模倣前期 (模範後学生実施)	模倣後期 (学生実施後修正)	実施 (見守り)
基本動作練習	ポジショニング・良肢位	☐☐			☐
	寝返り	☐☐			☐
	起き上がり	☐☐			☐
	座位	☐☐			☐
	椅子からの立ち上がり	☐☐			☐
	床からの立ち上がり	☐☐			☐
	立位	☐☐			☐
	移乗	☐☐			☐
	車いす操作	☐☐			☐
		安全な環境設定　動作方法の指示・説明　運動の誘導(正確性・円滑性・スピード) 能力に応じた装具・補助具の使用　疼痛管理　転倒への配慮　リスク管理			
	歩行	☐☐			☐
	応用歩行	☐☐			☐
	階段昇降	☐☐			☐
		安全な環境設定　動作方法の指示・説明　能力に応じた歩行補助具の選択・調整 能力に応じた介助量・介助部位　転倒への配慮　疼痛管理　リスク管理			
動作介助	移乗介助	☐☐			☐
	起居介助	☐☐			☐
	歩行介助	☐☐			☐
		安全な環境設定　禁忌事項の確認　セラピストの位置・姿勢 能力に応じた介助(部位・量・方向・タイミング)　介助後の確認			
	車いす介助	☐☐			☐
		安全な環境設定　禁忌事項の確認　ブレーキ・フットレスト・キャスターの確認・指示　能力に応じた介助量 安全な操作　対象者にとって快適な操作			

3) 内部障害

		見学 (解説)	模倣前期 (模範後学生実施)	模倣後期 (学生実施後修正)	実施 (見守り)
	胸郭可動域運動	☐☐	安楽な肢位の設定　胸郭の動き(捻転,側屈,胸椎過伸展,胸椎回旋)の誘導　呼吸との同調 肋間筋ストレッチ〔肋骨の触知,適切な伸張方向,強さ,タイミング(呼気時)〕 治療前後の確認(胸郭の柔軟性・拡張差,頚部,体幹の可動域)		☐
	呼吸練習	☐☐	ポジショニング　治療前後の呼吸パターンの確認　呼吸介助(方向,タイミング,強さ) 口すぼめ呼吸指導　腹式呼吸指導　動作時の呼吸法指導		☐
	排痰練習	☐☐	体位排痰肢位　軽打法(部位,適切な叩打,強さ)　振動法(部位,機器の使用,強さ) 治療前後,聴診での痰の部位,変化の確認　スクイージング(圧迫のタイミング,強さ)　排痰指導の実施		☐
	運動療法	☐☐	運動方法（歩行・自転車エルゴメーター・サーキットトレーニングなど）の選択　非バルサルバ型の運動の実施 運動強度（目標心拍数・AT・Borg指数・METs）の設定　運動時間の設定　運動頻度の設定 治療前後のバイタルチェック　リスク管理		
リスク管理	運動中のモニタリング (経験項目)	☐胸部症状の確認　　☐心電図所見　　☐パルスオキシメータ(SpO₂) ☐自覚的運動強度　　☐心不全兆候の確認			
	呼吸管理 (経験項目)	☐酸素療法　　　☐人工呼吸器			
	フットケア	☐☐	足部の傷や靴擦れの確認　適切なケア方法の指導　補装具の使用・装着方法の指導 装着前後のチェック(皮膚の状態,疼痛,傷など)　補装具の効果を確認		☐
基本動作練習	ポジショニング・良肢位	☐☐			☐
	寝返り	☐☐			☐
	起き上がり	☐☐			☐
	座位	☐☐			☐
	椅子からの立ち上がり	☐☐			☐
	床からの立ち上がり	☐☐			☐
	立位	☐☐			☐
	移乗	☐☐			☐
	車いす操作	☐☐	安全な環境設定　動作方法の指示・説明　運動の誘導(正確性・円滑性・スピード) 能力に応じた装具・補助具の使用　疼痛管理　転倒への配慮　リスク管理		☐
	歩行	☐☐			☐
	応用歩行	☐☐			☐
	階段昇降	☐☐	安全な環境設定　動作方法の指示・説明　能力に応じた歩行補助具の選択・調整 能力に応じた介助量・介助部位　転倒への配慮　疼痛管理　リスク管理		☐

		見学 (解説)	模倣前期 (模範後学生実施)	模倣後期 (学生実施後修正)	実施 (見守り)
動作介助	移乗介助	☐☐			☐
	起居介助	☐☐			☐
	歩行介助	☐☐			☐
		安全な環境設定　禁忌事項の確認　セラピストの位置・姿勢 能力に応じた介助(部位・量・方向・タイミング)　介助後の確認			
	車いす介助	☐☐			☐
		安全な環境設定　禁忌事項の確認　ブレーキ・フットレスト・キャスターの確認・指示　能力に応じた介助量 安全な操作　対象者にとって快適な操作			

3. その他項目(記録)

		見学 (解説)	模倣前期 (模範後学生実施)	模倣後期 (学生実施後修正)	実施 (見守り)
記録	カルテ記載	☐☐			☐
	実施計画書の作成	☐☐			☐
	カンファレンス資料作成	☐☐			☐
	申し送り書の作成	☐☐			☐
	患者指導用資料作成	☐☐			☐
		必要な情報の選択　重要な情報の優先順位　伝わりやすい表現　正確　適正な記載・作成時間			

■精神運動領域（作業療法編）
1. 情報収集・検査測定項目

			見学 (解説)	模倣前期 (模範後学生実施)	模倣後期 (学生実施後修正)	実施 (見守り)
情報収集		医学的情報	□□	カルテからの必要な情報の獲得　CT, MRI等の画像からの必要な情報の獲得 生化学検査値からの必要な情報の獲得　医師, 看護師等からの必要な情報の獲得		□
		社会的情報	□□	カルテからの必要な情報の獲得　家族からの必要な情報の獲得　医師, 看護師等からの必要な情報の獲得		□
		問診技術	□□	わかりやすい質問　主訴の聞き取り　病歴の聞き取り　既往歴の聞き取り　時間のかかり過ぎない問診		□
リスク管理	バイタルチェック	外観（顔色・表情など）	□□	表情・顔色の観察　異常な発汗, 呼吸の確認　皮膚の色調の観察　疲労感などの確認		□
		脈拍測定	□□	動脈の触知　リズムの確認　正確なカウント		□
		血圧測定	□□	安楽な肢位の設定　肢位に合わせた血圧計の設置　動脈の確認　マンシェットの巻き方 聴診器の使用・当て方　圧の調整　正確な測定		□
		呼吸測定	□□	酸素飽和度の測定　呼吸数の確認　呼吸パターンの確認　呼吸音の聴診		□
		術部の管理	□□	禁忌肢位・運動の確認　清潔な環境の設定　愛護的な操作　禁忌肢位・運動の説明		□
		衛生管理	□□	十分な手洗い　清潔な環境の設定　指示通りの感染予防行動（ガウンテクニックなど）		□
		転倒防止対策	□□	易転倒性の確認　安全な環境設定　指示・説明　介助・監視位置		□
意識		Japan coma scale	□□			□
		Glasgow coma scale	□□			□
			音声刺激の加え方　疼痛刺激の加え方　段階付け			
高次脳機能検査		高次脳機能検査	□□	器具の準備　適切な環境設定　テスト方法の指示・説明（理解度に応じた）　正しい手順 正確な記録　適切な実施時間　正確な判定		□
		高次脳機能検査 （経験項目）	□スクリーニング検査　□HDS-R　□MMSE　□N式　□コース立方体　□FAB □CAT　□D-CAT　□リバーミード　□BADS　□WCST　□三宅式			

		見学 (解説)	模倣前期 (模範後学生実施)	模倣後期 (学生実施後修正)	実施 (見守り)
心理・精神	QOL評価	☐☐			☐
	対人関係	☐☐			☐
	コミュニケーションスキル	☐☐			☐
	病的体験	☐☐			☐
	作業能力	☐☐			☐
	集団評価	☐☐			☐
	BPRS	☐☐			☐
	PANSS	☐☐			☐
	SANS	☐☐			☐
	WAIS-Ⅲ	☐☐			☐
	障害受容プロセス	☐☐			☐
	その他の精神症状検査	☐☐			☐
		適切な環境設定　テスト方法の指示・説明　正しい手順　正確な記録　適切な実施時間　正確な判定 適切な観察			
発達	遠城寺式乳幼児分析的発達検査	☐☐			☐
	デンバー発達検査	☐☐			☐
	WISC-Ⅳ	☐☐			☐
	K-ABC	☐☐			☐
		適切な環境設定　テスト方法の指示・説明(理解度に応じた)　正しい手順　正確な記録 適切な実施時間　正確な判定			
	脳神経検査	☐☐			☐
		検査の選択　適切な環境設定　検査機器の準備　検査方法の説明・指示(理解度に応じた)　正確な記録 適切な実施時間　正確な判定			
反射検査	深部腱反射	☐☐			☐
	クローヌス	☐☐			☐
		適切な測定肢位　十分な脱力　ハンマーの使用　正しい刺激部位　適度な刺激　必要最小限の刺激回数 患者に負担がかからない時間での実施　増強法の使用　判定　記録			
	病的反射 (経験項目)	☐ホフマン・トレムナー反射　　☐ワルテンベルグ指屈反射・ワルテンベルグ徴候 ☐把握反射・強制手探り反射　☐足底筋反射(ロッソリモ・メンデル-ベヒテレフ反射) ☐バビンスキー反射			
	姿勢反射	☐☐			☐
		安全な環境・肢位の設定　適切な指示・説明　外乱刺激の与え方(部位,程度,方向)　転倒への配慮 妥当な判定			
筋緊張検査	上肢	☐☐			☐
	下肢	☐☐			☐
		十分弛緩させた肢位の設定　視診・触診　被動抵抗感の確認　肢位による変化の確認 動作による変化の確認　左右差の確認　判定(折りたたみナイフ現象,鉛管・歯車様固縮,固縮など) 不快感のない検査の実施(時間のかかりすぎ,触り方など)　記録			
	痙性評価チャート (経験項目)	☐Modified Ashworth Scale			

		見学 (解説)	模倣前期 (模範後学生実施)	模倣後期 (学生実施後修正)	実施 (見守り)
感覚検査	表在感覚	☐☐			☐
	深部感覚	☐☐			☐
	複合感覚	☐☐			☐
		肢位設定　検査方法の説明　検査器具の準備　検査器具の正しい使用　方法(手順, 刺激の入れ方) 不快感のない検査の実施(時間のかかりすぎ, 触り方など)　妥当な判定　記録			
疼痛検査	問診	☐☐			☐
		経過の確認　部位の確認　性状の確認　程度の確認　再現性の確認　増減条件の確認　記録			
	運動検査	☐☐			☐
		肢位設定・変換　運動痛の誘発(運動の指示, 運動の再現)　痛みの部位・質・程度の確認　記録			
	触察検査	☐☐			☐
		安楽な肢位の設定　母指での圧迫　部位の特定　痛みの種類　程度の確認 痛みが起こる部位で母指に感じる性状　放散痛の範囲　関連痛の部位・範囲　記録			
片麻痺機能テスト	片麻痺機能テスト	☐☐			☐
		安全な環境設定　運動方法(規定の姿勢, 出発肢位, テスト動作)の説明・指示 妥当な判定　患者に負担がかからない時間での実施			
	片麻痺機能テスト (経験項目)	☐Brunnstrom Stage　　☐12段階式片麻痺機能テスト　☐Fugl-Meyer Assessment			
協調性検査	協調性検査	☐☐			☐
		評価チャート類の準備　安全な環境設定　検査方法の指示・説明　正しい手順 症状に応じた動きの介助・誘導　転倒への配慮　患者に負担がかからない時間での実施 妥当な判定　記録			
	協調性検査 (経験項目)	☐ロンベルグ試験　　☐鼻指鼻試験　　☐指鼻試験　　☐膝打ち試験 ☐前腕回内回外試験　☐足指手指試験　☐踵膝試験　☐向こう脛叩打試験			
形態測定	上肢長	☐☐			☐
	上腕長	☐☐			☐
	前腕長	☐☐			☐
	手長	☐☐			☐
	下肢長	☐☐			☐
	大腿長	☐☐			☐
	下腿長	☐☐			☐
	足長	☐☐			☐
	上腕周径	☐☐			☐
	屈曲上腕囲	☐☐			☐
	前腕周径	☐☐			☐
	手囲	☐☐			☐
	大腿周径	☐☐			☐
	下腿周径	☐☐			☐

			見学 (解説)	模倣前期 (模範後学生実施)	模倣後期 (学生実施後修正)	実施 (見守り)
		足囲	☐☐			☐
		断端長	☐☐			☐
		断端周径	☐☐			☐
			検査についての説明　検査肢位の設定・変換　検査中の指示　測定部位の露出　ランドマークの確認 メジャーの使用(よじれ, 緩みのない計測)　不快感を与えない測定(操作, 時間のかかり過ぎ)			
関節可動域測定		肩関節	☐☐			☐
		肘関節	☐☐			☐
		手関節	☐☐			☐
		股関節	☐☐			☐
		膝関節	☐☐			☐
		足関節	☐☐			☐
		手指・足趾	☐☐			☐
		頸部・体幹	☐☐			☐
			検査の説明　検査肢位の設定・変換　検査中の指示　ランドマークの確認　安定した計測肢の把持 手技(固定, 運動方向・範囲, 動かす強さ・速さ)　検査器具の正しい使用　角度の読み取り 代償運動の抑制　end feelの確認　時間のかかり過ぎない計測　リスク管理			
筋力検査	徒手筋力検査	肩関節	☐☐			☐
		肘関節	☐☐			☐
		手関節	☐☐			☐
		股関節	☐☐			☐
		膝関節	☐☐			☐
		足関節	☐☐			☐
		手指・足趾	☐☐			☐
		頸部・体幹	☐☐			☐
			検査肢位の設定・変換　運動方法の説明　方法(収縮の確認・抵抗部位・抵抗方向・抵抗量・声かけ) 代償運動の抑制　適正な計測時間　疲労への配慮　リスク管理　判定			
上肢機能検査		握力・ピンチ力	☐☐			☐
		STEF	☐☐			☐
		MFT	☐☐			☐
			検査肢位の設定　使用機器の準備・設定　検査方法の指示・説明　正しい機器の使用　適正な計測時間 リスク管理　判定　記録			

		見学 (解説)	模倣前期 (模範後学生実施)	模倣後期 (学生実施後修正)	実施 (見守り)
バランス検査	静的バランス	☐☐			☐
	動的バランス	☐☐			☐
			安全な環境設定　検査方法の指示・説明　身体動揺程度の確認　転倒傾向の確認　転倒の回避　判定		
	機能的バランス検査 (経験項目)		☐ Functional reach test　　☐ Timed up & go test　　☐ Functional balance scale		
姿勢・アライメント観察		☐☐			☐
			安全に配慮できる位置での観察　前額面・矢状面・水平面からの観察　ランドマークの触診 左右差の確認　レントゲンとの照合　患者に負担がかからない時間での実施　記録		
姿勢・動作観察	臥位	☐☐			☐
	寝返り	☐☐			☐
	起き上がり	☐☐			☐
	座位	☐☐			☐
	立ち上がり	☐☐			☐
	立位	☐☐			☐
	しゃがんで床の物をとる	☐☐			☐
	畳上動作	☐☐			☐
			安全な環境設定　安全に配慮した観察位置　動作の指示・説明　前額面・矢状面・水平面からの観察 動作の模倣　重心線とアライメントの観察　支持基底面の観察　関節運動の確認　筋活動の確認(触知) 疲労の考慮　記録		
	歩行	☐☐			☐
			安全な環境設定　転倒に配慮した観察位置　動作の指示・説明　前額面・矢状面・水平面からの観察 動作の模倣　立脚相の確認(重心線とアライメント・支持基底面・関節運動・筋活動・運動パターン) 遊脚相の確認(重心線とアライメント,支持基底面,関節運動,筋活動,運動パターン) 歩行補助具使用状況の確認　能力の確認(介助度,スピード,連続歩行距離など)　疲労の考慮　記録		
ADL・IADL・参加評価	ADL・IADL・参加	☐☐			☐
			安全な環境設定　動作の指示・説明　実用性(正確性,安全性,遂行時間,持久性)の確認 自立度の判定　各評価チャートに従った判定・記録		
	ADL・IADL・参加 (経験項目)		☐Barthel Index　　☐FIM　　☐PEDI　　☐FAI　　☐LASMI　　☐REHAB　　☐老研式活動能力指標 ☐外出評価　　☐金銭管理能力の評価　　☐職業前評価　　☐興味・趣味チェックリスト ☐生活行為向上マネジメント　　☐ADOC		
環境評価	環境評価	☐☐			☐
			検査・調査の適切な指示・説明　評価チャート・機器類の準備　正しい手順　結果の適切な記録・判定 適切な実施時間		
	環境評価 (経験項目)		☐CEQ　　☐Zarit介護負担尺度　　☐家屋評価		

2. 治療項目

1) 心身機能構造

		見学 (解説)	模倣前期 (模範後学生実施)	模倣後期 (学生実施後修正)	実施 (見守り)
感覚・運動・生理	姿勢制御トレーニング	☐☐			☐
	上肢粗大運動制御トレーニング	☐☐			☐
	下肢粗大運動制御トレーニング	☐☐			☐
			安全な環境設定　動作方法の指示・説明　難易度による練習条件の変更　セラピストの立位置・姿勢 器具類の安全な操作　運動の誘導(正確性・円滑性・スピード)　疼痛管理　リスク管理 能力に応じた介助(部位・量・方向・タイミング)　介助後の確認		
	知覚再教育	☐☐			☐
			適切な課題準備　練習方法の指示・説明　適切な肢位　能力に応じた介助(部位・量・方向・タイミング) 患者へのフィードバック		
	関節可動域運動	☐☐			☐
			手技の説明　安定・安楽な肢位の設定　安定し不快感のない患肢の把持　中枢側の固定　愛護的な運動 動かし方(運動方向・スピード)　関節包内運動の誘導　最終域までの運動　代償運動の抑制 適度な伸張強度　伸張組織の確認　疼痛管理　リスク管理手技の選択　治療後の症状確認 運動に関する説明・指示　筋緊張に応じた動かし方(患肢の把持，運動速度)　表情など患者の反応への注意		
	筋力増強運動	☐☐			☐
			機器・用具の準備　機器・用具の設定　負荷強度の設定　運動方法の説明　安定した肢位の設定 デモンストレーションの実施　負荷のかけ方(抵抗部位・量)　患肢の持ち方　中枢側の固定　患肢の誘導 運動の誘導・指示(正確性・円滑性・スピード・運動方向・範囲)　代償運動の抑制　運動を促すための声かけ 疼痛管理　リスク管理		
	筋持久力運動	☐☐			☐
			運動方法の選択・説明　注意事項の説明　機器・用具の準備　運動強度の設定(カルボネン法, Borg指数) 機器・用具の使用　運動方法の確認・誘導　運動中の脈拍の確認　疲労感の確認　疼痛管理　リスク管理		
	運動耐用能向上	☐☐			☐
			リスク確認・管理　患者への説明(中止基準など)　状態・目的に応じた肢位設定　運動負荷量の設定 適切な運動方法　訓練中の観察(意識，表情，バイタルサイン，姿勢など)　患者へのフィードバック		
	呼吸循環機能向上	☐☐			☐
			適切な運動方法の選択　非バルサルバ型の運動の実施 運動強度(目標心拍数・AT・Borg指数・METs)の設定　運動時間の設定　運動頻度の設定 治療前後のバイタルチェック　リスク管理		
	浮腫の軽減	☐☐			☐
			適切な肢位　運動方法の選択　運動の指示・説明　必要機器類の準備		
	痛みのコントロール	☐☐			☐
			適切な課題の設定　環境設定　動作方法の選択　適切な動作の指導・説明　疼痛の確認 患者へのフィードバック		
認知	注意障害へのアプローチ	☐☐			☐
	記憶障害へのアプローチ	☐☐			☐
	コミュニケーション障害へのアプローチ	☐☐			☐
	半側無視へのアプローチ	☐☐			☐
	失行へのアプローチ	☐☐			☐
	遂行機能障害へのアプローチ	☐☐			☐
			適切な環境設定　適切な方法の選択　必要な物品などの準備　理解度にあわせた指示・説明 適切な教材の選択　患者の反応確認		

		見学 (解説)	模倣前期 (模範後学生実施)	模倣後期 (学生実施後修正)	実施 (見守り)
心理・精神	障害受容	☐☐			☐
	情動コントロール	☐☐			☐
	意志・意欲	☐☐			☐
	BPSD	☐☐			☐
	RO法	☐☐			☐
	回想法	☐☐			☐
		適切な環境設定　適切な方法の選択　必要な物品などの準備　理解度にあわせた指示・説明 適切な教材の選択　患者の反応確認			

2）活動・参加

		見学 (解説)	模倣前期 (模範後学生実施)	模倣後期 (学生実施後修正)	実施 (見守り)
基本動作	ポジショニング・良肢位	☐☐			☐
	寝返り	☐☐			☐
	起き上がり	☐☐			☐
	座位	☐☐			☐
	椅子からの立ち上がり	☐☐			☐
	床からの立ち上がり	☐☐			☐
	立位	☐☐			☐
	移乗	☐☐			☐
	車いす操作	☐☐			☐
	歩行	☐☐			☐
	応用歩行	☐☐			☐
	階段昇降	☐☐			☐
		安全な環境設定　動作方法の指示・説明　難易度による練習条件の変更　セラピストの立位置・姿勢 運動の誘導（正確性・円滑性・スピード）　能力に応じた装具・補助具の使用　疼痛管理　リスク管理 能力に応じた介助（部位・量・方向・タイミング）　介助後の確認　器具類の安全な操作 患者へのフィードバック			
ADL	摂食・嚥下	☐☐			☐
	排泄	☐☐			☐
	更衣	☐☐			☐
	整容	☐☐			☐
	入浴	☐☐			☐
		適切な指示・説明　安全な姿勢・環境の設定　適切な動作方法の選択　用具・自助具類の選択・準備 適切な動作の誘導・指導　能力に応じた介助（部位・量・方向・タイミング）　リスク管理 適切な介助法・介助量の選択　介助後の確認　患者へのフィードバック			

		見学 (解説)	模倣前期 (模範後学生実施)	模倣後期 (学生実施後修正)	実施 (見守り)
I A D L	食事の用意	☐☐			☐
	食事の片付け	☐☐			☐
	洗濯	☐☐			☐
	掃除や整頓	☐☐			☐
	力仕事	☐☐			☐
	買物	☐☐			☐
	外出	☐☐			☐
	屋外歩行	☐☐			☐
	趣味	☐☐			☐
	交通手段の利用	☐☐			☐
	旅行	☐☐			☐
	庭仕事	☐☐			☐
	家や車の手入れ	☐☐			☐
	読書	☐☐			☐
	仕事	☐☐			☐
		適切な指示・説明　安全な姿勢・環境の設定　適切な動作方法の選択　用具・自助具類の選択・準備　適切な動作の誘導・指導　能力に応じた介助(部位・量・方向・タイミング)　リスク管理　適切な介助法・介助量の選択　介助後の確認　患者へのフィードバック			
社会参加	対人交流	☐☐			☐
	家庭内役割	☐☐			☐
	社会活動	☐☐			☐
	集団参加技能	☐☐			☐
	レクレーション療法	☐☐			☐
	SST	☐☐			☐
		適切な環境設定　適切な方法の選択　適切な指示・説明　適切な行動の誘導・指導　リスク管理　ニーズの確認(本人・家族)　観察から必要な情報を得る　関連職種との情報交換　人的環境資源の活用　物的環境資源の活用　患者へのフィードバック			

3) 環境・職業前評価・訓練

		見学 (解説)	模倣前期 (模範後学生実施)	模倣後期 (学生実施後修正)	実施 (見守り)
環境	自助具	☐ ☐			☐
	義肢・装具	☐ ☐			☐
	福祉サービス	☐ ☐			☐
	福祉機器	☐ ☐			☐
	自宅改造	☐ ☐			☐
	家族教育・支援	☐ ☐			☐
		ニーズの確認(本人・家族)　障害・介護力より福祉用具の適切な選択ができる 各種制度や機器類の利用についての提案や説明ができる　関連職種との情報交換ができる 人的環境資源の活用　物的環境資源の活用			
職業前訓練	通勤(自動車運転を含む)に関する事	☐ ☐			☐
	座位(立位)の持久力に関する事	☐ ☐			☐
	上肢の使用に関する事	☐ ☐			☐
	交渉能力(コミュニケーション)に関する事	☐ ☐			☐
	計算能力に関する事	☐ ☐			☐
	環境美化に関する事	☐ ☐			☐
	整理整頓, 業務の段取りに関する事	☐ ☐			☐
	休息の取り方に関する事	☐ ☐			☐
	疲労感のコントロールに関する事	☐ ☐			☐
	服薬コントロールに関する事	☐ ☐			☐
		適切な環境設定　適切な指示・説明　ニーズの確認(本人・家族)　障害・介護力より福祉用具の適切な選択 リスク管理　各種制度や機器類の利用についての提案・説明　関連職種との情報交換 人的環境資源の活用　物的環境資源の活用			

3. その他項目(記録)

		見学 (解説)	模倣前期 (模範後学生実施)	模倣後期 (学生実施後修正)	実施 (見守り)
記録	カルテ記載	☐ ☐			☐
	実施計画書の作成	☐ ☐			☐
	カンファレンス資料作成	☐ ☐			☐
	申し送り書の作成	☐ ☐			☐
	患者指導用資料作成	☐ ☐			☐
		必要な情報の選択　重要な情報の優先順位　伝わりやすい表現　正確　適正な記載・作成時間			

◆**Check Note**◆

※参考になった臨床的な考え方や、技術(コツなど)、印象に残った臨床体験などを書き留めておくための記載欄です。毎日記載する必要はありません。自由に記載してください。

セラピスト教育のための
クリニカル・クラークシップのすすめ　第3版
(きょういく) (だいばん)

発　行	2007年 5 月30日　第 1 版第 1 刷
	2012年 1 月25日　第 1 版第 2 刷
	2013年12月 1 日　第 2 版第 1 刷
	2016年12月20日　第 2 版第 2 刷
	2019年 1 月30日　第 3 版第 1 刷
	2022年 1 月15日　第 3 版第 2 刷Ⓒ

編　集　中川法一（なかがわのりかず）
発行者　青山　智
発行所　株式会社 三輪書店
　　　　〒113-0033 東京都文京区本郷6-17-9　本郷綱ビル
　　　　☎03-3816-7796　FAX 03-3816-7756
　　　　http://www.miwapubl.com
印刷所　三報社印刷株式会社

本書の内容の無断複写・複製・転載は，著作権・出版権の侵害となることがありますのでご注意ください．

ISBN978-4-89590-646-3 C3047

JCOPY ＜出版者著作権管理機構 委託出版物＞

本書の無断複製は著作権法上での例外を除き禁じられています．複製される場合は，そのつど事前に，出版者著作権管理機構（電話 03-5244-5088, FAX 03-5244-5089, e-mail: info@jcopy.or.jp）の許諾を得てください．

■ 基本概念は、"治す"ではなく、"運動学習"。
① 生態心理学の知見、② 動作や神経系の階層構造、③ 臨床を融合させた、最新のリハ技術

臨床動作分析 好評
PT・OTの実践に役立つ理論と技術

編集　冨田　昌夫（藤田保健衛生大学 医療科学部 リハビリテーション学科）
　　　竹中　弘行（JCHO湯河原病院 リハビリテーション科）
　　　玉垣　努（神奈川県立保健福祉大学 保健福祉学部 リハビリテーション学科）

　生態心理学的な考え方の導入で、われわれのアプローチは患者を"セラピストが治す"という考えから、患者が能動的に活動して自分の身体を知り、環境を探索して知覚することで環境に適応した動作の仕方を見つけ出すことを誘導・援助する、つまり、"動作の学習を支援する"という方向に大きく転換した。しかも、生態心理学的な考えの導入により、意識した認知的な動作の学習だけではなく、意識できない無自覚なレベルでの運動や動作の学習の必要性も明確に捉えることができた（略）。
　身体と重力、支持面の関係を重視するクラインフォーゲルバッハの運動学と生態心理学的な概念はきわめて相性がよく、われわれの治療技術の工夫・改善に大きな力となった。（冨田昌夫氏、『序文』より）

■ 主な内容 ■

第Ⅰ章　実践的評価　治療の理論と解釈
1. 壁を破る！ループという発想
2. 皮膚との関係 ― 脳の中のループ回路
3. 行為との関係
4. クラインフォーゲルバッハの運動学の治療的応用
   1. 姿勢・動作の理解と観察の視点
   2. パーキングファンクション（構えと知覚）
   3. ダイナミックスタビライゼーション
   4. 運動様式（ブリッジ・テンタクル，運動の拡がり）
   5. バランス活動
5. 生態心理学・アフォーダンス

第Ⅱ章　実践的評価　治療
1. 基本動作の持つ意味 ― 動作の階層構造に秘められた身体性
2. 動作分析の目的と動作の捉え方
   1. 探索活動と治療的誘導
   2. 6つの「みる」― 同調への手がかり
   3. 身体間コミュニケーションの経験と練習方法
   4. ブレーシング
3. 姿勢と移動動作
   1. 背臥位
   2. 寝返り動作
   3. 起き上がり動作
   4. 座位姿勢
   5. 立ち上がり動作
   6. 歩行
4. 応用動作分析 ― 活動への介入技術

第Ⅲ章　実践例　疾患別 事例別アプローチ
1. 典型的な運動機能障害の片麻痺患者への知覚循環に基づいたアプローチ
2. Pusher syndromeを呈した左片麻痺患者の治療介入 ― 知覚循環に基づいた運動機能障害へのアプローチ
3. 脳卒中片麻痺 ― 知覚循環に着目した立位姿勢へのアプローチによる歩行改善
4. 外傷性脳損傷 ― 主観性を視野に入れた臨床動作分析
5. 高次脳機能障害 ― 脳外傷による発動性低下を伴った四肢麻痺者へのアプローチ
6. 頚髄損傷 ― C4頚髄損傷者に対する動作再考
7. 頚髄損傷 ― 知覚循環に基づいた運動機能障害へのアプローチ
8. 在宅 C4頚髄損傷者の姿勢調整方法の検討
9. 四肢切断 ― ADLアプローチと二次障害の予防
10. 骨折 ― 自分なりの運動を自己組織化するためのアプローチ
11. 変形性股関節症 ― 人工股関節全置換術後患者に対する治療的誘導について
12. 膝前十字靭帯損傷 ― 床上動作を通じた下肢と体幹の協調活動の促通
13. 変形性股関節症 ― 運動の拡がりを捉える
14. 関節リウマチ ― 体幹の動的安定性を基盤とする動作の獲得
15. 摂食嚥下障害 ― 気づきを促す環境設定により，長期的に嚥下機能の改善がみられた症例
16. めまい ― 基礎的定位から空間定位を促した両側前庭機能障害例
17. 認知症 ― 基本動作からのアプローチ

第Ⅳ章　壁にぶち当たったときの体験
1. 「想い」― いまがあるのは冨田先生との出会いがすべて
2. 「している動作」に向けて
3. 大切なのは守・破・離と原点回帰
4. 諦めず続ける‼
5. 仲間と継続は力なり
6. もう1つの視点で診てみること
7. 病棟との連携 ― 褥瘡予防の観点から
8. 「6つのみる」による変化
9. 機器操作スイッチのフィッティング ― 神経難病の事例から
10. 自分が変わり，相手が変わる

第Ⅴ章　まとめ

● 定価 6,600円（本体 6,000円＋税）　B5　432頁　2018年　ISBN 978-4-89590-626-5

お求めの三輪書店の出版物が小売書店にない場合は、その書店にご注文ください．お急ぎの場合は直接小社に．

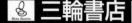三輪書店　〒113-0033 東京都文京区本郷6-17-9 本郷綱ビル
編集 ☎03-3816-7796　FAX 03-3816-7756　販売 ☎03-6801-8357　FAX 03-6801-8352
ホームページ：https://www.miwapubl.com